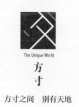

The Unique World

方
寸

方寸之间　别有天地

病毒 下层社会

疾病与不平等在美国的碰撞

张弓 张洁 — 译

[美] 史蒂文·W. 斯拉舍 — 著
Steven W. Thrasher

The Human Toll
When Inequality and
Disease Collide

The Viral Underclass

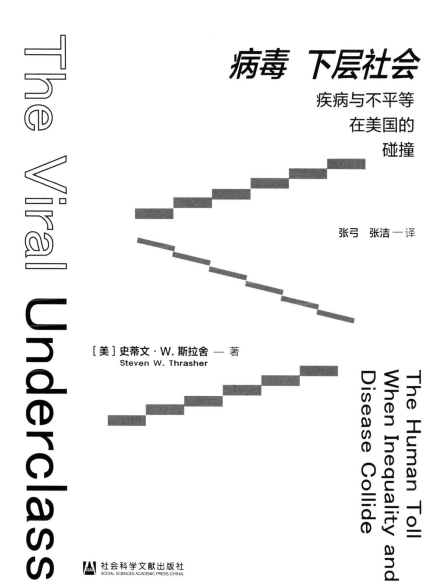

社会科学文献出版社
SOCIAL SCIENCES ACADEMIC PRESS (CHINA)

献给

赛义德·阿里

埃利·波拉德

坦妮亚·麦金农

克里斯托弗·斯塔顿

和

马特·马杰

目 录

目　录

序

在这部充满悲剧色彩但又美丽而深刻的书中，史蒂文·斯拉舍所鸣响的警笛似乎宣告了人类所面临的一场共同威胁。

时间回到 2020 年 3 月下旬，当时史蒂文·斯拉舍在布鲁克林，我恰好也在。彼时，我们所知的世界发生了天翻地覆的变化，新冠病毒在多地造成人们的感染和死亡。而如今，新冠病毒已入侵我们的生活，无处不在。

在新冠病毒大流行早期，纽约和其他地方对此反应不一，这在许多方面预示着即将发生的事。其中对新冠疫情的否认是最主要的声音。许多人认为：新冠病毒大流行发生在国外或远方，在那些卫生状况不佳、污染严重的地方，或在人们吃错东西或做错事的地方；我们的资本主义精神、坚定的信念和进步的科技保护着美国。持有以上观点的人认为其他人对这次疫情的反应过于夸张——这东西将在两周内烟消云散，它还不如流感严重——所以，他们照常生活。

而走另一个极端的则是那些惶恐不安的末日论者，这些人紧盯新闻动态以获取疫情的最新进展和相关信息。他们匆匆离开公寓，火速冲进杂货店或超市去抢购更多的卫生纸、高乐氏湿巾、意大利面和其他日用品。直到现在，他们都还不清楚这些东西是否能派上用场。处于以上两个极端之间的中间派，有的茫然若失，有的毫不在意，有的不明所以，还有的认为该来的始终要来。

　　这一系列认识无疑代表了人们对许多悲剧（如战争和"9·11"事件）的各种反应，也表明人们处理威胁的方式大相径庭。但是警笛声终结了这一切。在最初的几天、几周和几个月里，不绝于耳、穿透力极强的警笛声毫不留情地宣布：社会心理对我们城市中这个新来的顶级掠食者毫无用处。这个掠食者并不在乎你的感受、你是谁、你钟爱哪个球队，也不在意你午餐吃了什么。它只想感染人类。

　　警笛声宣告：病毒将代替人类的思想决定故事的走向。有那么一刻，新冠疫情似乎成了一个均衡器：除非人人安全，否则无人安全；一处有感染，处处有威胁。

　　但很快，那一刻就消逝了，因为越来越多的警笛声此起彼伏。这层出不穷的喧闹声表明：尽管从人类本质来说我们都易受到新型病原体的侵害，但由于早已存在的分界线，某些人会比其他人更易受到侵害，这些分界线不是生物学层面的，而是社会层面的。

　　随着病毒穿街过巷，侵入地铁，穿越乡镇和社区，其给社会各阶层带来的苦难接踵而至。人们很快发现，疫情引发的疾病和死亡现象反映出现有体制的歧视性，这些相辅相成的体制包括住房、教育、就业、收入、医疗保健和刑事司法等方面。新冠病毒所造成的苦难和损失让人们看到了，几个世纪以来美国没有对其进行足够投资和为其发展提供机会的保障体系。

仅举一例，就很快能让人明白纽约等城市的早期新冠病人死亡率与社区的社会经济学关系。疫情对有不同社会经济地位的人群产生了完全不同的结果：收入和财富水平较高的白人群体几乎不受影响，然而收入和财富水平较低的黑人和拉丁裔群体却遭受重创。救护车警笛长鸣，昼夜不停地超负荷运送着大量新冠病人来来往往。这些人要么缺乏住房保障，要么多户或多代同堂而无法保持社交距离，要么从事着暴露于病毒下的关键岗位工作但缺少必要防护设备。然而，他们中的许多人甚至根本没有来得及上救护车；在城市的喧嚣声中，他们的死亡悄无声息。

换言之，对纽约等城市和美国等国家的人们来说，警笛声不仅预示着厄运，也预示着人们所做出的决定。听到警笛声响起，保持了安全距离的我们是否会认为自己命不久矣？抑或我们会松一口气，自然而然地认为将不久于人世的是其他人？我们才是人类，才是公民，我们亲仁善邻、敬业乐群、子孝孙贤、胜友如云。而他们，死不足惜、命如草芥，因为他们是病毒中的下层社会。

前一种反应是本应发生的。如果我们面临风险，那么我们可以采取集体行动，努力解决不平等问题，建立充满活力的公共结构，并创造更多的社会资本或社会凝聚力，让健康的社会在大流行病中幸存下来。积累基于共同观念的社会资本将使我们更接近经济学家阿玛蒂亚·森（Amartya Sen）所谓的"更好的社会"，这样的社会可在危机发生时出现，因为危机会激发出我们对人性的共同认知，并重新推动建设有益的基础设施和改善社会机制，这些基础设施和社会机制在危机平息后仍会得到使用。例如，改革国家医疗保障系统，改革警察体系，建立更灵活的食品分配网络，保护大气层，缩小贫富差距，修建更宽的道路，等等。正如阿玛蒂亚·森所解释的那样，从长远来看，通过资源、健康和决策权获取途径的民主化来应对危机的社会才是"更好的社会"。

然而，面对疫情，尽管有人勇毅搏击并展现出英雄主义精神，但作为一个国家，美国做出的却是后一种反应，并以史蒂文·斯拉舍在这部书中有力揭露的方式来回应这长鸣的警笛声。他不但研究美国的反应，还研究全球许多其他国家的反应，并恰如其分地指出：

> 我们对疫情做出的相同反应将世上已有的各种分歧放大了。2020 年，美国很快见证了新冠病毒不会有意识地区别对待任何人，因为病毒毫无意识。同样，水火无情，对人类一视同仁，因为它们也没有任何知觉。然而，它们的确会对下层社会产生歧视性的后果，因为下层社会已被强权人士所设计的社会结构置于危险的边缘。

正如斯拉舍一语中的地描述的那样，"我们社会的裂缝"在不断变大。我们未能扩大医疗补助计划，未能拓宽获取质量上乘的口罩或可靠医疗信息的渠道，也未能更好地筑路架桥、抚平历史创伤。我们在社会结构方面完全无能为力。[1] 有些人因为这不稳定的时局而大发横财（瑞银集团的一份报告"发现世界上亿万富翁的财富值飙升至 10 万亿美元以上，这使军队和政府可以加强边境管制和警察队伍"），而另一些人则陷入更加艰难和动荡不安的境地。因此，像之前的许多大流行病一样，这次疫情凸显了种族资本主义（racial capitalism）的影响。"种族资本主义"是社会学家惠特尼·皮尔特尔（Whitney Pirtle）引用自塞德里克·罗宾逊（Cedric Robinson）的术语，它是一个导致形成有害社会环境的系统，并从根本上塑造了生物学、疾病和疫情的模式。

这本尖锐而不朽的作品，不断驱使我们去观察、去聆听、去感受我们为错误决策、优柔寡断和冷漠无情所付出的代价。斯拉舍满怀力量、同理心和敏锐的洞察力，讲述了那些不得不自力更生之人的故事，那些在病毒到来之前早就被我们变为弱势群体的人的故事，以及那些奢望其国家、领导人或意识形态会拯救他们的人的故事。这些故事讲述了人们的脆弱性是如何被"人为制造"出来的，并揭露了这种现象如何"在社会中更广泛地传播——经济、媒体和法律充当了病毒不平等感染的有力传播手段"。这些故事彰显了在霍乱和新冠疫情时期人们所展现的坚忍不拔、恻隐之心、生死相依和大爱无疆。

请听听这些故事吧！首先请密切留意史蒂文·斯拉舍出神入化的叙事手法。然后，请再想想你的立场是什么，你做过什么，你还能做什么。抛开表面假象，我们其实终究是安危与共的。

并且，愿我们不再听到警笛之声。

乔纳森·M. 梅茨尔

（Jonathan M. Metzl）

于田纳西州纳什维尔

我在修正对存在于人们体内病毒的看法；它们短暂地生存于人体相互接触的空间里，这使抗击病毒之战也演变为一场避免时空接触之战。

——阿迪亚·本顿（Adia Benton）

一封请柬

警笛，沉默，待命

2020 年 3 月底，看上去布鲁克林的警笛声将永无休止。

起初，频率飙升的警笛声让人忧心忡忡。但我试图说服自己：也许我经常听到警笛声仅仅是因为我周围没有太多其他声音。在市长和州长对所有人下达居家令后，贝德福德－史岱文森区（Bed-Stuy）的大部分行人和车辆都消失了。一种阴森诡异的寂静笼罩着整个街区，在我定居于此的数年前，我曾想象过这里的车水马龙、人声鼎沸，因为我当时正值青春年少，在加利福尼亚的奥克斯纳德（Oxnard）用录像机反复观看过斯派克·李（Spike Lee）执导的电影《种族情深》（*Crooklyn*）和《为所应为》（*Do the Right Thing*），电影里就描述了此处的繁华景象。

在布鲁克林你再也无法听到春回大地时冰消雪融的各种声音，如摩托车的轰隆声、越野车的喇叭声、从门廊传来的音乐声和孩童在人行道上打球嬉戏之声。相反，在阳光明媚的正午，除了鸟儿啁啾，马尔科姆·X 林荫大道（Malcolm X Boulevard）一反常态得悄无声息——直到刺耳的警笛声完全淹没鸟鸣声，犹如一声声恸哭刺破了城市中令人不安的寂静。

　　布鲁克林的警笛声最初每小时鸣响一次，然后是一小时鸣响多次，就像希腊神话人物海妖塞壬（Siren）*一样：她引诱水手们划船远离安全地带，导致他们的船在接近海岸时撞上礁石，造成船毁人亡。这些警笛声偶尔是消防车发出的，但几乎不可否认的是，它们通常来自救护车。令人奇怪的是，对于布鲁克林这样的警察辖区，几乎从没人听到陆地巡洋舰警车上鸣响的警笛声。

　　随着道路交通量下降，人们因汽车、自行车车祸和行人碰撞等道路交通事故而拨打911的次数就会减少，所以自然而然警笛声也应减少，而不是更多。[1]然而，事实上警笛声却越来越频繁，许多人在看到中国和意大利伦巴第地区的新闻报道后，更加忧心忡忡，担心同样的事也会发生在自己身上。时复一时、日复一日，警笛的哀号声与日俱增，最终汇成了一首此起彼伏、尖锐刺耳、昼夜不停、避无可避的哀歌。面对此情此景，你多想逃避这一切啊，哪怕须臾不用去想正在附近发生的恐怖故事也好！然而，长鸣的警笛声会让你感到危机无处不在。

　　虽然高贵的白人绅士已经迁入这里许多年，但贝德福德-史岱文森区仍主要住着身为工人阶层的黑人。就像过去几年布鲁克林褐砂石（Brownstone）街区的三天周末假期一样，到2020年3月底，贝德福德-史岱文森区已经几乎完全变成了黑人和棕色人种的天地。因为高贵的白人绅士大多已经逃离了城镇。但与昔日那些游山玩水、如田园诗般的

　　002

---

*　警笛（siren）英文同希腊神话中的女海妖塞壬（Siren）。——译者注

夏日周末不同，白人并没有离开这座城市去"消夏避暑"，相反，他们逃到了冬天不适宜居住的第二居所，或逃到郊区故乡的家里，或逃到租金成倍飙升的乡村租赁屋——所有这些都是为了设法逃避一场疾病大流行，它正在迅速蔓延，并威胁着那些别无出路、只能硬着头皮去工作的纽约上班族。

尽管许多布鲁克林白人在此刻逃离这座城市——或许是担心医疗资源短缺、可能出现的社会动荡、无法获取某些食物、无法囤积卫生纸，或突然意识到他们必须开始亲自擦洗马桶，因为"家政人员"的上门服务让他们不再感到安全——但此时，我却刚刚逆行回到布鲁克林。

自 1995 年我 17 岁时搬到纽约以来，我以这座城市为家已有 25 年。但我在 2019 年搬到芝加哥，成为一名新闻学和公共卫生学教授，并从事酷儿*研究。而之所以我在 2020 年 3 月初又回到纽约，是因为另一种病毒，一种我花了很长时间研究的病毒，即人体免疫缺陷病毒（HIV）。当时，我和我的挚友们住在贝德福德 - 史岱文森区的褐砂石街区，那是我在纽约的最后一个家。

003

在短短一周内，按计划，我将先向纽约的一家慈善基金会介绍我最近在希腊完成的实地研究；然后，我将乘火车去波士顿参加逆转录病毒和机会性感染年度会议（CROI），以便了解有关艾滋病病毒的最新研

---

* "酷儿"是所有不符合主流性与性别规范的性少数群体所使用的身份、政治和学术用语。它既是一种身份标签（性别酷儿），也是一种政治策略（性别酷儿／酷儿身份），同时也是一种文化分析概念（酷儿理论）。该词来源于英文的"queer"，原意是"怪诞、奇怪、（性）变态的"，本为英语中用来攻击和羞辱性少数者的词语。20 世纪 90 年代，在美国学术界的号召下，"酷儿"一词被赋予了新的政治意义，随即被性少数群体和学界用来表达对主流性别体制的抗拒和不满。——译者注

究；最后，我将乘火车回到纽约，去给另一家慈善基金会介绍我的研究成果，然后再飞回芝加哥。

然而，我只完成了这三项行程中的第一项。由于每个人对近来突然出现的病毒都十分关切，CROI 的组织者对议程进行了修改，使其变成一个主要针对这种病毒的紧急会议，这种病毒是严重急性呼吸道综合征冠状病毒 2 型（SARS-CoV-2），也即可怕的新型冠状病毒（coronavirus）。接着，CROI 完全改为线上会议。我自始至终未去波士顿，而且我在纽约市的第二场基金会演讲也被取消了，同样被取消的还有麦迪逊花园广场的所有篮球赛、大都会歌剧院的表演，以及百老汇的各种演出。随着这种病毒在全球各地迅速而悄无声息的传播，整个世界开始停摆，我不得不在与我的朋友们一起待在纽约和回到芝加哥两个选项之间做出选择。在芝加哥，我只能孤身一人住在我还不太熟悉的这座大城市的新公寓里。

如果留在纽约，我可以在已臻于完善的互助网络内去帮助创建并接受健康护理服务。但我完全不知道什么时候能再次离开纽约，甚至不知道我是否有机会离开。

我最终决定留下来。这多少有点偶然，因为冥冥之中，我在几年前就迷上了研究病毒。正如作家萨拉·舒尔曼（Sarah Schulman）最初告诉我的那样：如果不了解病毒是如何影响这个国家整体发展的，以及艾滋病是如何深刻地影响美国过去 40 年政治的，你就不可能真正理解美国历史。当新冠肺炎（COVID-19）导致的巨量死亡人数开始击溃纽约市的大小医院之时，我已在这座城市研究艾滋病病毒和获得性免疫机能丧失综合征（艾滋病，AIDS）10 年了。我能感觉到，美国病毒史上又一个值得近距离观察的重大时刻即将在纽约出现。我在 20 多岁时失去了我的父亲、生母和继母。在我 30 多岁时失去我的一个姊妹之前，我开始意识到，尽管痛苦，但目睹死亡是上帝的一种恩赐。即使没有任何办法阻止或延缓死亡发生，在一个人生命的最后时刻与之相伴也是件意义非凡的事——我想，这无论对于牵着逝者之手留下的生者，还是对于撒手人寰的逝者来说均是如此吧。

此外，纽约市一直以来都是我生命中的挚爱地之一。2001 年 9 月 11 日，我呼吸过这里的致命毒烟；2008 年，我经历了这里的金融风暴；2012 年，我遭遇了飓风桑迪（Hurricane Sandy）的侵袭。我爱的许多人都住在纽约市的五个行政区里。尽管美国海军的一艘医疗船驶入纽约港和野战医院在中央公园拔地而起令人震惊不已，各种医疗资源却还在源源不断地流入纽约，而不是流出。如果我将染病，那么在纽约市的染病机会将和在其他地方一样多。

我当时还不知道，到那个夏末，包括我所爱的人在内的超过 3.3 万名纽约人将消逝——这与 1918 年大流感所造成的人员损失接近，也相当于 11 个"9·11"事件造成的死亡人数。[2] 当时的我也不知道自己是否会成为逝者之一。

如果我将赴死，我想，我宁愿死在纽约。

* * *

我想到我的朋友斯蒂芬·莫德雷姆（Stephen Molldrem），他是一位专门研究艾滋病病毒关键数据的学者。正是他向我指出，我们正在经历第一轮病毒大流行，与病毒相关的故事也会通过社交媒体广泛传播。

这些有关病毒的疯传故事会产生远大于病毒本身的毒害性。

2020 年 3 月 30 日，我在自己的推特账号上得知了自己社交圈内的第一例新冠死亡病例。这应该是我在社交媒体上第一次了解到我所爱之人的友人的死亡案例。这位朋友的亡故友人住在纽约某监狱及医院附近，而这两个地方恰好是这场新型流行病发生的中心。"看看新冠肺炎发病率的地图，"我们共同的朋友在推特上写道，"这实际上是一张展示贫穷、种族主义和警权滥用的地图。人们在监狱里死去，是因为他们身在监狱里。"[3]

上述情况充分说明了几天来我一直在努力寻求的结论：有些人因为其生活的环境而感染了这种新病毒，并且因其一生囿于自己的阶层，他们死于这种病毒的比例高得惊人。这是因为，这些阶层一再被推到危险的最前沿。

这些年来，我在圣路易斯做了很多报道和研究。当我了解到圣路易斯第一批被证实的所有 12 例新冠死亡病例均为黑人时，我很难过，但一点也不意外。[4] 在整个美国，早期的数据显示，当时黑人的新冠肺炎死亡率高得触目惊心。[5] 研究还表明，拉丁裔[6]和美洲土著死于这一疾病的比例也高得异乎寻常。[7]

当疫情地图逐渐显示出纽约感染并死于这种新型冠状病毒患者的居住地时，我意识到这些地图对我来说再熟悉不过了。因为那些最有可能感染艾滋病病毒（并受到警察侵扰，或被警察杀害或非法监禁，或从艾滋病病毒检测结果呈阳性发展到艾滋病确诊，或因艾滋病而死）的人与最有可能感染新冠病毒并死于新冠肺炎的人的所处之地高度吻合。

当我们追踪研究病毒时——直言不讳地说，任何病毒——我们会遵

005

循文化层次的分界线。和所有病原体一样，这种新型冠状病毒并不是一些人最初所说的"伟大的均衡器"，而是我们世界上已经存在的阶层分化的放大镜。2020 年，美国很快发现新冠病毒不会有意识地歧视性感染任何人，因为病毒毫无意识。同样，水火无情，因为它们也毫无知觉。然而，它们确实会对下层社会产生歧视性影响，因为这些人已被强权人士所设计的社会结构置于危险的边缘。在一场飓风中，洪水淹死的是下层人士，这完全不是因为水的两个氢原子和一个氧原子会通过个体的收入或种族来区分出不同人的身份地位。相反，以上不公平的下层人士溺亡现象的发生，完全是人为打造的社会环境使然。因此，洪水自然会远离富人，而从脆弱的防护屏障的裂缝中穿过，淹死穷人。

　　同样，病毒不仅向我们展示了社会中的裂缝所在，也赤裸裸地揭示了人与人之间的不平等关系。在大规模危机发生时，这些裂缝会变得越来越大，会有更多的人深陷其中。例如，在美国第一例新冠患者确诊后的几个月内，就有超过 4000 万人失业[8]（讽刺的是，其中还包括近 150 万名医护人员[9]）。与此同时，约 2700 万人失去了医疗保险。[10]所有这些人都面临更大的系列灾难风险，其中也包括因无钱支付房租而被逐出家门的人。并且，研究人员很快发现，这些风险使人们感染新冠病毒并死于新冠肺炎的可能性大大增加。[11]

　　对于穷人来说，这种危险且不稳定的状态会影响到他们的经济、精神、心理和身体健康。处于山谷中的这些人就像生活在一种形而上的空间里，古希腊人曾称之为地狱（Hades 或者 the underworld）。恐怖电影《逃出绝命镇》（Get Out）的制片人乔丹·皮尔（Jordan Peele）从心理和生理维度把这个领域描述为"凹陷之地"（the sunken place）。

006

而我称之为"病毒下层社会"（viral underclass）。

这个词不是我发明的，我是在 2018 年夏天第一次听到这个词的。当时，我在印第安纳州印第安纳波利斯市参加一个名为"艾滋病病毒不是犯罪的全国性培训学会"（HIV Is Not a Crime National Training Academy）的会议，来自美国和其他国家的活动人士聚集在一起，为推动废除将艾滋病病毒传播定为犯罪的法律出谋划策。一些活动人士对正在进行的修订而非对废除艾滋病病毒法的努力表示不满。[12] 他们认为，那些能够获得艾滋病药物治疗的人服药后，他们的病毒载量可以降低到"无法检测"的程度，因而不会将艾滋病传播给其他人，根据艾滋病病毒法他们应无须承担责任，而那些可检测到病毒载量的人仍然容易受到起诉。

这些活动人士认识到，感染艾滋病病毒的人中，可检测到艾滋病病毒载量的绝大多数是黑人和无家可归者，[13] 而且他们往往无法获得抑制病毒所需的药物。[14] 因此，他们认为，把以上人群撇开，就形成了一条病毒分界线，位于上层的是拥有特权的白人阶层，而下层就是黑人，即病毒下层社会人士。

身为白人且作为此次培训会议主要组织者之一的肖恩·斯特鲁布（Sean Strub）在 2011 年创造了"病毒下层社会"一词，但其侧重点略微不同。他写道："没有什么比政府通过将歧视性做法写入法律并用这些法律来制裁受到歧视的个体更有力地推动污名化的了。这就是现在发生的与艾滋病病毒有关的实际情况，这导致产生了一个身份低微的病毒下层社会，特别是在他们的性行为表达方面。在艾滋病大流行近 30 年之后，艾滋病病毒检测结果呈阳性的人继续受到惩罚，被排除在各种服务之外，并在许多环境中被推定有罪或行为不当，对于那些艾滋病病毒检测结果未呈阳性的人来说，则未受到多大影响。"[15]

我以肖恩的话为基础，建立了一个关于病毒下层社会的理论。就像所有其他理论一样，这个理论并不能确切地证明只有一种结果，也不意味着停止对话或阻止进一步的调查。相反，理论有助于我们思考我们的世界，有助于我们找到更好的方法来理解我们周围的社会动力、物理及生物学原理和文化力量，还可以帮助我们识别和探索社会动态。

如果我们能通过一台功能强大的显微镜进行观察，物理学和生物学知识可帮助我们观察到弱势人群体内的病毒。但病毒下层社会理论可以帮助我们思考边缘化人群如何以及为何会受到病毒传播、暴露、感染和死亡的更大伤害。它不仅可以帮助我们理解病毒为何存在于它们现存的地方、现存的人群身上，而且可以帮助我们理解下层社会形成的原因。它还可以帮助我们理解这种社会动态具有的双向性：正如被边缘化的人容易受到病毒的攻击一样，病毒也首先被用作使人边缘化的政策和制度合理化的理由。

正如纳奥米·克莱恩（Naomi Klein）发明的"休克主义"（shock doctine）*和米歇尔·亚历山大（Michelle Alexander）所使用的"新吉

---

* 休克主义指的是这样一种经济运作方式。最初的灾难，如政变、恐怖袭击、市场崩溃、战争、海啸、飓风等，使全国人口在极短时间陷于集体的休克之中，在全国人口处于这种无法拥有自主的集体意识的时候进行经济制度迅速重组——民营化和私有化。此时国家财政根本无力支持国家日常开销，因此外国资金便大量涌入，开始疯狂收购国家资产，并将其迅速民营化、私有化。由于受到利益的驱使，这些私有化的企业会迅速裁员，降低社会福利，以此来维持日常开支。——译者注

姆·克劳"（new Jim Crow）*概念一样，病毒下层社会理论可以作为理论框架来理解某些人的脆弱性是如何被人为制造出来的。该理论还可以帮助我们理解这种现象在社会中如何更广泛地传播——经济、媒体和法律充当了病毒不平等感染的有力传播手段。

新冠疫情使世界上最富有的人所拥有的资产和病毒下层社会的人数双双暴增。据世界银行 2020 年的估计，到 2021 年，全球将有多达 1.5 亿人因新冠疫情而陷入赤贫。与此同时，瑞银集团的一份报告发现，全球亿万富豪的财富值已飙升至 10 万亿美元以上，这使军队和政府可以加强边境管制和警察队伍。[16] 随着气候变化使人类和微观病原体之间的相互影响更多、更频繁，这样的态势在未来几十年可能会变得更加严重。

如果我们不培养一种集体思维方式，我们如何能从下层社会中保全自己甚或缩小它的范围？病毒于我们而言无处不在。传染病病理学家大卫·普莱德（David Pride）在《科学美国人》（*Scientific American*）杂志上发表的文章中写道："生物学家估计，在你的体表和体内现存的病毒就有 380 万亿个——这是你身体细菌数量的 10 倍。"[17] 它们远远超过我们人类的数量（尽管我们将在本书随后的旅程中去探索"我们"和"它

---

*　吉姆·克劳是 1830 年白人演员托马斯·达特茅斯·赖斯塑造的"游吟诗人"黑人形象。英文中的"克劳"实指"乌鸦"，该形象黑脸狰狞、衣衫破烂、口音奇特、动作滑稽，在言谈举止和心性等方面嘲讽黑人。赖斯的表演使种族主义病毒迅速蔓延，为吉姆·克劳法的出现提供了思想与舆论基础。吉姆·克劳法（Jim Crow laws）指 1876~1975 年，美国对黑人实施种族隔离与歧视的法律或制度工具。美国学者米歇尔·亚历山大的《新吉姆·克劳：色盲时代的大规模监禁》一书将美国的大规模监禁视为"新吉姆·克劳"。——译者注

们"的意义何在）。这给人类对抗病毒带来了非常棘手的困难，也让我想到了我们将探索的另一个社会动态。正如我的同事、人类学家阿迪亚·本顿（Adia Benton）曾写道的那样，病毒"短暂地生存于人体相互接触的空间里，这使抗击病毒之战也演变为一场避免时空接触之战"。[18] 人们对这种接触的惧怕在于：病毒暴露出了硬战或软战（如治安管制）强加给人类的社会划分依据（如民族主义、种族制造、资本主义）是如何被捏造出来的。病毒揭示的真相可能会颠覆将我们划分开来的制度。我们，即大众，是相互联系的整体——因此，将战争作为隐喻并不是我们思考公共卫生问题的有益方式。

　　就像飞行员打着解放城市的旗号驾驶飞机向因贫穷而无法逃离城市的居民投掷炸弹一样，我们与病毒开战，往往夺走的是病毒下层社会人士的生命，但不仅仅只有他们。因为病毒存在于我们相遇的任何地方——我们怎么能对我们相遇、拥抱、缠绵之地宣战呢？怎么能对我们唇齿相触的心跳之地宣战呢？怎么能对我们一起忘情歌舞、欢笑和祈祷之地宣战呢？

　　我没有把病毒浪漫化，但病毒已经成为我最伟大的老师。即使我们想要避开它们，但它们会不断把我们的意识拉回来，不是吗？（想想嘴上的口罩！噢——别忘了胳膊上打过的针！还有我们的安全套？！）它们迫使我吐故纳新，不仅用我的大脑，而且用我的心、我的肺、我的皮肤，以及我与他人的具体关系。它们迫使我寻找并更好地认识这个星球上我深爱之人，以及一些我本永远不会认识的人。它们不断向我展示人的脆弱性多么危险，但对作为群居动物的我们又多么必要。它们引着我满世界奔忙，甚至通过夺走人类生命的方式让我认识到：我可能比我所知道的爱得（哀悼得）更深。

* * *

在这场疾病大流行的第一年，仅美国就有大约 50 万人死于新冠肺炎，这是艾滋病一年时间内导致的死亡人数的 10 倍（1995 年艾滋病死亡人数约为 5 万人，15 年之后发生了这场疫情）。[19] 在新冠疫情横扫美国的第二年结束之前，死亡人数已达 70 万人——超过了美国 40 多年来艾滋病死亡人数的总和。[20]

但本书不是关于死亡数字的故事，至少主要不是关于死亡数字的。它主要讲述的是我在十几年的流行病报道中认识的那些病毒下层社会的人——他们中有生有死，有的与我熟识，有的是陌生人——和以各种方式关爱下层社会的人的故事。

本书也讲述了我在五大洲的病毒下层社会中穿行时给我指引的人和物的故事，包括医生、安全套贩子、注射器交换志愿者、情人、图书馆管理员、同事、男朋友、性工作者、记者、澡堂服务员、朋友、活动家、调酒师，还有地图、电影、狗、助产师和异装者，这些人和物为我指明了正确的方向。通过倾听这些人的故事，我们将一起了解到，大多数人都生活在被困扰的窠臼之中，已故人类学家大卫·格雷伯（David Graeber）将这种人称为"99% 群体"。[21]

虽然这些故事将由我这个试图去理解美国暴行的美国人来讲述，但是病毒下层社会是一个全球性现象。所以，这并非一部只关于或只为美国而写的书。

在接下来的旅程中，我们将跟随病毒下层社会的人与许多病原体

"不期而遇"甚至决命相争，如乙肝病毒（HBV）、丙肝病毒（HCV）、西尼罗病毒（WNV）、流感和天花。我们将看到他们主要与以下两种病毒打交道：艾滋病病毒（HIV）和新冠病毒（SARS-CoV-2）。

　　我们将追踪研究这两种病毒，原因如下。首先，尽管有治疗艾滋病病毒的有效药物和应对新冠病毒的对症疫苗，但这两种病毒造成了世界上最危险的两种持久的大流行病。它们可能都是人类无法很快根除的病毒，所以它们可能会与人类共存很长一段时间。感染这两种病毒的风险可通过简单的防护屏障来降低，如新冠病毒防护口罩和艾滋病病毒防护安全套，尽管二者都引发了激烈的国际文化战争。同时，更多的概念性预防措施（如打造安全的居住环境、稳定就业和集体药物治疗）也可以用来预防这两种病毒。这种预防理念过于宽泛，预防措施不确定性大，实施起来对大部分人来说如同镜花水月。这反映了许多社会一直抵制的对医疗护理的承诺。采纳这些理念和措施将意味着改变当下世界的不平等、人为制造稀缺和囤积财富的观念。

　　这就引出了我们将主要关注这些特定病原体与人类共舞的主要原因。尽管这些病毒大相径庭，具有截然不同的特性、寿命和传播方式，但它们摧残和折磨的人群却惊人地相似，特别是在美国，受害人群多为黑人、美洲土著、拉丁裔、同性恋者和跨性别者、移民、穷人以及被驱逐或监禁的人。尽管这些病毒的特性迥然有别，但各病毒影响的群体几近相同，且这种相似度令人不安。

　　虽然病毒学在人类与病毒的相互影响中发挥了作用，但病毒下层社会是由如下"主义"造成的：种族主义、残障歧视主义、性别歧视主义、异性恋主义、同性恋歧视主义、排外主义、反犹太主义，以及社会影响力最广泛的资本主义。

在 1943 年出版的《存在与虚无》(Being and Nothingness) 这部著作中，存在主义哲学家让－保罗·萨特 (Jean-Paul Sartre) 提到了 mauvaise foi[*]，即"不诚实"现象。正如视频网站 YouTube 上的一段视频所解释的那样，当"我们为了避免短期的痛苦而自欺欺人，但却因此遭受长期的心理煎熬"时，这种情况就会发生。[22] 但病毒让我们无法产生这种集体错觉。因为病毒不仅仅是我们大脑需要思考的东西，而且是我们身体不可分割的组成部分，病毒可以促使我们对不容忽视的真相进行诚实思考。它们已与我们的身体融为一体（甚至改变了我们的 DNA），为了创造长期的社会健康和福祉，它们甚至会迫使我们以某种方式应对我们想要避免的短期痛苦。

"回归正常"本就是自欺欺人的论点——好像"正常"本身并没有被社会弊病所困扰一样，而病毒对我们的要求不仅仅如此。当我们认真审视人类与病毒的关系时，它们邀请（不，是命令，真的是命令）我们看清如下等式：

> 艾滋病病毒（或新冠病毒，或乙肝病毒，或丙肝病毒，或甲型 H1N1 流感）＋种族主义（或残障歧视主义，或性别歧视主义，或同性恋歧视主义，或资本主义）＝病毒下层社会

换句话说，病毒与我们社会中已有的权力结构相互作用，因此那

---

[*]　法文，"自欺、不诚实"之意。——译者注

些已经被边缘化的人将更容易被置于危险之中，这会加剧现有的社会分裂。但更重要的是，在这个等式的变量中，社会结构是主要驱动因素，而病毒只起放大作用。如果我们只清除病毒而不对存在于人群中的各种"主义"采取措施，那么下层社会将继续存在，那些公共卫生运动声称想要帮助的人依然会遭受折磨，这还将为未来的病毒大暴发创造完美条件。

一些简化版公共卫生制度和经济适用的流行病应对方法仅仅将人类视为病毒的宿主。这个世界复杂多变，但我们要牢记人类是一个统一体。如果社会告知某个癌症患者，"你要靠自己来应对癌症"，也告诉这个患者，"如果你被驱逐，你也只能靠自己"，同时他还被告知，"你必须接种疫苗以便保护社会中的其他人"，那么这个患者或许不会慨然应允或欣然接受。

病毒下层社会理论认为，对病毒最易感的不是宿主本身，而是全人类。这种理论有助于我们理解如下道理：如果我们真心实意地关心他人，那么当他们罹患癌症或面临驱逐时，我们就应关心他们，就像当他们对更有特权的社会成员构成病毒传播风险时一样。这种理论还有助于我们理解：如果我们从整体上消除了下层社会的各种状况（如病毒或其他问题），那么整个社会的健康状况就会好得多。因为，那些病毒在大量繁殖和对人类造成伤害之前，其传播力可能早已减弱了。

013

* * *

病毒下层社会是通过 12 种主要的相关社会媒介造成的，这些媒介把病毒和边缘化紧密联系在一起。有时，这些媒介为病毒的不平等传播创造了物质条件；有时，它们将病毒的存在转化为歧视或经济崩溃，从而导致复合性伤害。这些社会媒介包括：

1. 种族主义

2. 个体化羞耻感

3. 资本主义

4. 法律

5. 经济紧缩

6. 边界

7. 自由的监禁之国

8. 不平等预防

9. 残障歧视主义

10. 物种歧视主义

11. 白人免疫神话

12. 集体惩罚

本书共 12 章，将采用戏剧化的呈现方式，主要通过人们的故事来诠释这 12 种媒介是如何运作的。各种媒介彼此关联：种族主义与法律和获得预防的机会紧密相关，经济紧缩与残障歧视和羞耻感息息相关，治安管制与许多媒介都有关系。这些媒介与其他社会弊病也有着内在联系，如恐同症、性别歧视和跨性别恐惧症就与上述媒介相关。因此，在详细分析某种媒介的章节中，我们可以看到其他媒介的影子，因为这些状况如同我们的身份一样，总是相互交织在一起的。

　病毒不会以整齐划一、可预测的方式在时空维度上自由穿梭。但它们的确是按固定模式扩散的，追踪其传播轨迹通常会令人得到一些耐人寻味的（虽然令人沮丧）的启示和规律。在本书中，我把这些启示和规律分解为四种认识。

迈克尔·"老虎曼丁哥"·约翰逊（Michael "Tiger Mandingo" Johnson）及其因传播艾滋病病毒而被起诉的故事，将是我们持续关注的对象，因为正是通过报道他的故事，我才开始理解我那即将形成的病毒下层社会理论的核心原则。本书的每一幕都有一章围绕着约翰逊大约两年的生活展开。第一幕"罪魁祸首"探讨了边缘化群体如何及为何被当代最盛行的主义（如种族主义和资本主义）变成病毒的替罪羊。在第1章"曼丁哥"中，我们将与迈克尔·约翰逊见面，他于2013年因艾滋病病毒传播和暴露刚被捕不久。我们还将从密苏里州出发，回到几个世纪前，进入满载奴隶（和许多病原体）横渡大西洋的运奴船船舱，去看看种族主义是如何创造病毒环境的。在第2章"零的无穷重"中，我们将见到一位名叫奥利维尔（Olivier）的法国同性恋演员，探讨新闻如何"病毒式传播"，并将报道（和误报）个人（通常被称为"零号病人"）情况导致的后果视作一种新发现病毒的过错。在第3章"寄生虫"中，我们将比较韩国和美国人民对病毒大流行的反应，并通过2019年韩国导演奉俊昊制作的《寄生虫》（Parasite）的拍摄镜头，去观察资本主义是如何在这两个国家创造病毒条件的。

第二幕"法律与秩序"将向我们展示警察暴力、监狱制度和法律结构是如何创造出病毒下层社会的。第4章"有罪推定"将带我们一睹2015年迈克尔·约翰逊艾滋病案的审判法庭上的戏剧化风波。在第5章"从雅典到阿巴拉契亚"中，我们将认识一位名叫扎克·科斯托普洛斯［Zak Kostopoulos，其艺名为"扎基·奥"（Zackie Oh）］的希腊裔美国同性恋活动家，并了解病毒、药物成瘾和经济紧缩之间的关系，地域范围远到爱琴海（Aegean Sea），近至西弗吉尼亚州（West Virginia）的煤田。在第6章"边缘地带"中，我们将见到洛雷娜·博尔哈斯（Lorena Borjas），她是纽约皇后区拉丁裔之母，并将与她和移民一起完成穿越美洲之旅。在第7章"牢笼"中，我们将追踪这个自由的监禁之国在过去几十年里是如何折磨病毒下层社会的，为达此目的，民主党政客还特意采用了监禁和让人不得不流离失所的方式。

　　第三幕"社会性死亡"将探讨即使那些病毒下层社会人士避开甚至幸存于病毒后，为何也往往不被视为完整的人。在第8章"二分之一"中，我们将与迈克尔·约翰逊会面，时间大约是2017年，他将对被判30年的监禁提出上诉。我们将了解疾病预防措施和不同人群所得到的因人而异的保护。在第9章"用后即弃"中，我们将见到沃德·哈卡维（Ward Harkavy），这是一位72岁的《乡村之声》（Village Voice）杂志的前编辑，在新冠疫情期间他在一家养老院离开人世。此外，我们还将见到美国亚裔残疾人权利活动家王美华（Alice Wong），她当时正试图避免感染新冠肺炎。在第10章"顺风车"中，我们将在内布拉斯加州见到我的警官表亲，并跟踪研究中国的蝙蝠、菲律宾的海鸥、来自两大洲的警犬和横跨三大洲的猪，并借此观察人畜共患病的病毒是如何传播的。我们还将看到，用物种歧视的态度对待非人类动物也会给全人类带来危险。

　　在第四幕也即本书的最后一幕"清算"中，我们将回到起点，进一步了解我们在本书写作过程中见到的几个病毒下层社会人士的命运。其中包括第11章"解脱"和第12章"多重损失"——受病毒感染的社区会发生的情况。

在"结语：何必分你我"中，我们将考虑大流行病所能带来的启示，其能教会我们怎样去进行集体性思考，而不是个体化思考——尤其是如果我们人类想要在下一次病毒大流行中幸存下来，更不用说从气候危机中熬到出头之日。

病毒下层社会理论为全球的解放提供了一幅地图。就像康比河公社（Combahee River Collective）*认为"如果黑人妇女已获得自由，那就意味着所有其他人必然获得自由一样，因为我们的自由源自所有压迫性制度的湮灭"，我相信，创造一个世界并消除病毒下层社会产生的条件，将使地球上几乎所有人的生活焕然一新。[23]

016

* * *

与新冠疫情和艾滋病大流行一样，现代航空旅行也是本书创作的关键因素之一，没有它，这本书根本不可能问世。因为我是乘坐喷气式飞机到各地大量报道病毒的，在机场跑道尽头的廉价汽车旅馆里我做过很多有关病毒的梦，并且我在飞机上构思过很多有关病毒文章的草稿——然而在撰写本书之年各处都实行了大规模禁飞——所以，我一直在梦想着航空飞行。

1963 年马丁·路德·金遇刺的前一天晚上，他邀请自己的最后一批信众与他一起进行"穿越埃及，或者更确切地说是横跨红海，穿越荒

---

*　"康比河公社"于 20 世纪 70 年代建立，黑人女性主义者通过 1977 年著名的《康比河公社宣言》（Combahee River Collective Statement）向世界发声。这份宣言的重要内容便是批判当时的女性运动更多地照顾白人女性的诉求而忽略黑人女性的需要。黑人女权运动的兴起也影响了 70 年代之后美国女性主义理论的知识生产。——译者注

野，奔向上帝应许之地的精神飞越"。[24] 当他描述从远古的法老时代到当代孟菲斯的旅程时，金讲述了几代人所理解的对人类正义前赴后继的追求。而现在，我诚邀您与我共同踏上一次类似的精神飞越之旅，去探索病毒下层社会如何诠释多世代、多民族、多种族对人类正义不知疲倦的追求。

017　　首先，我们会一直谈论"社会阶层"这个词，因为这一理论毕竟是关于病毒下层社会的。在美国，许多无法挣脱贫穷枷锁的人往往会如俗话所说的那样想：自己只是暂时走霉运的百万富翁。正统教育告诉我们，将某人归为某个阶层，甚至承认阶层存在都是可耻的。但是提出有下层社会并不是对任何人的侮辱。贫穷并不反映一个人的品格，它只是资本主义常规运作的功能之一。只要资本主义存在，就总会有一群人趴在社会底层。阶层虽是现实存在，但绝非一种价值判断。因此，我们将继续探寻社会分层如何塑造人类与病毒之间千丝万缕的关系。

　　同时，你可能想问：作为本书作者的我，是否属于病毒下层社会中的一员？如同我与其他人类多种多样的关系一样，我与病毒及阶层之间的关系也说来话长。在我 6 岁之前，我跟着生母过着居无定所、朝不保夕的生活，甚至我还与姐姐和母亲三人共用一间租来的卧室（屋里的人数远远超过它能容纳的人数，病毒在这里可以大杀四方）。我们居无定所，没有一个永久而安全的家，但我们从未缺少过栖身之处。我童年时没有接受过麻疹、腮腺炎、风疹疫苗的标准接种，所以我患麻疹、腮腺炎和风疹的风险大大增加（这同时导致了我成年后的逻辑问题）。当我搬去和父亲及继母同住时，继母像母亲一样对我无微不至，所以我的生活稳定了很多。但在我 20 多岁的大部分时间里，我都没有购买医疗保险，所以也没注射流感疫苗。成年后的我有时也像幼年时那样食不果腹。35 岁时我被解雇，失去了唯一的写作工作，丢了保险并被逐出公寓（这是我 18 年来的第 17 个家）。然后我当起了自由记者，开始报道迈克尔·约翰逊的案件。此后，我的经济状况大幅改善。我现在获得了博士学位，拥有稳定的工作和好的保险——好吧，美国掠夺性的私人医疗保险计划能多"好"，我就有多"好"。然而，我还是一名黑人同性恋者，我约会的对象大多是其他有色人种，所以我感染艾滋病病毒的概率是五五开。在我接种新冠疫苗之前，如果我感染了新冠病毒，我的黑人身份和性别会使我面临更大的重病或死亡风险。

所以，我与病毒及阶层的关系无比复杂。尽管我自出生以来都处于感染病毒的高风险中，但没有人非得身处病毒下层社会才能从中吸取教训，也不是只有身处其中才会试图竭力创造一个不存在病毒的世界。日迈月征、朝暮轮转，任何人与病毒下层社会的界限都不是一成不变的。提出"病毒下层社会"这个词的肖恩·斯特鲁布是一位富裕的白人，也是他所在镇的镇长。尽管如此，由于其艾滋病病毒检测结果为阳性，他更易受到刑事起诉。他也是我有幸见过的致力于对那些地位更卑微者倾囊相助的人之一。

当论及病毒下层社会时，我们也需要倾听他们的心声——这也是我们在本书中要做的。虽然我是主要讲述人，但这个故事属于我们一路走来遇到的每个人。随着各种病毒试图穿越各个国家和社会，我们也将看到一个拼布织成的世界，并以全新思维模式考量如何在全球协作中和谐共处。

一切就绪，言归正传。在系好安全带开始精神飞越之旅之前，请备好纸巾迎接潸然泪下的时刻。虽然在旅途中并非我们遇到的每个人都会殒命，但他们大部分人的结局都将如此——就算没有病毒，我们最终都会化为尘土。因为，正如约翰·欧文（John Irving）所写的那样，"根据加普（Garp）的说法，在这个世界上，我们都是绝症患者"。[25]

现在，请准备好和我——或者更确切地说是我们，也就是一位记者和活在我身体中的 380 万亿个病毒——起飞，去开启一场环球之旅。我们还可从病毒下层社会人士时而痛苦、时而欢乐却总是扣人心弦的经历中不断学习。愿他们的故事引领我们迈进一个拥有更好的健康制度的世界，并帮助我们放下最根深蒂固的偏见。

因为，如果我们侧耳倾听病毒下层社会的细语，其可能会指引我们更好地洞见宇宙，理解万物，以及理解——只要我们敢于梦想——更好的生活的本质。

第一幕

罪魁祸首

我想，也许现在国家之间没有分界线，因为我们都生活在同一个国家，这个国家就叫作资本主义。

——奉俊昊（韩国导演）

01
曼丁哥
种族主义

2020 年 5 月 25 日，明尼阿波利斯市的一名白人警察德里克·肖文（Derek Chauvin）用膝盖暴力狠压黑人男子乔治·弗洛伊德（George Floyd）的颈部长达 8 分 46 秒。

弗洛伊德就此殒命，年仅 46 岁，相比肖文这样的美国白人的平均寿命少了 30 年左右。弗洛伊德被指控在一家便利店用 20 美元假钞购物，其后他与当地警察发生了致命冲突。当事店员依照美国货币法将此事报告了经理，尽管店员主动提出由自己承担那张假钞的损失，但经理还是强迫他报警，而这将导致弗洛伊德无须受审就会被明尼苏达州的法官送去吃牢饭。[1]

案件发生后，陪审团采取了异乎寻常的司法程序将此案中的警察肖文判定为谋杀罪——每 2000 例警察杀人案中警察真正被判有罪的仅 1 例——尽管尸检显示弗洛伊德可能因其他原因而早逝。[2]

尽管当时的新闻只蜻蜓点水式地报道了乔治·弗洛伊德的死因，但事实上他体内当时已有新冠病毒抗体，这就意味着他已感染了新冠病毒，而该病毒是当年夏天美国人死亡的主因，尤其是美国黑人。[3]在追踪病毒的过程中，我们往往会发现它们常存在于被各种痛苦而致命的种族主义事件所困扰的人群中。

在弗洛伊德以这种令人不寒而栗的方式告别人世之前，他饱经风霜、生活艰难，其生命旅程的多个转折期都被打上了深深的种族主义烙印。他曾受过数次牢狱之苦，其中一次对他的唯一指控来自一名警察，该警察后来被指控伪造证据和谋杀。[4]弗洛伊德没有固定的工作，他曾担任过卡车司机和看守，还在一家无家可归者的收容所做过保安。2020 年，他因一起轻微交通事故失去了兼职驾驶员的工作。后来，在新冠疫情大流行期间，因其兼职保安的俱乐部关门歇业，他又一次丢了饭碗。[5]

在 5 月那个灾难性的日子，警察之所以找上门是因为贫穷的他使用假币购物（要么是他别无他法，要么是他稀里糊涂地接受了别人的假币）。但是，如果他在被捕后活下来，可能已锒铛入狱，并仍可能难逃一死，虽然他不会马上死亡，更不会殒命于大众的聚光灯下，但可能会像黑人女子桑德拉·布兰德（Sandra Bland）于 2015 年在得克萨斯州被捕后暴毙于单人牢房一样。

或者弗洛伊德可能会在出狱后死于新冠肺炎，那个月有数不胜数的黑人就是因此丧命的。

或者——鉴于他女朋友后来证实他俩都有毒瘾——可能在被捕和感染新冠肺炎后侥幸活下来，却在日后死于吸毒过量。

我们永远不会知道乔治·弗洛伊德身上将会发生什么，因为德里克·肖文已经杀了他。但我可以肯定的是，在弗洛伊德的一生中，种族主义这一社会媒介一再困扰着他——不管以何种方式，种族主义都会让他死无葬身之地。

弗洛伊德去世时，明尼阿波利斯市每年要花费超过 1/3 的预算用于维持治安，这远远超过了该市用于公共住房或医疗保健的开支。这就是结构性种族主义的表现，它允许病毒渗透到城市的裂缝中，并在黑人中高效传播、疯狂繁殖。当人们无法获得医疗保健服务时，他们更容易感染疾病，包括传染性疾病（而且更有可能将这些疾病传染给他们的亲属，生活环境狭窄局促的家庭更是如此）。如果人们居无定所，他们更不可能获得任何形式的医疗保健服务。

明尼阿波利斯市对治安的优先预算安排增加了警察与弗洛伊德这类人发生致命冲突的可能性，也增加了弗洛伊德感染新冠病毒的概率。同时，明尼阿波利斯市的预算安排降低了弗洛伊德这样的黑人获得社会支持的可能性，这些支持可以帮助他们避免贫困、吸毒成瘾或感染病毒。绝非巧合的是，在弗洛伊德被谋杀的那个夏天，美国人口在世界总人口中的占比少于 5%，但美国却包揽了全球 25% 的新冠肺炎死亡人数和全世界 25% 的监禁人数。[6] 而且，在美国，被逮捕、进监狱和死于新冠肺炎的人群中，黑人占有极高比例，这同样绝非巧合。

除了导致黑人短寿的外部因素（如关押制度、警权滥用、陷入赤贫），种族主义的压力还特别对黑人身体造成潜在的负面影响。流行病学家谢尔曼·詹姆斯（Sherman James）发现了一种他称之为约翰·亨利主义（John Henryism，得名于美国钢铁工人民间英雄）的医学症状，用

023

以描述种族主义压力的可量化生物学指标，其具体疾病形式为高血压和肾病等。[7]这些情况是黑人群体较其他人口的寿命要短几年的原因。

同样，正是病毒让我了解到种族主义如何在生理上对黑人产生影响，它使黑人陷入健康差异和过早死亡的绝境。病毒还向我揭示了黑人如何以及在何处被贫穷束缚，困于刑事司法系统的牢笼。

但是，尽管乔治·弗洛伊德的谋杀案清晰地证明了种族主义和病毒之间的联系，但早在几年前我就首次了解了二者之间的联系。当时一位我十分信赖的编辑派我去一座我从未去过的城市，目的是报道名为"老虎曼丁哥"的年轻黑人与艾滋病之间令人不安的故事。

024

* * *

2014 年 5 月，我住进了密苏里州圣路易斯（St. Louis）郊区的一家汽车旅馆，旅馆服务员效率低下。这里是那些走投无路的绝望之人按周租房的地方。荧光灯刺眼的光芒，让人感觉低沉压抑，这里的员工也似乎因为服务着不入流的客人感到羞耻和尴尬。但从事并不体面的工作且在经济上捉襟见肘之人（例如我），也只能在这样毫无生趣的旅店勉强度日。

我去圣路易斯是为了报道 23 岁的学生摔跤手迈克尔·"老虎曼丁哥"·约翰逊的故事。我因此次报道所得的报酬是一笔固定费用，而且我已经工作了数周，并将大部分预算用于购买机票和其他必要开销。至此，我仍然不知道是否能采访到我要见的主人公。所以，这家晦暗肮脏的汽车旅馆是我唯一能支付得起的容身之所。

我在那里报道的故事是污秽不堪的。故事的主人公迈克尔·约翰逊于前一年 10 月在一所私立大学教室里被捕。这所大学名为林登伍德大学（Lindenwood University），位于圣查尔斯（St. Charles）的"白人迁居"郊区，而迈克尔正是该大学为数不多的黑人学生之一。圣查尔斯的白人比例高达 91%，较之附近的圣路易斯，其种族人口比例差异极大，因为圣路易斯郊区的许多白人居民早已逃走。[8]

尽管约翰逊在当地属于少数族裔，但他却一直是校园里广受欢迎的明星学生运动员。在进入林登伍德大学之前，他已跻身专科学校摔跤巡回赛的全国明星之列。虽然摔跤是他的主要运动项目，但社交媒体上的帖子显示他在林登伍德大学期间与啦啦队员们四处闲逛，并与其他体育项目的运动员一起训练。约翰逊还被多次抓拍到带着极富感染力的笑容与形形色色的男女，包括学生和教练、黑人和白人、同性恋者和异性恋者在一起。但在 2013 年秋，约翰逊被指控与 5 名男子发生性行为之前没有告诉对方自己已确诊艾滋病。为此，他被指控传播或使他人感染艾滋病病毒。根据密苏里州的法律，他现在面临着终身监禁的可能。

在我首次抵达密苏里州的几个月前，普利策奖得主马克·斯考夫斯（Mark Schoofs）编辑——他已经报道艾滋病几十年，并刚在 BuzzFeed News 成立了一个调查部门——邀请我共进晚餐并向我讲述约翰逊的故事。马克忧心忡忡，因为媒体只报道了约翰逊最初被捕的故事，而这实际上是一起传播艾滋病病毒被当作类似谋杀的案件，对此媒体却鲜有报道。他知道我对跨种族通婚定罪感兴趣，因为我写过关于我已故父母这对跨种族夫妇的故事，他们于 1958 年在内布拉斯加州相知相识，情投意合，但该州法律禁止跨种族通婚。马克还准确无误地预测到这个"老虎曼丁哥"的性伴侣中至少有一些是白人。他还告诉我，当约翰逊被

025

捕的消息在网上疯传时，仅有的新闻故事就是不断重复检察官的新闻通稿。

没有人真正采访过约翰逊或他的伴侣。马克想让我去圣路易斯寻找他们，并去圣查尔斯县惩教所（St. Charles County Department of Corrections）采访约翰逊本人，他正在那里等待审判——这就是几个月后我在那家环境非常糟糕的汽车旅馆落脚的原因。

在报道约翰逊的故事期间，我最初的一次对话是与一名白人男大学生展开的。他在2013年1月关注到某同性恋手机交友软件上个人主页中的一则简介，介绍的是一名健美性感、胸肌发达的黑人，这家伙的用户名就叫"老虎曼丁哥"。

"虽然我偏爱白人，但我也喜欢黑人，况且他身上有着独特的魅力，"这位学生在电话里告诉我，"看上去他身姿挺拔、双腿健硕修长，而且男子气概十足。"⁹

当他们线下见面时，这位林登伍德大学的学生很快知道"老虎曼丁哥"实际上与他同校，并且是摔跤队里最近转来的学生。那个月晚些时候，他们就在约翰逊的宿舍里发生了性行为。这名学生说，那时约翰逊告诉他说自己是"干净的"。

之后，约翰逊再次邀请这位白人学生出去约会，但是这位学生太忙并告知他"没有时间赴约"。直到10月初，他们才再次亲热，而且这次他们并没有使用安全套。但白人学生并不担心，他说，因为约翰逊重申自己是"干净的"。

在这些同性恋用语中，宣称自己"干净"相当于说"我没有任何病毒、病菌或传染性性病"。这是一个荒谬的说法——谁能每时每刻真正对他们体内存在的微生物了如指掌呢？但这是男同性恋者一直要求彼此做出的声明。

这位白人学生告诉我，他曾与多个"朋友和前男友"进行过"裸背"（无保护性交）。他说，在这种情况下"我们相互信任。我的意思是，我不会随随便便跟其他任何人这样做"。言下之意是，相互了解使他们彼此信任。

可是，他也说他还与"几乎素不相识的人"发生了毫无保护措施的性行为。他说，在那些情况下，"我知道他们是干净的"，有时仅仅只是"看上去是"。然而，当这名学生描述他们第二次亲热几天后他接到约翰逊电话的情形时，他淡定的态度发生了巨变。

"他打电话给我说：'我发现我得病了。'我问：'有治愈的方法吗？'他说：'我不知道。'我反问道：'你在开玩笑吗？'我气疯了。我曾问过他几次，他都说他是干净的，我竟然信他了！我对他大为光火，结果他还因我生气而反过来对我发火，然后给我来了一句，'我要走了'。"

他们俩嘴里都没有飙出各自心中最激愤的那几个脏字。就在同一天，即 2013 年 10 月 10 日，在图像处理（Photoshop）技术课上，约翰逊被圣查尔斯警方铐走。他后来被控"不计后果地将艾滋病病毒传染给他人"和四项"企图无所顾忌地将艾滋病病毒传染给他人"的罪名，这属于密苏里州的重罪。

约翰逊拒不认罪。他被捕的消息，外加关于他在自己的笔记本电脑上存有 30 多段性爱视频的报道在整个圣查尔斯掀起了轩然大波，当地媒体一片哗然，[10] 约翰逊甚至还登上了遥远的澳大利亚国际新闻头条，仿佛他已构成某种跨越大洲的全球威胁，[11] 尽管全球早已有数

027

千万人感染了艾滋病病毒。

林登伍德大学敦促任何与约翰逊有过"亲密接触"的人进行艾滋病病毒检测，许多人都接受了检测。[12]与我交流过的一位与约翰逊发生过性关系的学生去圣路易斯艾滋病预防中心（Saint Louis Effort for AID）做了艾滋病病毒检测，其结果呈阴性，随后的多次检测也是如此。所以，他没有起诉约翰逊。尽管如此，他说，约翰逊"还是把艾滋病病毒传染给了其他人。如果没有药物治疗，那个人可能会得艾滋病，所以他无异于在慢性杀人。从某种意义上说，这是一种谋杀行为。其实我也不想这么说，因为他在我眼中还算一个好人"。这位白人学生认为，一旦染上艾滋病要么无法治愈，要么像约翰逊这类人一样无法获得药物治疗，他感染上艾滋病的那一刻就被下了死亡通牒，而对任何与他有过性接触的人来说，这也将是最终的死亡判决。（这些观点不一定都对，但在这个国家、这个社会，我们心照不宣的是，对众多黑人来说这些是可能要面对的现实。）

除了少数情况外，[13]互联网上的评论与这位白人学生的看法近乎一致：约翰逊是一个故意"传播艾滋病病毒／艾滋病"的掠食性"怪物"。[14]带有明显种族主义色彩的博客，如 Chimpmania.com，给他贴上"HIV 阳性花花公子"的标签。[15]Instagram 上的一条典型评论宣称他是"最糟糕的同性恋类型：艾滋病病毒强攻者"。

我最初认为，约翰逊在这些性接触之前并不知道自己是艾滋病患者。毕竟，许多艾滋病病毒携带者根本不知道他们已携带了病毒。在约翰逊被捕的前一年，美国疾病控制与预防中心（Center for Disease Control and Prevention）发现，在13~24岁感染艾滋病病毒的年轻人中，超过一半的人都不知道病毒正在他们体内不断复制再生。[16]就在2019年，据美国政府的估计，在所有年龄段的110万名艾滋病病毒携带者中，约1/7——16.5万人——并不知道自己已经是艾滋病病毒感染者。

但是，即使约翰逊在明知自己已染艾却不告知的情况下与性伴侣发生性行为，他也不会是唯一一个，这样做的大有人在。回顾美国十几年来开展的关于信息披露的15项研究发现，艾滋病病毒携带者向对方坦承自己染艾的频率存在巨大差异，从多达89%的时间到低至42%的时间。[17]2016年发表在《艾滋病与行为》（AIDS and Behavior）杂志上的研究表明，人们对分享自己的"艾滋病病毒感染者身份感到高度焦虑"，这使艾滋病病毒携带者对此讳莫如深。[18]

正如我多年来了解到的那样，这并不是病毒携带者故意为之、有意伤害。有时，他们害怕被拒之千里，害怕失去真爱；有时，他们认为如果对方毫不怀疑，对方也一定是病毒感染者；有时，他们正在接受治疗，因此也就认为他们不会将病毒传播给他们的亲密伴侣。约翰逊的性伴侣也有责任，因为仅凭他人说自己是"干净的"就轻易相信，这是一种冒失之举，无法让自己避免感染任何病毒。[19]

事实上，约翰逊周围的社群（包括他的性伴侣、许多同学和他所在大学）一直都忽视了艾滋病病毒，直到出现了一个完美的替罪羊：一个同性恋、黑人、性活跃者、有学习障碍的摔跤手，绰号为"老虎曼丁哥"。但是直到他的身份以一种非常戏剧性的方式为众人所知之前，约翰逊本人在那个社群里一直很受欢迎，简直就是万人迷。

正如当时的圣路易斯艾滋病预防中心负责人、卡罗琳公会的约翰逊（与前述摔跤手约翰逊无任何亲属关系）所说，"在他感染艾滋病病毒之前，每个人都想与他缠绵"。

＊　＊　＊

029　　　2020 年，美国疾病控制与预防中心的数据显示，美国黑人更可能感染各种病原体和疾病，包括艾滋病病毒与艾滋病、淋病、衣原体、梅毒、肝炎（乙型和丙型）[20]、结核病和新冠病毒。[21] 但是，尽管存在种族主义神话说，无论如何黑人都不是病毒的诱因。相反，他们在历史上一直受制于结构性种族主义的影响。这些差异可想象成学者多萝西·罗伯茨（Dorothy Roberts）所说的"种族疾病"（racial diseases），即"生物学最初被用于种族主义政治的发明"的情况。[22]

　　种族并不存在本质上的差异，所谓的"种族疾病"也不是由黑人固有的生理差异或个人道德缺陷造成的。这些问题与其说与种族有关，不如说与种族主义以及白人健康依赖于黑人身体不适的观念紧密相关，作家兼医学伦理学家哈里特·华盛顿（Harriet Washington）称之为"医疗种族隔离"（medical apartheid）。[23] 与南非依法隔离有色人种的种族隔离方式相似，医疗种族隔离基于人种差异使人们获得健康和福利的机会大相径庭。病毒和细菌感染率方面的种族差异不仅仅是由像迈克尔·约翰逊这样的人一差二错铸成的。相反，这些差异植根于白人至上的历史结构，这可以追溯到欧洲殖民者侵入非洲西北部和美洲的时代。

　　欧洲殖民者的运行模式是一个简单直接的（如果算种族灭绝的话）循环：殖民者首先驾着帆船从欧洲出发，到非洲后用金钱购买奴隶；然后经由大西洋（中央航道：Middle Passage）用运奴船将奴隶运达美洲；接着清除美洲土地上的土著居民（他们会用自己的语言和文化进行反击）；再让语言、家庭、文化和住地早已被破坏的非裔奴隶去开垦已清空的土地，并生产出各种原材料（如棉花、烟草、糖等）；最后将这些货物用船运回欧洲以用于销售、制造产品并赚取金钱。此后，殖民者再次驾船前往非洲，重新进行以上流程。

殖民行为已然是并将继续是病毒在世界各地传播的原因，这一过程的每个阶段都通过种族健康差异，尤其是通过病毒，来创造一种优胜劣汰的角逐。奴隶贸易的兴起使来自多种不同（而且以前常常是孤立的）文化的人聚集在一起，与之聚集的还有种类繁多的病毒和细菌。当时，尚未研究出有效生物保护措施来应对所遭遇病菌的人类，为此付出了惨痛代价。（虽然殖民者引发了风险并为此承担了责任，但风险本身并不总是单向针对一类人；被殖民者和殖民者都可能因接触全新的病原体而命丧黄泉。）

欧洲奴隶主的运奴船从西非启程，每艘船在其甲板下可装载 250 名到 600 名奴隶，这些人在海运过程中自然会相互传播各种病毒。即使身旁之人就地排泄、恶心呕吐，甚至命丧于此，奴隶们也挣脱不了彼此之间的禁锢之锁。[24] 当然，病毒在这种臭气熏天的环境里自由传播，使运奴船成为人类历史上最强大的疾病传播媒介之一。尽管人们估计的数字各不相同，但最少有大约 15% 的非洲黑奴死在中央航道上。正如历史学家伊利斯·米切尔（Elise Mitchell）所写的那样，许多奴隶就算没有在航行中殒命，在离海岸不远的隔离所里也难逃一死，"一旦非洲黑奴看上去患有天花或其他传染病，殖民官员"就会将他们隔离在岛上。然后，即使他们在最初的疾病中幸存下来，漫长的隔离期"会使并发症出现，寄生虫病和痢疾得以传播"。[25] 在美国殖民时期，人类通过商品

030

贸易将天花、乙型肝炎、雅司病（一种类似于梅毒的慢性皮肤病）、麻疹和流感病毒从欧洲传播到了美洲。白人殖民者通过生物战（有时蓄谋已久，有时并非有意）种族灭绝式地将美洲土著居民从其故土上清除。然后，他们驱使非洲黑奴在后来成为美国的这片土地上耕作，黑奴们所处的环境恶劣不堪，这就助长了各种病毒的传播，直至美国内战及之后。由于种族主义和殖民主义（1）将疾病传播到世界各地，（2）为黑人和土著居民创造容易使疾病传播的生活环境，以及（3）贬低黑人的生命价值并使他们得不到治疗或预防疾病的机会，白人殖民者——后来的美国白人——将疾病与黑人关联起来，并对黑人避而远之以保障自己的健康。

　　事实上，长期以来，种族健康差异一直都存在，而这种差异存在的方式恰恰是白人的健康有赖于有色人种身体的不适。例如，在19世纪，"妇科之父"詹姆斯·马里恩·西姆斯（James Marion Sims）在被奴役的黑人妇女身上做实验（没有进行术前麻醉）以发展剖宫产手术，这大大降低了白人的生育风险[26]（尽管黑人产妇的高死亡率一直持续至今[27]）。正如历史学家凯瑟琳·奥利瓦里乌斯（Kathryn Olivarius）写的那样，在19世纪黄热病肆虐期间，外来移民争先恐后地设法感染该疾病，如果他们幸存，就能获得免疫，从而顺利就业；与此同时，"已获对该疾病免疫力的黑人还为其主人增加多达50%的货币价值，实质上，黑人的免疫力已变成白人主人的一种资本"。[28]又如，20世纪初长达40年的"塔斯基吉黑人男性梅毒患者无施治实验"（Tuskegee Study of Untreated Syphilis in the Negro Male）研究黑人男性体内梅毒对其造成的影响，而这一研究不但没有征得黑人的同意，甚至黑人男性对他们本可以接受梅毒治疗也毫不知情，所以在几十年里被剥夺了治疗机会。[29] 再如，在新冠疫情当下，白人能够相对安全地在家工作，完全是因为极大比例的黑人和棕色人种送货司机、食品工人和售货员在负重前行，而在这个过程中，他们常常会牺牲自身的健康甚至献出自己的生命。

（正如我们将在本书第 11 章中了解到的那样，有时剥夺黑人医疗保障权益的企图也会伤害到贫穷的白人。例如，当今美国围绕全民医保的斗争源于白人至上主义者在美国重建时期阻止天花运动这一事件，因为他们不想让黑人"免费"获得医疗保障，即使这意味着数百万贫穷的白人也不得不失去医疗保障。）[30]

在我开始报道约翰逊事件之前，在媒体对他的报道中，我看到了一个熟悉的比喻：不负责任的黑人是疾病的传播媒介。但是人永远不应该被视作传播疾病的媒介，因为真正的疾病传播媒介是位置、建筑、环境和各种主义。虽然对黑人健康问题的简化刻板印象在美国文化中早已司空见惯，但它们并不能反映黑人健康差异存在的原因。

事实上，纵观黑人踏上美洲后的历史，他们对自己身体状况的控制极其有限甚至没有。由于奴隶制度、肮脏的住房条件、因无钱支付房租而被驱逐、危险的工作环境、监禁、未达标准的教育、人为造成的文盲、食物沙漠和彻头彻尾的医疗欺诈，黑人群体更易受到病毒的攻击。"曼丁哥"一词的历史渊源恰如其分地概括了这一态势。这个词意味着白人投射到黑人身上的那种恋物感，其中还夹杂着对白人和黑人之间的界限可能会从生物学和经济角度被打破的恐惧。因为约翰逊有一个引人注目的绰号，而且绝大多数白人媒体都把它无限放大了，所以在美国，约翰逊的故事充斥着令人深恶痛绝的种族主义色彩，这并不令人感到奇怪。

占约翰逊昵称一半的"Mandingo"这个词概括性地总结了几个世纪以来美国人对跨种族性行为的种族主义焦虑（和愉悦感）。这个词让人联想到 1957 年的小说和 1975 年的同名电影《曼丁哥》（*Mandingo*），讲述了一个名叫米德（Mede）的西非裔奴隶的故事。故事发生在美国内战前，米德被迫与他所在种植园的女主人布兰奇（Blanche）发生了性关系。（他因此被主人谋杀，小说中还提到，他被熬成了一锅汤。）[31] 然而，更要命的是，"曼丁哥"一词已成为美国人心目中贪婪无度、残暴不仁和嗜性成瘾的黑人的代名词。学者安·杜丝勒（Ann duCille）称这些白人对黑人的性放荡投射为"曼丁哥主义"（mandingoism）。[32]这种对野蛮的黑人男子气概的解读被用来证明私刑作为一种惩罚是合情合理的，即使是对双方自愿的跨种族性行为也一样。这也为 17 世纪 60 年代至 20 世纪 60 年代对跨种族通婚进行有罪判决奠定了基础。

通过约翰逊的故事，我意识到，虽然实际上跨种族性行为在美国不再非法，但对艾滋病病毒携带者来说，这样的性行为却是犯罪。因为黑人更有可能携带艾滋病病毒，所以起诉约翰逊这类人是美国意欲再次将所有黑人性行为和跨种族性行为定罪的明证。

因此，通过这件事，我开始理解"曼丁哥"一词所包含的人们对病毒和疾病在白人和黑人之间传播的恐惧。但这种恐惧掩盖了实证数据所反映出的种族主义现实。在约翰逊被捕那年，一项在田纳西州进行的研究表明，相比白人男性，法律对触犯艾滋病病毒有关罪行的黑人男性实施的惩罚频率更高、力度更大。[33] 在约翰逊被捕后几年里，多项研究和新闻调查考查了美国和世界各地涉及艾滋病病毒及其相关法律的种族差异，并发现移民、土著、黑人和以上人群的混合群体受到的惩罚更多更重。[34]

* * *

在到达圣路易斯后近一个星期里，我试图去探望约翰逊。尽管我已经填好所需文件，尽管惩教所也应依法许可任何嫌疑人与记者交谈，但他们依旧推三阻四。警卫长是一个穿着白衬衫的男人，这家伙长得跟美剧《正义前锋》（*The Dukes of Hazzard*）中的霍格老板（Boss Hogg）很像，他明确表示自己对加快这类会面的进度爱莫能助，所以无法确保我在离开小镇之前能顺利地与约翰逊面谈。所以，我天天都去探监，在街对面的县法院逗留很长时间——因为这里与监狱离得近，他们一打电话我就可以马上进去——我在这里旁听了很多传讯和量刑听证会。我还彻夜不眠地找寻在约翰逊还是自由之身时那些认识他的人。

法官乔恩·坎宁安（Jon Cunningham）处理的案件都大同小异：一桩接一桩的毒品案（通常是冰毒），而且每桩案件的主角基本都是被引诱上钩的穷人。因吸食少量芬太尼、阿片或冰毒，他们都将面临数年的牢狱之灾。这些被告来自不同种族，且大多数为男性，但无人能洗脱罪名。他们通常面临失去自己孩子的监护权的处境，孩子们有时也会出庭，顺便看一眼他们数月未谋面的父母。（有一次，作为孩子监护人的祖母问坎宁安法官，孩子是否可以拥抱她一年未见的父亲；法官同意了，但告诉她说时间要尽量短些。）

时至我在镇上办公的最后一日，我仍然不知我是否能和约翰逊见上面。但在最后一刻，他的公设辩护人希瑟·多诺万（Heather Donovan）

同意利用她会见其委托人的权利，带我一起去，这样我就可以在监狱里采访约翰逊，前提是我不能问他未决指控的事实细节。我完全同意。

在圣查尔斯县惩教所的一个小探视室里，我终于见到了迈克尔·约翰逊。他身着橙色连身裤走了进来，但没有戴手铐；彼时我还打着领带，感觉与这里格格不入。虽然我为见到他而感到紧张，还为在他身陷囹圄时急不可待地去探究他性生活中最私密的细节而愧疚不已，但他对我前来探望却深表感激。他面带微笑，举止随和。在我看来，他似乎与新闻中描绘的那个"掠食者"有着天壤之别。但当约翰逊在媒体上看到自己的大头照时，连他本人也向我坦承，"如果我事先不认识这个人，我想我也会感到非常震惊和害怕"。[35]

约翰逊 1991 年出生在印第安纳波利斯。他是他单亲母亲的 5 个儿子中最小的一个，他不知道自己的父亲是谁。约翰逊及其母亲都说他患有阅读障碍，所以约翰逊一直在接受特殊教育。

约翰逊从小就知道，他取得人生成功的最佳机会是发挥他的运动天赋。他说，他玩过很多种运动，却尤其偏爱摔跤，因为它不像"团队运动，你不能指责他人——你只能指责自己"。同时，尽管他有学习障碍，但这丝毫不影响他在运动场上大放异彩。上高中前，约翰逊就梦想着在摔跤界一战成名，以换取轻松踏进大学的门票，并顺利参加奥运会和进入职业摔跤行业。

"我一直是同性恋，"约翰逊说，但"我妈妈还没准备好接受这一现实"。所以她告诉约翰逊要对外保密。约翰逊补充说，基督教"信仰让我想要努力成为直男"，他还说，如果他出柜的话，他"不确定是否会被摔跤行业所接受"，毕竟摔跤界中还有许多大汗淋漓、血气方刚的年轻小伙正摩拳擦掌，渴望一展雄风。

　　所以，在十几岁时，约翰逊穿着他所谓的"幸运老虎衫"参加比　　035
赛，成了让对手闻风丧胆的"老虎"摔跤手，当时他以异性恋身份示
人。[36] 但是，后来他走进了印第安纳波利斯的变装舞会，开始公开展示
自己的同性恋身份。[37]

　　变装舞会是酷儿和跨性别人士的狂欢派对，他们以"家族"为单位
聚集，在各种项目中争奇斗艳。通过 1990 年上映的电影《巴黎在燃烧》
（Paris Is Burning）和 2018~2021 年播出的电视剧《姿态》（Pose），变装舞
会广为人知。长期以来，这类舞会一直是有色人种同性恋者相互肯定
（或挑衅）的天地。而且其中有些舞会提供艾滋病同伴教育机会，有些
甚至还提供现场艾滋病病毒检测服务。

　　参加舞会时，约翰逊发现黑人在此占绝大多数，就像他的校园是个
白人世界一样。他加入"米斯拉希家族"（House of Mizrahi），"高大威
猛"的身姿展露无遗，迈着"粗野女王"（Butch Queen）的步子，这让
舞会看起来根本不像电视节目《鲁保罗变装皇后秀》（RuPaul's Drag Race）
中的"变装舞会"，倒是更像一场健身比赛。[38]

　　他还在此找到了家的感觉。"在家族里，你会拥有新的父母。"约
翰逊说。当他回忆起家族给予的他所渴望的支持时，露出了灿烂的笑
容。家族中每个人都深知做一名同性恋者的辛酸。约翰逊说，在接受
过的所有健康教育中，即使在大学里（他一直在此追求自己未来的体
育教学梦想），"没有一门课提起过同性恋"，因此他认为这意味着"同
性恋是不对的"。

　　正是在他生命中的这个时期，"老虎"变成了"老虎曼丁哥"。约

翰逊并不是唯一一个喜欢扮演"曼丁哥"角色的人，但他是唯一一个因此而吃上官司的人。这是因为检察官持有他们认为约翰逊犯案的确凿证据。2013 年 1 月 7 日，约翰逊在密苏里州签了一份载明他已确诊艾滋病的表格。从签字那天起，无论何时他与何人发生性关系，如果他不透露自己的艾滋病患者身份，就都算犯了重罪。根据强制性报告规定，约翰逊的艾滋病患者身份已向密苏里州当局报告。要求某人签字的首要前提是他们不会进入怀疑否定期（这在艾滋病诊断中是很常见的）；其次是要确定他们有能力阅读。但我见到约翰逊时，他几乎无法阅读。他的母亲特蕾西·约翰逊（Tracy Johnson）告诉我说，"没人告诉他，'在你签这份法律文件之前，你需要找律师咨询'"。她还说，约翰逊无法理解"这是一份法律文件，如果你违反了该文件的规定，你就会被监禁"。

　　因为约翰逊是半文盲和穷人，且案子仅由一名公设辩护人代理，所以他的辩护难如登天。而难上加难的是，州政府已留有他的签字声明，但约翰逊却没有与其性伴侣签署任何声明来表明他们知悉约翰逊的艾滋病患者身份。这听起来可能很荒谬，但的确许多人已经让或考虑让伴侣签署这类声明。艾滋病病毒活动家乔希·罗宾斯（Josh Robbins）已开发两款智能手机应用程序，供艾滋病病毒感染者在发生性行为前记录其伴侣的同意声明。（大受欢迎的同性恋配对应用软件平台 Grindr 开始允许人们在自己的个人简介中披露自己的艾滋病状况。但我在 BuzzFeed News 工作的同事们报道了 Grindr 如何将其用户数据泄露给第三方，此后许多用户就很难再信任这个平台了。[39]）

　　有些人很轻易地指责约翰逊不够聪明，没法弄清自己所处的窘境。但是，对于美国黑人学生来说，获得识字机会虽然并非致命性难题，但往往是一项老生常谈的历史性难题，而且接受特殊教育对于他们来说也是一条荆棘遍布的道路。[40] 约翰逊进入刑事司法程序后，就像之前的许多被告一样，他无法透彻理解用于起诉自己的法律；而且，他对于自己体内正在不断繁殖的病毒一无所知，对于该如何在复杂医疗系统里寻医问药也茫然无措。

* * *

约翰逊凭借"老虎曼丁哥"的特殊身份和"粗野女王"的走秀风姿在同性恋中圈粉无数，同时他在摔跤界取得的成功也有目共睹。2010年，他高三时就赢得了印第安纳高中田径协会（Indiana High School Athletic Association）摔跤锦标赛冠军。约翰逊的高中教练吉姆·莱德贝德（Jim Ledbetter）在2014年给我的信中写道："很多大学都向他抛出了橄榄枝，但从学业上讲，他想上大学根本没门。因此，他最后只得去了伊利诺伊州林肯市（Lincoln, Illinois）的林肯初级学院（Lincoln Junior College）上学。"

约翰逊在林肯初级学院获得了副学士学位，并在2012年的全国专科学校田径协会摔跤锦标赛中获得第一名。[41] 随后，他被招募到圣查尔斯的林登伍德大学的狮子摔跤队。林登伍德大学在学术上乏善可陈，却在二级大学的田径赛中大放异彩。约翰逊被招募到屡获殊荣的摔跤项目，并在进入大学时获得了体育奖学金，尽管我采访的每个熟悉他的人（包括他的母亲）都表达过对他几乎不能读写的担忧。

"阅读和拼写对我来说都很难，"约翰逊说道，"看书时，我越看越困。"他对自己的学习障碍感到痛苦不堪。他告诉我，当试图在课堂上

"读一篇论文"时，他会口吃，担心自己会"漏掉单词"，也担心"人们会看着我说，'哦，他都这么大了，竟然不会阅读！'"[42]

阿基尔·帕特森（Akil Patterson）是马里兰州的摔跤教练，也是美国黑人司法联盟（National Black Justice Union）的志愿者，他曾在某次运动会上亲自观看过约翰逊的摔跤比赛。虽然他们未曾交谈，但同为黑人和同性恋者，而且学生时代也饱受阅读障碍困扰，帕特森深感与约翰逊同病相怜。所以在约翰逊被捕后，帕特森不但组织大家写声援信，还自掏腰包飞往密苏里州去探访约翰逊，并定期与他通电话。

"有时候，"帕特森告诉我说，"我在想在这孩子陷入麻烦之前，我本该多做些事来帮助他。"其实帕特森为约翰逊提供了非常温馨的关怀，与我多年来所报道过的激进主义做法天差地别。帕特森感同身受地意识到，黑人运动员不单单更可能受到艾滋病病毒感染的影响，而且他们的身体更可能被大学运动队或职业联盟消耗。大学运动队毫不在意黑人运动员是否能够阅读或是否已经具备迈向人生成功的基本条件，就像职业联盟极少关注黑人运动员职业生涯（通常只持续几年）结束之后的遭遇一样。[几年后，也就是 2021 年，美联社报道称，美国橄榄球联盟（National Football League）已同意"停止使用'种族规范'（认为黑人运动员初始认知能力较低），以此来解决其面临的 10 亿美元的脑损伤索赔。停用'种族规范'之后，黑人运动员很难有资格"获得补偿。[43]]

约翰逊说，他以为林登伍德大学摔跤队的其他队员都是他的至交好友，但在自己被捕后，尽管大学校园与监狱仅有一英里[*]之隔，却没有

---

* 　1 英里 =1.609344 千米 =1609.344 米。——译者注

一个队友去监狱探望他。约翰逊的一位前队友告诉我说："我想，这确实表明我们摔跤队存在着劣根性。"[44] 在狮子摔跤队被告知约翰逊被捕后，他们仍"专注于来年的比赛"，这位队友说，就好像约翰逊"从未到过这里"。（被问起这件事时，约翰逊说："我不怪任何人，但我觉得很悲哀。"被捕后，他再也没有见过队友，也没和任何队友交谈过。）

这位前队友还说："公众对迈克尔的了解只是一星半点。"但他确实认为约翰逊应该被起诉。他沉思半晌后又说，为何"挣扎于贫穷线附近的人们始终选择互相传染呢？这是因为他们想要满足某方面的私欲，自私而贪婪地享受幻境般的短暂快乐，抛下在现实中不得不面对的所有痛苦"。他说，约翰逊一定有很多心魔，但他本可以"按行自抑，却自私地将艾滋病毒有意传染给他人"。

这位前队友认为病毒在穷人之间传播的原因是这些人自私贪婪，这种认识司空见惯但不准确。其根源在于种族主义（作为奴隶贸易中最原始的疾病传播媒介）和资本主义（作为驱使穷人扎堆的媒介）创造了疾病产生、蔓延的环境，又将其作为正当理由来解释对黑人和穷人的避之不及。任何人只要活在产生疾病的温床中，都难以独善其身，而接触本身就会变得致命。

但正如人性使然，被触摸和亲密接触是人类的固有需求，在新冠疫情大流行时期，数十亿人都在竭力去满足这一需求。人们是通过商讨确定不同的风险等级来满足这种需求的。就算是被蓄意划为病毒的最易感人群，这些人对被触摸和亲密接触的需求依然存在，尽管他们最有可能因此受到惩罚。

预防传染性疾病头等重要的两大法宝分别是信息交流和病毒检测，

这便于传染病患者获得其所需的帮助（反过来亦可防止传染他人）。艾滋病病毒法使以上两点更难实现，因为如果你不知道自己的患艾情况，你就不会卷入起诉风波。因此，像轰动一时的约翰逊艾滋病案件会阻碍人们弄清自己是否患艾，这会加剧种族下层社会进一步感染病毒的风险。事实上，我在圣路易斯采访的艾滋病预防专家告诉我，他们的工作是说服那些最容易感染艾滋病病毒的黑人接受检测，然而在这些黑人在电视上看到迈克尔·约翰逊被捕的消息后，专家们的工作变得更加困难。因为这些黑人得知测试可能会导致他们发现自己是艾滋病病毒感染者——从而产生可能会在余生里被他人怀疑没有公开自己病情的风险——所以他们得出结论：宁愿不知道。

弗雷德·罗特尼克（Fred Rottnek）是圣路易斯县卫生局（St. Louis Country Department of Health）矫正医学科主任。正如他向我解释的那样，美国医学会（American Medical Association）的众议院代表们在采取反对艾滋病病毒法的一项决议时，其原因之一在于"艾滋病病毒刑事定罪不会对个人或特定人群产生积极健康结果"。[45] 自那以后，更多的医疗协会，甚至一些立法机构废除或要求废除艾滋病病毒法。然而，另一些立法者仍试图将传播传染性疾病行为定罪，而这是将黑人定罪量刑的一种方式。

* * *

在结束与约翰逊面谈并完成我的首次圣路易斯报道之旅时，约翰逊已为审判等待了8个月之久（然而他还要再等一年才能参加审判）。通过他的故事，我终于明白：深远的历史渊源和早已刻在社会基石上的种族主义沟壑已经深深预示了病毒传播的路径。2014 年夏我发表了第一篇关于约翰逊的报道，几个月后，大半个世界都得知了一个与约翰逊类似的故事，其主人公是来自圣路易斯附近的另一个同样名叫迈克尔的年轻黑人。

2014 年 8 月 9 日，一位名叫达伦·威尔逊（Darren Wilson）的白人警官在密苏里州弗格森（Ferguson, Missouri）坎菲尔德绿色公寓区（Canfield Green Apartments）中心地带枪杀了 18 岁的小迈克尔·布朗（Michael Brown, Jr.）。迈克尔·布朗当时手无寸铁，事后他血淋淋的尸体横卧街头长达几个小时。迈克尔倒地长眠，而警察杀害黑人的媒体报道历史又增添了某些不同寻常的东西。警方没有原原本本地将整个事件提供给传统媒体进行反复报道，而将受害者描述为一个需要被打倒的"暴徒"，迈克尔·布朗的好友和邻居们则在社交媒体上澄清说他是个无辜枉死的孩子。他们将迈克尔描述为他们的好朋友、好邻居，以及可亲可爱、值得世人同情的社区成员。

迈克尔·布朗被枪杀事件发生的那一周，我刚成为英国《卫报》（The Guardian）的专栏作家。身为专栏作家，按道理我不该再出差，也不应再做过多的实地报道，况且一个月之后，我将开始攻读带奖学金的全日制哲学博士学位。但是，一位编辑听说我当初采访迈克尔·约翰逊时对圣路易斯地区已经有所了解，所以他派我乘飞机前去报道这一事件。

在去机场之前，我询问了所认识的一些艾滋病预防专家，在弗格森这个镇上我应该注意些什么。他们告诉我：他们一些同事最近去了坎菲尔德绿色公寓进行调查，因为这一地区出现了新的艾滋病病毒传播情况，而且弗格森位于圣路易斯黑人聚集的"北县"，那里的艾滋病病毒传染率和艾滋病发病率比该地区其他地方高很多。

上述信息令身为记者和学者的我产生了一生中最强烈的生理感知，同时帮助我理解了美国现实生活的某些方面：我想，艾滋病患者当然知道迈克尔·布朗被杀之地。在美国，无论你于何处发现警察暴力和种族主义，都会在此处发现病毒缠身以及因病去世的黑人。虽然我当时还不知道"病毒下层社会"这个词，但这是我初次见识病毒下层社会的现实表现。

在接下来的数月及数年里，美国的许多白人把目光投向圣路易斯，就像是透过棱镜去了解美国黑人早已心知肚明的社会真相。弗格森事件向世界展示的系统性种族主义位置图同样也表明，揭示贫困黑人密集区的地图和标记警察致命暴力行径的地图几乎总是重叠的。定位其中一种不公现象就能轻而易举地在此处揭示另一种不公现象。但在开始用第三个指标，即病毒传播，来绘制地图后，我发现，无论你发现哪个地方的人受病毒侵扰以及因病离世，都一定会发现此处的黑人同样会死于警察暴力或贫困交加。

弗格森事件引起的轰动让许多人看到了健康差异如何困扰被警察过度执法的黑人社区。弗格森委员会于 2015 年召开会议，发现圣路易斯"不同邮编地区的居民预期寿命相差了近 40 年"，"大部分为白人的怀尔德伍德（Wildwood）郊区"的居民预期寿命高达 91.4 岁，而"黑人为主的金洛克（Kinloch）内环郊区"的居民预期寿命仅为 55.9 岁。[46]尽管美国各地都存在着这种健康差异，但弗格森存在的种族健康差异两极分化得极其严重。例如，在 2015 年《纽约时报》（New York Times）

的一篇文章中，研究人员揭示：美国白人男女比例为 99：100，而美国黑人男女比例为 83：100。所以，以上情况导致全国范围内黑人男性比女性少了约 150 万人，这是因为许多黑人男性因入狱或早亡而从社会中消失。黑人人口性别比例差异最大的地方——男女比例达到惊人的 60：100——恰好是弗格森。[47]这是几个世纪以来根深蒂固的殖民主义、种族灭绝、奴隶贩卖和警察暴力所造成的生物学现实。

记者和政客们很难描述这种系统性痼疾对美国社会乃至世界各国的方方面面的影响。他们更喜欢简洁的说辞，比如轻而易举地编造一个替罪羊传说。我一直认为迈克尔·约翰逊在他自己的故事中难辞其咎；他自己也曾告诉过我，想要自负其责。但我也一直认为，他不该在其事件中独揽罪责，让他对自己的行为、其伴侣的行为，以及美国对种族、同性恋和疾病的深切焦虑这一切负全责，是有失公允的。

在美国，人们往往更喜欢一个不那么复杂的残障歧视主义故事。在故事一开始，所有人都是健康的，直到一个坏人出现。这就是"零号病人"故事的切入点。

02
零的无穷重
个体化羞耻感

2009 年 6 月 29 日，星期天，我参加了纽约市曼哈顿第五大道上一栋建筑里举办的一场派对，楼下就是一年一度的同志骄傲大游行（Gay Pride Parade）。我身穿芭蕾裙，脚踩登山靴，头戴牛仔帽（自我感觉良好）进入房间，就在此时我的视线穿越人海，与房间对面的奥利维尔·勒博涅（Olivier Le Borgne）四目相对。我们怔怔地看着对方，就好像各自看到了一个从未谋面的老朋友。

随后，他立即穿过房间，来到我的身边，闯进了我的心房，在我的余生余世，他将牢牢地占据着我心灵深处一个特殊的位置（谁知道呢，也许更甚吧）。他是个身材苗条的法国人，当他望向我时，头微微向右倾斜，眉眼周围的笑纹让我放松，他的丰神异彩完全迷住了我（而且那时我对自己没穿裤子十分难为情）。

我们言语投机。尽管他的英语水平与我蹩脚的法语水平半斤八两，我们整个下午都在这个热闹非凡的派对上旁若无人地交谈，尽管我当时的男友也在场。

我们边走边聊。派对上的狂欢人群逐渐转移到大街上，加入游行队伍，我俩在队伍中继续交谈。后来游行队伍一路向西直至石墙酒吧（Stonewall Inn）*，40 年前，在那里发生的反警察暴力的同志反抗活动引发了现代同性恋平权运动。

我俩畅所欲言。我们一行人本想找个地儿共进晚餐，却没有找到，我们依旧在人群中聊着只属于我俩的话题。我们漫步于烟花绽开后的光芒之下，奥利维尔一边抽烟一边告诉我那年夏天他是怎样来到纽约并与戏剧导演罗伯特·威尔逊（Robert Wilson）共事的。

当我男友乘地铁返回皇后区的家时，奥利维尔则与我双双乘坐 Q 列车前往布鲁克林，因为他的住所离我的只有一站远。我们并没有打算同床共枕——当时我一直坚持单配偶原则——但我们双方互留了电话号码，并约定在他回法国前再次见面。

我下车时，我们深情拥吻，10 多年后，一想起这份甜蜜我仍然会不禁莞尔。我已迫不及待想与他再次相逢了。

然后，他却不辞而别，留下黯然神伤的我。

我们的友谊长达近 7 年，但现实生活中我们只有为数不多的 4 次会

044

---

*　石墙酒吧是纽约市格林尼治一家历史悠久的性少数群体酒吧，是"石墙暴动"的起源地。1969 年 6 月，纽约警方搜查该酒吧并拘捕民众，导致双方发生严重冲突，引发性少数群体规模浩大的抗议示威，最终发展为争取性少数群体权利的运动，"石墙暴动"被认为是美国同性恋解放运动的重要标志。"石墙暴动"和此后的同性恋权利运动已成为美国不可分割的一部分，石墙国家纪念园也成为国家公园体系的一部分，反映美国精神的"丰富、多元和独特性"。

面，初见时的那场交谈就是其中之一。尽管如此，也许除迈克尔·约翰逊之外，奥利维尔是教给我病毒相关知识最多的人了。但是，迈克尔是从专业的角度教会我病毒下层社会如何通过种族主义表现出来的，而奥利维尔通过亲身经历向我讲述它是如何通过个体化羞耻感展现出来的。

直至今日，每当我看到新闻报道有失公允地将引发流行病的责任归于孱弱个人时，我就会想起奥利维尔和那些背负这种羞耻感的人所遭受的深重伤害。

* * *

2020年7月1日早上，美国广播公司（ABC）新闻主播罗宾·罗伯茨（Robin Roberts）用洪亮的声音向《早安美国》（*Good Morning America*）节目的观众问道："惊天大料！观众朋友，你们准备好了吗？"

美国广播公司新闻频道随后播出一条耸人听闻的新冠肺炎独家新闻：亚拉巴马大学的学生"试图故意染病，甚至打赌谁先感染上这种病毒"。[1] 塔斯卡卢萨市（Tuscaloosa City）议员索尼娅·麦金斯特里（Sonya McKinstry）接受媒体采访时称，"这些孩子正在组织新冠派对，他们送出门票让人们来参加，还将邀请几个新冠患者到现场"。麦金斯特里说，在这个派对上与新冠患者接触后，"如果你是最先感染新冠病毒的人，那你就可赢得赌注、拿到奖金"。这种说法令人愤慨、荒诞离谱——主要因为事实并非如此。

当第一次阅读到网上流传的这个故事时，我感到不安，企盼它不会过度渲染大学生们不负责任、精于算计、传播病毒的恶魔形象。（因为在迈克尔·约翰逊的案件中，这类情况我已看够了。）这个想法——

045

大学生们先将聚会消息广而告之，接着找来一个新冠患者，然后兜售门票并在派对门口收钱，确保所有参与人员在派对期间都能接触到新冠患者，然后让所有参与者在聚会之后几天内接受新冠病毒检测（这时很难得到检测结果），最后将奖金发放给第一个新冠病毒检测结果呈阳性者——在我看来简直可笑至极！

这样的竞赛从未发生。[2]有些年轻人确实曾举行过违反保持社交距离规定的聚会，不过在 2020 年夏天，这类派对在封控的大学校园附近并不常见。即使到了第二年秋天，在大学及其附近举行的聚会上，学生们也绝不会为了钱故意让对方染病。新冠病毒在美国从纽约到亚拉巴马州的社区传播危机不能归咎于任何一个试图故意传播它的大学生，就如同全球数千万艾滋病感染病例的发生不应归咎于密苏里州的一名大学摔跤手的道理一样。

然而，这正是美国广播公司新闻报道力图传达的信息，其他新闻媒体（如美国有线电视新闻网和美联社）也沆瀣一气，[34]他们毫无道德底线、不加鉴别地复制了竞争对手的新闻报道，自己却没有做任何原创报道：新冠疫情是由图谋种族灭绝的大学生的唯我主义所驱动的。该故事是一个构成道德恐慌的案例，简言之，它意味着将罪责归于复杂的社会问题，即统治阶层在政治上的棘手之事。

像"新冠派对"这样的报道不仅仅是劣质新闻这么简单，实际上这些报道为统治阶层编织出为其所用的虚假故事。当美国人民在疫情中陷入贫困并乞求救济时，联邦政府本可以向富人课以重税，向更多公司征税（因为其财富是由工人创造的），并加印钞票发放给民众，避免他们陷入饥饿危机或无家可归。可这些事大多没有发生，主流媒体却没有通过报道来评述政府的失职缺位。

相反，新闻媒体凭空捏造出令人不齿的意识形态故事（如"新冠派对"）供大众品头论足。在这离奇的故事中，不轨之徒不是首席执行官，不是阻止扶穷济困的参议员，也不是威胁驱逐租客的房东，而是鲁莽轻率的青年。

这个故事还掩盖了年轻人的流行病学危机：他们的新冠患病率随着各行各业的重启而不断攀升，因为正是年轻人从事着面向公众的低薪零售与服务业工作。这些工作通常缺乏医疗福利保障。零售工人更多来自黑人和拉丁裔群体，所以相比其他劳动群体，他们更易陷入一贫如洗的生活。[5]在美国，这不能归咎于这些下层工人，甚至也不能完全归咎于美国公众，因为自 2001 年"9·11"事件以来，他们被灌输的观念就是：应对任何危机的正确反应都是大买特买。[6]

当芝加哥市的官方推特账户援引美国广播公司关于"新冠派对"的新闻报道时，[7]我意识到我们陷入了一个危险且不可避免的反馈循环。在这个循环中，一个小镇官员未经证实的说辞被新闻机构视为合理合法，然后这条新闻被城市更大的新闻宣传机构进一步粉饰包装并多次重复报道，最终，不明就里的公众被哄骗愚弄，轻易就相信了这些无稽之谈。[8]

诺姆·乔姆斯基（Noam Chomsky）和爱德华·赫尔曼（Edward Herman）首次提出新闻宣传模式中大众媒体的 5 种过滤器：媒体所有权、媒体广告、媒体消息来源、新闻批评和意识形态操纵。[9]主流新闻媒体报道的所有信息在传达至受众之前，都必须通过这 5 种过滤器，并且只有争议最小的信息才能通过过滤器到达主流受众那里。前述"新冠派对"骗局体现了其中几种过滤器的使用,也许最突出的是第三种过滤器,即媒体消息来源(常常过度依赖官员,比起普通人,这些官员往往手握重权,其言论受到的新闻审查也少得多,所以更易广为传播);还有第五种过滤器(它常常会激起人们对共同敌人的口诛笔伐)。

047

媒体故事和它们在时代精神下捕风捉影地创造出的元叙事,通常不是以病毒客观形式而是以受病毒折磨的边缘化群体的形式,来将其共同敌人人格化。事实上,那些最有可能受到病毒侵害的人被歪曲成病毒的源头,甚至被直接描绘成病毒。在麦当劳(McDonald)工作时感染新冠肺炎的青少年、密西西比州感染了艾滋病病毒的同性恋黑人男了、被纳粹强迫进入华沙(Warsaw)贫民区并受斑疹伤寒折磨的犹太女孩、被困在加沙(Gaza)地带那逼仄狭小的贫民窟且因诺如病毒感染而腹泻的巴勒斯坦(Palestinian)男孩,所有这些人都受到了病毒影响,因此他们值得同情,而不应饱受指责。在各种不同的媒体生态系统中,上述所有人都被听命于统治阶层的记者们丑化为"另类"。虽然许多功成名就的记者都自以为"客观",但其把一些受苦受难的人弄来当替罪羊并让人觉得他们不值得被关心,这样一来,统治阶层就能轻松攫取保障每个人安全所需的所有资源,这毫无客观可言。这是一种主观的意识形态。

就像前述"新冠派对"的故事一样,媒体构想出某种病毒神奇地出现在任何一个可以被轻易指责的背锅侠身上,这就是一场骗局。正如我们永远无法想象一个婴儿没有祖父母、父母、精子、卵子或看护者而单独存活一样,病毒也是在社会活动中产生并繁殖的。与人类一样,病毒也存在于经济现实导致形成的社会关系中,而这种关系在新闻中鲜有讨论。

然而，病毒往往被描述为与社会活动完全相反的存在，即某个粗心大意（有时甚至是故意）去感染其他健康人士的"毒王"的过错。在美国，我们倾向于把这样的人视作"零号病人"，但几乎所有关于这种构陷之事都是弥天大谎。这些个体化羞耻感的叙事不仅可以将罪责从国家和社会推诿至个体，而且还通过国家政策和社会两方面来孤立个体。通过我朋友奥利维尔的故事，你很快就会看到，因媒体助长的（并获得国家许可的）羞耻感让他感到孤立无援——这算是一个必要的反叙事。

＊　＊　＊

2010 年 6 月底，奥利维尔在脸书（Facebook）上申请添加我为好友。

"你好，奥利维尔，"我接受了他添加好友的请求并写道，"我昨晚一直在想你。很高兴收到你的信息。我在同志骄傲大游行日派对上与你相识已有一年有余，与你的交谈是我在所有派对上经历过的最棒的交谈，没有之一。我此前从未有过如此迅速甚至顷刻间就爱上一个人的经历，也许今后也永远不会有了。有缘邂逅你真是令我欣喜若狂！"他回复我说："谢谢你的留言。去年初遇到你时，我也是怦然心动！但是我也能感觉到你对你男友的爱；而且去年在处理这种关系上，我感觉自己有点'脆弱'！"

他从遥远的巴黎告诉我，当时在离开纽约之前不想再见我的原因是：他的艾滋病病毒检测结果呈阳性。因为在确诊后的几年里，他多次被无法接受他病情的人所伤害，所以在我们对彼此心动之际，他害怕一且告诉我真相，我可能会毫不犹豫地拒绝他。

所以，他就那样不辞而别了。

当我们第一次谈论我们的性行为时，我说了一些清教徒式的、自命清高的蠢话（比如，"我只会进行非常安全的性行为，非常非常安全的"），为此我感到十分羞愧。我很后悔把这样的压力强加给奥利维尔，但又很感激他在我们相识相知的短暂时光里给予我的宽容。尽管我和当时的男友谈论过艾滋病风险，但那时我还没有与任何已知自己艾滋病病毒检测结果呈阳性的人约会过（尽管现在我已经有了很多次）。

"遇见你之后，我的生活发生了巨变。"我向奥利维尔这样写道，借此表达我对他的感激之情，同时也表达我的悲伤之情，因为我们在同处一片大陆时没能再次相见。如果我们当时想实现鱼水之欢，本可以安全地进行，但我的无知和他的心理创伤使这一切变成不可能。污名化带来的羞耻感更是让我们连相约游玩的机会都没有。

奥利维尔回复道："现在你更能明白我为什么不尽快给你回电话了吧……"

后来，他告诉我他是在一个海滨渔村长大成人的。他的同性恋性取向已让他的父母尴尬至极、难以释怀，所以他决心不再让他们为他已患艾之事所累。因此，他从没告诉过他们这些。

看到这样一个可爱的人害怕他体内的病毒会伤害他的父母——倒不是因为他们有感染病毒的风险，而是因为病毒在他体内的存在会给他们带来痛苦（这也会反过来伤害到他自己）——我伤心欲绝。羞耻感是会人传人的；即使艾滋病病毒感染者对周围的人三缄其口，羞耻感也会逐渐蔓延至其社交圈中的每个人身上。当艾滋病患者最需要亲朋挚友关爱时，羞耻感反而会把患者与其至爱之人分隔开来。

我们之间长达数年之久的通信往来便开始于这些早期的交流，满满爱意跨越大西洋，传到彼此身边。"大洋彼岸发生了什么？"他会给我发信息，我则会一五一十地告诉他。4 年来，我们经常互发消息，谈天说地——沟通时，他的英语迷人而生硬，我的法语有时则奇怪又正式。（我会用在线翻译器，但由于我不知道该如何打开在线翻译器的非正式模式，我使用了太多的法语词"您"去代替我本该使用的更显亲近的"你"。）

他会告诉我他正在制作的节目，我也会告诉他我的写作内容。有时我们会向对方确认情意。比如，我在 2013 年时问他："你还在想我吗？"他回复道："是的，我们的相遇真的让我无比感动。"

有时我们会互述各自的性生活。他告诉我，为了避免他人的评判，他只想和其他艾滋病病毒检测结果呈阳性的男人发生关系。我曾傻乎乎地问他是否会在没有保护措施的情况下与他们发生性行为，因为在某种程度上他们会再次感染对方。他非常耐心地向我解释说，由于他正在服用的药物的作用，那是不可能发生的。"我已感染艾滋病病毒 22 年了，"他写道并补充说，他的生活"相当不错！"

但当谈及我们同床共枕的幻想时，他显得非常紧张。"你会害怕和我做爱吗？"他曾这样温柔地问我。即使在幻想的世界里，奥利维尔也被羞耻感所包围。我告诉他一种叫作特鲁瓦达（Truvada）*的新药。我

050

---

* 　特鲁瓦达（Truvada）是一种抗逆转录病毒药物，主要成分为恩曲他滨和替诺福韦，主要用于治疗艾滋病病毒感染。——译者注

可以服用它并使用安全套。但这在我们残酷的现实生活中不是最大的问题。在我们认识的最初几年里，我太穷了，连稳定的住房和食物都负担不起，更不用说随心所欲地买机票去逍遥自在了。

尽管如此，我们之间的调侃持续了很多年——有时是视频通话，但主要是发信息。当我拥有智能手机之后，奥利维尔便成了我熟识的人中令我无比幸福的人之一，他仿佛近在咫尺，只消我从口袋里掏出手机发条信息（漂洋过海）。

* * *

"零号病人"一词在 20 世纪 80 年代开始流行，其词源是"起点"（ground zero）这个词，该术语是在第二次世界大战接近尾声时被创造来的，用来描述地面上最接近核爆炸的中心点。1945 年夏，这个"起点"指的是美国新墨西哥州洛斯阿拉莫斯国家实验室（Los Alamos National Lab in New Mexico）所在的沙漠*，以及日本广岛和长崎（Hiroshima and Nagasaki）的地下土壤，因为美国在那两座城市投下原子弹并直接导致大约 25 万人死亡。[10] 而数十年后，劫机者驾驶两架波音 767 飞机撞毁了世贸中心双子塔（World Trade Center's Twin Towers），那些堆积如山的钢铁残骸也被戏称为"ground zero"（中译为"归零地"）。

当"零号病人"一词第一次用于艾滋病患者时，这四个字包含了核爆炸的所有暴力成分，仿佛第一个患者体内蕴藏着原子武器的所有动能

---

*　美国第一枚原子弹试爆成功的地点。——译者注

和邪恶。数十年后，当"零号病人"被用来描述各社区中被认定为感染新冠病毒第一人时，这个词便赋予任何新冠病毒感染者如同劫机者一般蓄意谋杀数千人的恶毒之意。在洛斯阿拉莫斯国家实验室成功研制原子弹几十年后，原子弹和生物炸弹之间的联系进一步加强——该实验室又成为美国病原体研究数据库的所在地。如同曼哈顿计划中的科学家分裂原子时一样，该实验室小心翼翼地探寻并追踪艾滋病病毒、丙肝病毒和埃博拉病毒的基因序列。[11]

当然，携带病毒或细菌的人并不是炸弹或恐怖分子。感染埃博拉病毒与驾驶伊诺拉飞机去轰炸，二者的性质截然不同——携带埃博拉病毒或艾滋病病毒的人过着正常规范的生活，这与代表美国政府驾驶"伊诺拉·盖伊"（Enola Gay）号飞机前往广岛的飞行员保罗·蒂布贝茨（Paul Tibbet）和罗伯特·刘易斯（Robert Lewis）的暴力行为毫无可比性，更不用说把穆罕默德·阿塔（Mohamed Atta）代表基地组织（Al Qaeda）劫持美国航空公司（American Airlines）11号航班前往曼哈顿的暴力行为与病毒感染者相提并论了。

新闻媒体甚至在语言上将病毒感染者与人类历史上最暴力的时刻画上等号，这是荒诞且不负责任的。同样不公平的是，记者和研究人员焦急且坚持不懈地提出"寻找零号病人"，其言下之意，要么将病人联想成战场上的敌人（援引自《猎杀红色十月》），要么将病人等同于需要跟踪和屠杀的野生动物。[12]

"零号病人"的第一次普遍使用在很大程度上是基于一个错误。在1987年的畅销书《世纪的哭泣：艾滋病的故事》（*And the Band Played On: Politics, People, and the AIDS Epidemic*）中，记者兰迪·希尔茨

（Randy Shilts）将 1984 年在魁北克市死于艾滋病的加拿大籍法裔空乘员盖尔坦·杜加（Gaëtan Dugas）认定为在北美传播艾滋病病毒的臭名昭著的"零号病人"，并加以丑化诋毁。[13] 但在 2016 年，学者们在《自然》杂志上发表了一项研究，研究结果显示一种"开凿"核糖核酸（RNA）的方法帮助揭示了至少自 1970 年起艾滋病病毒就一直在北美大陆传播的事实。[14] 这一研究结果最具新闻价值的是它为杜加洗脱了罪名。根据杜加朋友的表述和希尔茨在书中所述，空乘员杜加是一个性行为十分活跃的同性恋者。根据他自己的统计，他至少和数百个伴侣发生过性关系。[15] 然而，其实在 1969 年"石墙暴动"后的数年里，许多男同性恋者第一次自由表达自己的性取向，认为拥有如此多的性伴侣也是寻常之事，甚至并非病态。20 世纪 70 年代和 80 年代初，在纽约和旧金山市，成千上万名像杜加一样的男同性恋者与其他男同性恋者发生性关系，那时安全套还是异性恋群体用来避孕的。（而且，根据避孕药的供应情况，异性恋群体通常偏好不使用安全套，尽管避孕药并不能防止性传播感染。）一些廉价的抗生素可以轻易治疗梅毒和淋病。

052

　　20 世纪 80 年代初，当医生、护士和记者开始注意到男同性恋者正死于一种非同寻常的癌症时，这一切都变了。无人（同性恋、双性恋或异性恋群体）知晓一种感染相对低效的病毒已开始在他们中间悄然传播，这种病毒即艾滋病病毒，需要数量庞大的人与他人反复通过血液、母乳或精液才能大规模传播。在现代医学伟大的公共卫生平权运动中，许多男同性恋者最终还是在没有政府强制要求的情况下，逐渐开始在性生活中广泛使用安全套。但这并非一日之功。正如在新冠疫情大流行期间，避免与亲友握手、拥抱、亲吻，尽量与他们保持至少 6 英尺*的社交距离，避免与他人共处一室或触摸脸颊，任何试图达到以上要求的人都会告诉你：调整这些行为需要时间。

像许多同性恋和异性恋群体一样，杜加一生中有很多性经历，但都只是为了追求愉悦，而无意生育。这是人类的正常行为，没什么好羞愧的。在杜加的一张黑白照片中，他身形挺拔，体格健硕，正值壮年，那撮儿八字胡须不禁让人联想到 20 世纪 70 年代的轻浮风尚。经过 31 圈地球公转，杜加不幸离世。[16]

希尔茨在书中将艾滋病危机描述为一则侦探故事，其中了解这一流行病的关键在于驱使斗士追捕"零号病人"。虽然希尔茨写道，"盖尔坦·杜加是否确为将艾滋病病毒带到北美大陆的元凶仍然是一个颇具争议的问题，且该问题最终无法定论"，但他在仅隔数行文字之后便做出了回答，他如此写道，"毫无疑问，盖尔坦在这种新型病毒传遍美国大陆的过程中发挥了关键作用"。[17]正如我的学者朋友安东尼·彼得罗（Anthony Petro）曾经对我说过的那样，希尔茨将"这一流行病的蔓延在很大程度上归咎于这位空乘人员的道德沦丧"。[18]

《世纪的哭泣：艾滋病的故事》是一部篇幅较长的新闻作品，和很多新闻一样，它也有一个固有缺陷：在结局未明之前就开始报道这个故事。这倒也无伤大雅。于 1994 年去世的希尔茨没能亲眼见证抗逆转录病毒药物的发展过程。时过境迁，他再也没有机会重新审视他所书写的故事。但他确实如自己宣称的那样对该书的框架设计和营销负有责

---

* 　1 英尺 =0.3048 米。——译者注

任。早在《自然》杂志论文从微观角度证明杜加绝非北美感染艾滋病病毒第一人之前，希尔茨对杜加所谓的滥交行为的过分强调使他一直饱受历史学家[19]、社会科学家[20]和公共卫生研究者[21]的批评与诟病。

关于《自然》杂志的研究，我发现最具新闻价值的不是遗传物质如何证明了某些我已知的真相，而是指出了希尔茨犯下的一个错误：杜加根本不应被称为数字"零号病人"，而应是"病人O"。调查人员在追踪一种他们自己都不了解的新病毒的传播规律时开展了调查，而杜加只是他们众多的调查对象之一。在面对调查时，杜加非常配合，并给出了他与之发生过性关系的750名男性的名单。一位调查人员主要负责研究居住于加州的男性，将杜加列为"病人O"，因为杜加身处加州"之外"（outside）。[22]

后来把大写字母O误读为数字0的人比比皆是。《自然》杂志上发表的那项研究的合著者理查德·A. 麦凯（Richard A. McKay）在2017年出版的《零号病人与艾滋病流行的形成》（*Patient Zero and the Making of the AIDS Epidemic*）一书中写道："多年来，一部雄霸畅销书排行榜的医学词典（一直被权威人士认可的出版物）的连续几个版本都收录了'零号病人'这个词条。该词条的解释如下：'一个被美国疾病控制与预防中心认定为在美国引入人体免疫缺陷病毒之人。根据美国疾病控制与预防中心的记录，零号病人是一名空中乘务员，曾使近50人染病，并于1984年死于获得性免疫缺陷综合征。'"[23]

作为一名同性恋记者，希尔茨为这一构陷的形成推波助澜，同时为许多异性恋记者和科学家提供了掩护，他们并未将这场危机描述为社会道德的缺失，也没有支持受流行病摧残的边缘化群体，反而去指责饥渴难耐的男同性恋者。据《纽约时报》的报道，"在1993年的一次采访中，希尔茨先生说，他曾听到美国疾病控制与预防中心的调查人员使用过'零号病人'这个词，他认为，'哇噢，这真的太吸引人了'"。[24]《纽约时报》还表示，希尔茨"曾说最初感到震惊的是，他的出版商圣马丁出版社（St. Martin's Press）想把他的新书签售会重点放在零号病人身上，而不是放在政府对疫情的迟缓反应上，但他最终还是同意了"。

　　希尔茨的选择并不罕见，这在整个媒体圈和社会上都是司空见惯的。当杜加被当作替罪羊后，政府就更能轻而易举地将艾滋病的产生归咎于同性恋者的胡作非为。（应该指出的是，同性恋者创造了减缓大规模流行病蔓延的健康模型，该模型对于应对新冠疫情大有裨益。）这种做法将本应针对联邦政府的指责转移了，其实是政府的经济问题和恐同现象导致艾滋病病毒能如此迅速地繁殖。如此一来，像艾滋病联合力量协会（ACT UP）这样的组织就更难迫使政府尊重并公平对待那些殒命于艾滋病之人。

　　我认为这使像奥利维尔这样的人内化了一种挫败感，这种挫败感是关于在性行为后感染病毒这一极其正常的过程的。而且这体现了对新冠肺炎的美式回应，即美国人不太愿意关注推动疫情发展的经济因素，而愿花更多时间去指责子虚乌有的"新冠派对"或去海滩避难的人，而海滩或许是空气传播流行病疫情期间最安全的地方。

　　发明"病毒式媒体"（viral media）和"媒体病毒"（media virus）的媒体理论家道格拉斯·拉什科夫（Douglas Rushkoff）曾说过："人们在传播看上去令人信服的新闻内容时，还被骗（去帮助媒体）达到媒体背后不可告人的目的。"[25] 1993 年在希尔茨新书巡回签售会期间铺天盖地的"零号病人"故事和 2020 年的"新冠派对"骗局都是病毒式新闻的迭代变体。这样的故事可以通过高度集中的媒体（如美国广播公司新闻频道、圣马丁出版社等）以及无所不至的分散性社交媒体（如推特、脸书、人际八卦等）进行传播，并在全国范围内引起轰动，就像流感在人体内引发剧烈炎症反应一样。

当对"新冠派对"（仿佛跟真的似的）的各种双关讽刺和视频笑话频频占据我的社交媒体推送消息时，我开始思考"模因"（meme）这个词最初是如何被生物学家理查德·道金斯（Richard Dawkins）创造出来的。道金斯曾因发表对妇女和穆斯林的言论而广受批评，他在自己 1976 年的著作《自私的基因》（*The Selfish Gene*）中认为，一个故事或一个"想法（模因）"可以通过类似于遗传学的方式进行迭代和演进。[26] 就像文字病毒一样，尤其是涉及病毒的时候，病毒式新闻绝不会以中立的方式传播。它在不同种族、阶层和性取向的人群中传播时会发生变异，使最没有防御能力的人变得更加脆弱不堪。

尽管"新冠派对"的故事只对数以百万计的年轻人造成了恶意中伤，但不管是否有人被公开指责为"零号病人"，媒体对任何群体的污名化都会造成不可胜数的个体化羞耻感案例。

我在奥利维尔身上看到了这种媒体污名化对其造成的灾难性后果。

* * *

2014 年，就在我发表首篇关于艾滋病病毒刑事定罪的报道几天之后，我在巴黎的波堡咖啡馆（Café Beaubburg）见到了奥利维尔，我们在点咖啡之前互吻双颊。

距离我们上次见面已经有 5 年了。过了这么久，看到我时，他紧张得浑身发抖。我也紧张至极，但我不明白他为何紧张。（他是我见过的最英俊的男人之一，为什么在我面前还表现得如此紧张呢？）

我们总算贴近了彼此的生活——不过，我这样说对吗？我们过去难道不是一直在互发信息吗？但此时此刻此地，我与他目光相融，沉沦在彼此的笑颜之中，尽情感受着彼此的存在。

他交了一个新男友，这让他喜不自禁。他打算夏天去他喜欢的雅典（Athens）消暑，我倒是从没去过这座城市。我向他倾诉说我对自己 37 岁时再次成为一名学生而感到焦虑。此外，他在看了我关于迈克尔·约翰逊的报道后，大为震惊。约翰逊被捕使我惴惴不安，这种感觉的产生是因为我也是一名美国黑人同性恋者，而奥利维尔作为艾滋病病毒感染者，对此感到的恐惧却完全不同。[法国没有专门的艾滋病病毒法，但根据艾滋病病毒司法网（HIV Justice Network），依照"投毒罪"或"有害物质管理法"，在法国至少有 40 名艾滋病病毒感染者因致他人感染病毒而被起诉。[27]]

喝完咖啡后，我和奥利维尔从乔治·蓬皮杜广场（Georges Pompidou）出来散步，并在第四区（Fourth Arrondissement）闲逛。当来到一条满是彩色涂鸦的小巷时，我俩短暂地牵了牵手，并拍了 2 张自拍照。分别前，他告诉我他们剧团将在北美进行一次大型巡演，而且他将在 10 月途经纽约，届时他将表演路伊吉·皮兰德娄（Luigi Pirandello）的作品。他问我到时是否可以去捧场。

是的，我向他保证。

夏天里我们经常互发短信。我告诉他我被派到密苏里州弗格森镇出差。当奥利维尔在电视上看到警方出动坦克并使用催泪瓦斯时，他提醒我小心为好。

2014年万圣节之夜，我前往布鲁克林音乐学院哈维剧院（Brooklyn Academy of Music's Harvey Theater）观看奥利维尔出演的巴黎城市剧院（Théâtre de la Ville）的作品《六个寻找作者的剧中人》（*Six Characters in Search of an Author*），其门票全部售罄。奥利维尔的表演滑稽有趣且相当自然。我坐在他给的赠票座位上，一想到与这位在数百人面前倾情表演的人物过从甚密，顿时感到多少有点难为情。

后来，奥利维尔把我介绍给大家。之后我俩去街角的小餐馆共进晚餐，喝起了红酒，然后酩酊大醉。他说服餐馆老板调大了音乐声，接着一把推开桌子，一手揽着我的腰，另一只手抚在我后背上，还（凝视着我的双眼，感受着我的羞涩）目不转睛地说道："请与我同行，请伴我左右！"然后，我们便在音乐的伴奏下起舞。天旋地转之时，陷在这个精致俊俏的法国男人的怀抱里，我深觉正坠入迷人的险境却又倍感踏实。

057

这是我与他最亲密的身体接触。

次日早晨，奥利维尔发短信说他爱我。当时，我正好得知多年患癌的姐姐莎伦（Sharron）即将不久于人世，所以这天我得前往临终关怀机构陪伴她。

我回道："我也爱你。但我姐姐正处弥留之际，所以我暂时回不了纽约。昨晚见到你我真高兴！"

他写道："加油！坚强一点！爱你！"

＊ ＊ ＊

在 1987 年《世纪的哭泣：艾滋病的故事》一书出版前后，《芝加哥论坛报》（Chicago Tribune）发表了一篇引人注目的文章，它的全大写字母标题为"另眼看艾滋病起源理论"（CASE SHAKES THEORIES OF AIDS ORIGINS）。[28] 这篇文章不但质疑了兰迪·希尔茨对"零号病人"理论的盲目执着，还质疑了整个美国对艾滋病病毒传播时间线的认知。

据《芝加哥论坛报》的报道，1968 年底，15 岁的黑人少年罗伯特·雷福德（Robert Rayford）因肺炎住进了圣路易斯的巴恩斯医院（Barnes Hospital）。[29] 由于一些莫名其妙的病痛，他已成为医院的常客，进进出出该院好几年了，且经常被医生的问题弄得心烦意乱。各种病原体遍布他的全身，当他最后一次"进医院"时，据《芝加哥论坛报》的报道，雷福德的"小腿和外生殖器已经肿胀"，并且"这名黑人少年变得消瘦苍白，疲惫不堪，呼吸急促，他的血液中充斥着一种叫作衣原体的微生物"。

雷福德告诉医生，他从 1966 年就开始出现症状，当时他只有 13 岁。他可能是儿童性交易的受害者，因为他直肠处有严重的肛损伤痕迹。他呼吸急促，免疫系统失灵，原因令人费解。他出院数月后再次入院，并于 1969 年 5 月 15 日死亡，年仅 16 岁，官方将其死因归于肺炎。然而，在尸检过程中，医生在他的大腿上发现了一个紫色小病灶，并在其体内又发现同样一个病灶。它们均为卡波西（kaposi）肉瘤，据了解，这一肿瘤主要发病于生活在地中海区域的老年男性。[30]

雷福德的死因非同寻常，所以人们从他的尸体上提取了组织样本进行研究。数年后，人们才开始逐渐了解艾滋病病毒及艾滋病。1984 年，研究人员对源自雷福德的身体组织进行解冻并检测其艾滋病病毒抗体，即人体为抵御艾滋病病毒感染而产生的有机物质。结果证明，抗体确实存在。[31]

在雷福德短暂的一生中，他不仅罹患癌症、生殖器水肿、直肠炎和直肠损伤，还感染了疱疹病毒、巨细胞病毒、爱泼斯坦－巴尔二氏病毒等，而且其死后检测在极大程度上暗示着他还染上了艾滋病病毒。

在新闻媒体和科学研究中，关于病毒携带者的文章往往有失人道。2020 年，《纽约时报》发表了一篇关于新冠病毒"超级传播者"（superspreaders）的文章，作者卡尔·齐默（Carl Zimmer）粗俗地写道："有些人变成了病毒大烟筒，每次呼吸都会喷射出一团又一团的病原体。"[32] "超级传播者"一词让人联想到"超级掠食者"（superpredators），这是第一夫人希拉里·克林顿（Hillary Clinton）在 1996 年用来形容年轻人的带有种族主义色彩的词语，这个词臭名昭著，常用来描述年轻人"不再只是一群孩子"，而是"被称为'超级掠食者'的那种孩子——他们没良心，也没同情心"，需要让他们"俯首贴耳"。[33]

我们很难同情一个被贬称为"喷射病原体的大烟筒"的人，因为这些人听上去就无药可救。类似地，这个名叫罗伯特·雷福德的孩子可能是儿童强奸案的受害者，死后却被他的一名医生描述为疑似"男妓"，另一名医生则称其为"衣原体繁殖器"。[34] 我曾参加过圣路易斯的一场讨论会，目的是向关心当地历史的圣路易斯的黑人讲述雷福德的故事。然而，他的身体价值却被贬低了，在演讲过程中，这个孩子的裸体验尸照片，包括他肿胀的阴茎都被毫无保留地展示了出来。

059

"在艾滋病病毒及艾滋病被发现并于 20 世纪 80 年代达到流行程度之前的十多年前，雷福德是如何感染上这种病毒的？"美国国家公园管理局（National Park Service）的一个关于雷福德的网站这样询问，并补充道，"在这种神秘疾病被识别之前，又有多少人遭受了这种疾病的折磨而死亡呢？"

艾滋病学者和活动家西奥多·克尔（Theodore Kerr）针对雷福德做了大量研究，他表示这个孩子并不适合作为零号病人的原型。克尔告诉我："我们可以如此残忍。"他说，讲述早期艾滋病历史的人"可以将杜加生吞活剥，而我们不会对罗伯特·雷福德这样做"。作为一个孩子，雷福德很幸运没有像成年法裔加拿大空乘那样被归为"毒王"。虽然雷福德在性方面被他的医生妖魔化，但庆幸的是，雷福德因为年龄较小并没有像迈克尔·约翰逊那样被塑造成全球性威胁。但克尔表示，作为一个黑人少年，雷福德受到了另一种残忍对待，"我们忽略了他，甚至对他视而不见"。[35]

第一批病毒感染者往往深陷下层社会，并被社会中的大多数人所忽略。想想 20 世纪 70 年代那些注射毒品的人，他们可能就死于艾滋病。[36]而大多数人对"肺炭疽"、"水肿"或"萎缩症"患者极少给予关注。（同样，正如我们将会在第 10 章中看到的，从洞穴中收集蝙蝠或鸟粪用作肥料的人可能于 2019 年之前就已经感染并死于新冠病毒，但他们离群索居、远离社会，可能根本无人知晓他们为何而死。）在媒体人看来，那些无家可归者往往被社会普遍忽视，即使他们极有可能比那些上新闻的虚构派对常客更早地感受到疫情。

然而，尽管从大局上非常重要的是不能忽略病毒导致的死亡，但美国国家公园管理局将雷福德夸大为"美国首位艾滋病病毒感染者／艾滋病患者"，并将虚构的零号病人身份赋予他，这确实存在很大风险。³⁷ 060对任何人而言，别说是一个死去的黑人少年，要独自背负一种社会性疾病所造成的羞耻感及罪责，这都是有悖常理的。

在一个病毒肆虐的星球上，我们所有人都共同承担着维护生命的重担与责任。但是，我们之中这些没有感染致命病毒的人必须担负更多。因为媒体对那些病原体携带者施以重压，让他们认为自己是一种负担或某种失败的个体——而这样的后果可能是致命的。

＊　＊　＊

"最近还好吗？生活及那方面如何？心情怎样？工作满意吗？"奥利维尔在 2016 年我们最后一次交流时这样问我。他在经济上有点紧张，但他刚刚被遴选为一出新戏的演员。"你正忙着写书吗？"他问道。

"不，我在读博士，"我告诉他，"然后再写本书，"还加了一句，"给我发张你的笑脸照片吧。"

还记得在我姐姐去世前，我与他在巴黎的小餐馆热舞，现在距离那时已经过去一年半了，尽管我们当时说过要再见，但始终未能如愿。不过我们倒是一直在用短信交流。"我现在一张照片也没有……不过我会有的。"他的意思是他没有微笑的照片，但他很快会发给我一张。"我想你，"他写道，"非常非常想……现在是凌晨 2 点 19 分，我要去睡了……希望很快能见到你，不要等到 3 年后。"

"爱你！"我回复道。

几周后，当我得知他自杀身亡的消息时，我立即给"他"（的账号）发了一些信息——就像这么多年来我会在第一时间给他发各种信息一样。

不不不不！

我不敢相信我在给你发信息，但我的确在发。

你究竟在哪？

061　　他去哪里了？这一次，他是真的在跟我玩消失——跟所有人玩消失——不过，与我已知的其他自杀事件不同的是，我暂时没有愤怒的感觉，只感到悲伤至极、难以置信。

痛失了光芒万丈的爱人，我的世界又将如何继续运转呢？

在接下来的几周里，我从震惊逐渐转为麻木，我浏览了我们 6 年的往来信息，回顾我们点点滴滴的诉说。（在新冠疫情期间，这种将翻阅与死者生前的往来信息作为一种悼念方式已然是寻常之事了，在无法聚众哀悼死者时，这一方法还是大有益处的。）

在我们以往的交流中，有不少用英语和法语写的"我爱你"，柔情至极。每年到了同志骄傲大游行日时，我们更会互发信息以表爱意。

2013 年 6 月 30 日，我写道："同志骄傲大游行日愉快！我总是想起 4 年前的今天与你的邂逅！"他回复道："是的，那真是妙不可言，是我们甜蜜、热烈或愉悦的开始……"

2014 年 6 月 29 日，我用法语写道："有时你会想起某天、忆起某人。"他回复道："那些美好我都历历在目，对你的爱意永生难忘。"

除我那几条即时信息之外，脸书上所有认识奥利维尔的其他人都感到无比震惊。在巴黎，他是一个性格外向的演员，结交甚广，受人喜爱。在他的主页上，我联系上了他的一位老年朋友，是一名住在巴黎的英国人。2016 年的晚些时候，我在欧洲的《卫报》总部工作了一周，其间就去巴黎拜访了这位八旬老人，聊聊我们已故的共同朋友。我想看看是否能了解到更多让奥利维尔如此痛苦并亲手结束自己生命的原因。

这位老人是艾滋病病毒的早期感染者和长期携带者，他一直对自己因艾滋病病毒而受到的控诉持开放态度；他表示，戴安娜王妃（Princess Diana）曾一度介入其中，让他得到应有的照顾。就在奥利维尔自杀前几天，他还见到了奥利维尔。当时奥利维尔来到这位虚弱老友的公寓，帮他买了一双新鞋，并带他一起去吃午饭。

但在我告诉他之前，他还不知道奥利维尔也是艾滋病病毒携带者。这样看来奥利维尔一直对自己的患者身份守口如瓶。我根本找不到其他任何似乎了解他艾滋病状况的人。这是他想要带进坟墓的秘密吗？就像零号病人一样，奥利维尔觉得他的病情让他变得一无是处、死不足惜了吗？

我不确定奥利维尔为何会选择告诉我。或许是因为我与他在法国的现实生活相隔甚远。又或许是因为我们真的彼此相爱，他想让我以一种不为人知的独特方式了解他。但我很高兴他这么做了，我希望我能让他从世俗的羞耻感中得到一丝喘息，尽管这种羞耻感仍然在很大程度上阻碍了我们实现本应拥有的亲密接触。

自杀原因错综复杂。我身边有好几个人都选择了亲手结束自己的生命，包括我的母亲。我从来不会妄想知道这种事发生在任何人身上的确切原因。我当然也不会认为任何单一因素会导致自杀。如果说我的朋

062

友仅仅是因为保密自己的患者身份而结束自己的生命，那也未免太简单了。

　　然而，一项进行了 20 多年并于 2019 年发表成果的大型研究表明，尽管"在过去 30 年艾滋病病毒感染者的自杀率大幅下降"，但"仍比一般人群的自杀率高出约 3 倍"。[38] 可以想象，让奥利维尔认为无法向他人告知自己艾滋病诊断的因素（如抑郁情绪、绝望感、羞耻感、恐同情结），也正是导致其自杀的部分缘由。

　　奥利维尔并非直接死于艾滋病，但艾滋病却是导火索，他很可能是因艾滋病抑郁而死。这两种相互关联的疾病使其背负无限重量的羞耻感，病情又因此而加重。这可以解释为我所说的病毒式疏离感：媒体和政府的行为会让人感到孤独，产生个体化羞耻感，并使其无法掌控"个人责任"而崩溃沉沦。这致使感染病毒、有抑郁情绪或两者兼而有之的人觉得自己是失败者，但其实他们并非如此不堪。

　　虽然在我们最后一次交流之后，他再也没有给我发过照片，但我手里的确有不少奥利维尔的照片。我最喜欢的照片是我们一起站在那面彩色涂鸦墙前拍的。它不是我刚拍完就发出来的那张，而是那天我们拍的两张自拍照中稍显亲密的那一张。照片中的奥利维尔在最后一刻倾身凑了过来，亲吻我的脸颊。

　　当我所在的地区因新冠病毒开始实行封锁时，我意识到，我将会在几天、几周甚至是一整年里，得不到任何人因任何理由给我的吻。晚上入睡时，我开始试图唤起那些难忘之吻的尘封记忆：我曾与像安德烈（André）和安瓦尔（Anwar）这样的爱人深情相吻；母亲玛格丽特在世的最后一天，我曾小心翼翼地亲吻她的额头；在某年的圣诞派对上，我亲爱的直男朋友丹尼尔在槲寄生下给我右侧脸颊印了一枚香吻。

我时常会想起奥利维尔的两个吻——第一次是在 2009 年 6 月 30 日的 Q 列车上，第二次则是在巴黎的那条小巷里，奥利维尔的嘴唇轻贴我的左脸颊，那时的我正对着镜头傻笑，笑得像是世界上最天真坦率的傻瓜。

* * *

传播学者丹尼尔·哈林（Daniel Hallin）对大众媒体的三个影响范围进行了理论化阐释。第一个是共识领域，包括所有主流媒体都赞同的观点（比如"恐怖主义糟糕透顶""美国军队无可挑剔"）；第二个是合法性争议领域，由常见的辩题（如堕胎权、同性恋权利）组成；第三个是越轨领域，由禁忌话题组成，没有讨论余地。

在我的研究过程中，我发现大众媒体几乎将对疾病替罪羊的指责全然置于共识领域，而把对造成这种疾病的经济结构的任何批评几乎完全放在越轨领域内。随着新冠疫情蔓延，越来越多的人面临无家可归、失业和自杀的风险，"新冠派对"对于统治阶层来说则是一个可加以利用的故事。因为，如果人们每天都故意致使他人感染病毒，那么社会就无须批判助长病毒传播的阶层结构，并且统治阶层更能让自己的施舍馈赠显得诚意十足（甚至让人们感恩戴德）。

《早安美国》是由美国广播公司新闻频道推出的一档节目。美国广播公司新闻频道由华特·迪士尼公司（Walt Disney Company）（净资产 1300 亿美元[39]）所有，并由鲍勃·伊格尔（Bob Iger）（净资产 6.9 亿美元[40]）担任董事长。所有企业的传媒公司主管及其股东在缴纳低税方面都有极大的既得利益，他们几乎不用担心增税的问题，即使是在疫情期间也如此。但是，当像迪士尼这样的企业拥有自己的风险投资公司，[41] 并且像谷歌和苹果这类公司成为美国广播公司的广告商时，[42] 这一点体现得尤为明显，因为这些公司是真的不想多纳税。

特别是在动荡时期，如果大众因为人们不佩戴口罩或未保持社交距离而感到的愤怒超过了对经济阶层高于他们的人的愤怒，对这些企业是大有裨益的。在这种情况下，病毒式传播的新闻故事不仅可以转移对大型传媒企业的指责，还会为其带来更高收视率、点击量和广告收入。这种操作就创设了一个病毒感染者可能会被迫自杀的世道，而不是一个人人都手握所需资源且互相关爱的社会。

通过新闻媒体，污名化不仅仅让一些人高度意识到他们自己感染了病毒，并试图欺骗像迈克尔、盖尔坦、罗伯特和奥利维尔这样的人——以及在新冠疫情大流行期间从事服务业的年轻人——让他们相信自己是病毒寄生虫。它甚至还企图欺骗每个人（有时也包括我自己）去认为我们都应该害怕他们。

虽然将人称为"零号"是一种语言上的简化，但将任何人简化成任何数字都是一种非人道的行为。在韩国，一位 61 岁女性被标记为"31 号病人"，因参加了一次教会礼拜并引发数千起新冠病例而饱受诋毁。[43]

然而，被定义为某个数字并非真正的问题所在。有问题的是，奥利维尔觉得他不能透露自己的艾滋病患者身份，是因为这会将艾滋病患者定义为传播病毒的载体；艾滋病让他无法在父母、朋友和我的面前充分活出自我，而这可能就让他付出了生命的代价。

病毒感染者需要支持鼓励才能过上完整的生活，因为他们常常遭受不公平对待，承受着零的无穷重——这意味着他们是一无是处、肮脏不堪的寄生虫。

但是，确实有一种真正的寄生虫在发挥作用，它真实存在且能量巨大，常常为大众媒体所忽略。事实上，正是由于这种寄生虫存在，在美国广播公司首次报道"新冠派对"的 6 个月后，亚拉巴马大学就举办了大型派对。但这些派对并不是由大肆传播新冠病毒的学生发起的。相反，这些学生参加派对是为响应该校领导的号召，其决定开展面授课，继续开展学校的橄榄球项目和派出运动员去赢取锦标赛等。[44]

这种寄生虫就能解释为何在有效的艾滋病病毒治疗方法问世的 25 年后，每年仍有 48 万 ~100 万人死于该病毒。[45]

这种寄生虫还能解释为何在诸多新冠疫苗成功研发后，还有数十亿人始终未按时接种疫苗，这只是为了保障少数制药公司的知识产权和利润。

感染或死于病毒的人并非寄生虫，真正的寄生虫是资本主义。

03

寄生虫
资本主义

　　2020 年 2 月，我给一位住在家乡的韩国籍前男友发了邮件。多年前我们在美国南部相遇，2007 年我们因工作暂居同一城市，之后便开始了一段轰轰烈烈的美妙爱情。他是一位杰出的科学家，长着一张俏皮可爱的小嘴，如满月般的脸颊上嵌着一对小酒窝，总是笑得很灿烂。我带他去吃传统黑人美食，他则给我讲述首尔的生活。我们度过的最后那晚，当他开车送我去机场时，我伤感地哽咽了。但后来我们又来往过几次，从那以后我们就成了天各一方的朋友。

　　我给他发电子邮件的几周前，美国和韩国在同一天各自记录了首批新冠病例。[1] 但这并不是我联系他的真正原因，我联系他是因为我们都喜欢看电影而且电影《寄生虫》（*Parasite*）刚刚出人意料地斩获了奥斯卡最佳影片奖。

　　美国电影艺术与科学学院（Academy of Motion Picture Arts and

Sciences）将此项最高荣誉奖颁给这部影片，的确是个异乎寻常的选择。就在这部电影的导演奉俊昊荣获两项奥斯卡奖的数月之前，编剧 E. 亚历克斯·荣格（E. Alex Jung）曾向他提及"没有一部韩国电影曾获得过奥斯卡提名奖的事实"。奉俊昊耸耸肩说："这是有点奇怪，但没什么大不了的，因为奥斯卡不是一个国际电影节，它是地方性电影节。"[2] 况且，这部电影所用语言几乎全是韩语，影片中也没有美国人喜闻乐见的明星阵容，同时该片导演还认为奥斯卡奖是地方性电影节。

067

虽然涉战国于 1953 年签署了朝鲜战争的停战协定，但从严格意义上讲，这场战争远未结束。这就意味着电影《寄生虫》的故事背景地是美国卷入的持续 70 年的战争发生地。[3] 最具争议的是，电影《寄生虫》抨击了奥斯卡电影节旨在为制片人赚取最大金融投资回报的经济体系。当被问及一部关于"韩国阶级斗争"的电影为何风靡全球时，奉俊昊回答电影作家凯特·哈根说："我想，也许现在国家之间没有分界线，因为我们都生活在同一个国家，这个国家就叫作资本主义。"[4]

电影《寄生虫》讲述了韩国首尔一名年轻人金基宇（Ki-woo Kim，后又化名"凯文"）一家四口的故事。基宇的父亲叫金基泽（Ki-taek，"金先生"），母亲叫忠淑（Chungsook，"金夫人"），妹妹叫金基婷（Ki Jung，"杰西卡"）。基宇家徒四壁，也没上过大学，所以前途一片渺茫。基宇一家四口都是无业游民，蜗居在首尔一间狭小的地下公寓里，在那里他们定期受到市政灭虫员所使用的有毒消杀气体的熏蒸。在电影开头一幕，可以看到消毒气雾在他们家中四处弥漫，仿佛这座城市想要消灭像他们这样的穷人，就像人们想消灭老鼠、蟑螂等害虫以及感染这座城市的病毒一样。

对于年纪较长的韩国观众来说，影片中烟雾弥漫的画面可能会勾起他们的无限回忆：二氯二苯三氯乙烷（DDT）被大规模用于二战后（以及 20 世纪 50 年代朝鲜战争激战时期）的大城市和美军军事基地周围；[5] 为镇压学生和劳工活动人士，催泪瓦斯在 20 世纪七八十年代的韩国民主抗议活动期间被使用。[6] 但当我在 2019 年第三次走进巨幕影院观看《寄生虫》时，这部电影让我回想起了我亲身经历过的三起毒气事件。

距今最近的毒气事件发生于 2014 年，当时我在弗格森做记者。密苏里州州长杰伊·尼克松下达宵禁令后，我看到士兵开着坦克命令弗洛里桑特西大道的居民躲回自己家中。然后警察开始用有毒气体消杀街道，被困在家中的年长弗格森居民不得不做出可怕的抉择：我应该选择留在家里被毒死，还是违反宵禁令逃出去而被捕？这部电影还让我回想起在 1989 年的南加州和 1999 年的布鲁克林发生的两起毒气事件，事发时隔十年，且两地相隔很远。这两次，我都被直升机赶回室内以避开直升机喷洒的马拉硫磷杀虫剂。在加利福尼亚，直升机喷洒杀虫剂是为了扑杀破坏农作物的果蝇，而在布鲁克林是为了扑杀携带西尼罗病毒的蚊子。但在上述两起事件中——就像电影《寄生虫》中虚构的和在弗格森真实发生的故事情节一样——不管当权者的预期目标是什么，毒气都会侵袭困在家中的居民。

2020 年夏季居家隔离期间，当第四次看《寄生虫》这部电影时，我回想起曾目睹美国警察在上百座城市各种各样的情况下使用催泪瓦斯来镇压持反种族主义的异见者，[7]而在许多国家人们则使用消毒剂喷洒整座城市来消杀冠状病毒。[8]这些使用毒气或消毒剂的案例提醒我们：以毒攻毒的行为往往会对那些最有可能感染病毒的人造成附带损害。

在电影《寄生虫》中，基宇的一个大学生朋友准备出国留学，因此让基宇接替他去给家境殷实的朴（Park）社长千金做家教。基宇利用妹妹替他伪造的证书，以大学生"凯文"的身份顺利通过朴社长家的考核并得到了这份工作。后来，基宇把他妹妹"杰西卡"引荐给朴社长当起了他儿子的美术老师。最终，"凯文"和"杰西卡"密谋让朴社长家的司机被解雇，再介绍其父亲接替原司机的职位。为了给他们的母亲也找份工作，兄妹俩设局让朴社长家的管家雯光（Moon-gwang）被解雇。为此，他们骗朴社长一家人说管家雯光得了一种传染性极强而又令人闻风丧胆的疾病——肺结核。（在著名作曲家郑在日[*]谱成的古典小提琴背景音乐烘托下，影片中揭露伪造结核病诊断报告的一幕看起来极其邪恶而滑稽。）

当朴社长一家外出露营时，金家四口人悉数搬进朴社长家的豪宅并住了下来。借此，奉俊浩似乎想把基宇一家描绘成一种病毒，寄居在主人那美丽的家里，去吸取朴社长全家人的生命之源。但好景不长，正当金家人享受着资本主义带来的荣华富贵时，他们却突然收到一个"惊喜"：被赶走的前管家雯光回来了！基宇一家被吓得不轻，以为他们那些丑事已败露。而雯光则绝望地透露说，自打她丈夫吴勤世（Geun-

069

---

[*]　韩国知名音乐家、作曲家兼制作人。——译者注

sae）借了高利贷却还不上钱之后，多年来她一直把丈夫藏在朴社长家豪宅的地下密室里。（吴勤世似乎对这种不见天日的生活感恩戴德，甚至还为朴社长竖起一个祭拜台，长年累月向他叩拜以表敬意。）

雯光和基宇全家人并不是富豪朴社长家的寄生虫。相反，正如电影《寄生虫》的最后一幕揭示的那样，是朴社长一家榨取了雯光和基宇全家人的劳动果实。正如卡尔·马克思（Karl Marx）于1867年所写的那样，"资本是死劳动，它像吸血鬼一样，只有吮吸活劳动才有生命，吮吸的活劳动越多，它的生命就越旺盛。工人劳动的时间就是资本家消费他所购买的劳动力的时间"。[9] *〔马克思所指的不是布拉姆·斯托克（Bram Stoker）的小说《德古拉》（Dracula）中的那种吸血鬼——因为该书于1897年才真正出版——而很可能是一些也让斯托克深受启发的民间故事中的吸血鬼，它们由具有寄生特性的吸血蝙蝠化身而来。〕

通过这部电影，导演奉俊昊深入洞察到全球中下层工人的一种普遍感受，即"劳动者工作时间"没有明确界限，因为它全天候存在，从而使工人缺乏自由可控的私人时间，同时还吸干他们最后的血汗，并将他们困于水深火热的环境中，就像吴勤世多年来被困在没有光线和新鲜空气的地下密室一样。事实上，从2020年实行居家办公开始，即使是许多现实社会中的专业阶层劳动者对此也感同身受。

电影《寄生虫》展示了资本主义如何在私密的家庭空间中构筑各种关系。上层社会依靠雇佣低薪工人来完成与日俱增、数量惊人的家务，

---

* 《资本论》第一卷，人民出版社，2004，第269~270页。——译者注

以便腾出时间去从事能积累更多资本的高薪工作。

该影片矛头直指某种在全球范围内构建这些关系的国际体系（除白人与非白人之间的美式种族关系外）。它展示了资本主义压榨下层社会的手段，下层社会的生命价值被耗尽，并被上层统治阶层"如同吸血鬼一般"所吸食。同时，由于下层社会的物质条件一塌糊涂，无论从象征意义还是从现实的角度来看，他们感染病毒的风险都在不断累积。

在新冠疫情大流行期间，为防止感染雇主，许多美国家庭佣工都被打发走了。而且，相比以往任何时候，更多的专业阶层的家务是由新指定的"关键岗位工人"（essential worker）完成的；这些工作并不是现场完成的。

关键岗位工人不仅包括医生和护士，也包括那些不能居家办公的人员，如薪水微薄的快餐店厨师、Uber Eats 平台外卖员，以及食品杂货代购员。以上人员往往根本不是合法雇员，而是缺乏固定收入或福利保障的"合同工"。最初，这些来自普通群众的人肉盾牌是在没有个人防护装备的情况下工作的，由于他们直面病毒风险，比他们阶层更高的人便可更安全。但是，"关键岗位工人"这个词具有误导性：人们认为这些工作极其重要、必不可少，但同时又认为这些工人死不足惜。如果有人因为从事这些关键岗位工作而殉职——的确有人命丧于此——他们就会被其他无法避免病毒风险的人所替代，而这些替代者却无法像居家避险的人那样安然无恙。

根据加州大学伯克利分校公共卫生学院（School of Public Health at the University of California, Berkeley）发表的一项研究，在加州新冠疫情

肆虐的第一年，最致命的"关键岗位"工作是餐馆的流水线厨师。[10]之所以流水线厨师的死亡率更高，是因为他们工作的场所往往通风不良、拥挤不堪，还因为他们薪酬微薄，无合法证件及医疗保险，并且住在狭小拥挤的空间中。疫情期间，大多数人不需要去餐馆就餐；如果隔离的目的是让人们保持距离以防止病毒传播，那么更安全的做法是将散装食品分发给大家，供其自行烹饪（或者，如果他们不得不去没有餐馆的地方工作，那么他们可以在家备好午餐带去工作现场）。然而，流水线厨师的工作被认为是保持国家经济运转的关键因素，因为资本主义要求快餐连锁店继续运营，即使"关键岗位"上的流水线厨师不得不为此献出自己的生命。

* * *

纵观人类历史，大多数社会都存在交换模式以及商业模式，但它们不一定在资本主义社会存在。资本主义在教育系统、新闻领域和流行文化中常常被描述为人类社会发展的顶峰阶段。在资本主义体系中，人类理性地将他们的商品和服务引入一个共同市场，彼此进行合理交易，从而减少贫困，提高个人生活质量。但是资本主义根本不是建立在自由交换基础之上的；相反，它是一个全面消耗的系统，其核心动机是榨取价值或资本以攫取利润。它通过剥夺工人以及那些被奴役之人的全部生命来实现这一目的。

如果以上观点让你听起来觉得很极端，那么请想想有多少次你从工作中或书籍中得知：你的个人价值取决于你的生产力。这使资本主义的经济目标与人类健康相悖。由于在资本主义发展的每一个拐点，都是以工人的劳动和生命为代价去优化价值创造的，迫于这种压力，资本主义创造了病毒下层社会。资本主义与人类商品贸易相互交织，并以完整体系的形式兴起，尤其是在 17~18 世纪。正如我们在第 1 章中看到的那样，这让那些有权奴役他人者（以及所有与这种野蛮行为相关的行业）赚得盆满钵满，同时也将病原体输出到海外。19 世纪，资本主义从依赖奴役转向依赖雇佣劳动，但它给劳动者提供的工作条件极其恶劣，如危险重重的厂房和拥挤的宿舍（以及任何能降低运营成本、提高利润的东西），所以各种病毒在无产阶级和工人阶级中滋生。

虽然国家出资的医学研究在 20 世纪显著提高了人类预期寿命，但资本主义越来越无法确保人人都能享受这些成果。例如，到 1996 年，国家资助的药理学研究就已发明了阻断艾滋病病毒的药物。但是，为了保护与国家资本签约开发这些药物的私营公司的利润，这些药物在很长一段时间内仅在富裕国家生产和销售（而世界各地在此期间本可大规模生产出这些药物来更快拯救无数生命）。这意味着，即使美国的艾滋病死亡率下降，全球艾滋病死亡人数在接下来的 7 年里也将继续飙升。令人震惊的是，特效药问世以来，艾滋病死亡人数较之以往不降反升。这或许是因为那些人买不起药物，也或许是因为在他们的国家根本无法买到。[11]

资本主义扭曲了世界，以至于人类存在的理由变成了统治阶层的价值积累，即使这意味着病毒下层社会必须因此而灭亡。截至 2021 年，已有许多有效疫苗可以治疗新冠病毒。然而，这些疫苗的专利并没有在全球范围内实现自由共享以便尽快生产尽可能多的疫苗来拯救生命，并在病毒进一步变异之前将其扼制住。其根本原因在于资本主义。制药公司希望保护它们所生产产品的知识产权，并将其视为私有且逐利的商品，尽管它们的研究主要由国家拨款资助，而且疫苗销售由政府采购保障。

　　资本主义还通过将生产者与他们生活必需的生产资料进行分离，制造出一种疏离感（例如，农民不能享用自己的劳动果实，因为他们需要出售农产品以获得经济收入；为了最大限度地提高集成装配线的生产效率，汽车工程师只学习制造汽车的零部件而不是如何造整车；像电影《寄生虫》中的管家雯光，无法在自己家中享受时光，其丈夫吴勤世则学会了适应无阳光的生活）。当自己国家被全球资本主义袭击或打破平衡时，人们甚至可能被迫离开家园以求苟活，结果却在他们所逃往的国家里再次受到无情盘剥。

　　资本主义副作用还包括一种甚至可能存在于一个人身体内的疏离感。例如，迈克尔·约翰逊虽然是一名有阅读障碍的大学生，但他所在的大学利用其运动员体魄来获利。年轻运动员的巨大天赋所创造的财富对运动员本人的益处相对有限，而球队老板和大学教练却赚得盆满钵满。因此，运动员的身体仿佛变成了一个容器，其他人从中吸取资本并在其他地方积累其劳动价值，甚至不惜以牺牲运动员的健康和福祉为代价。

　　荒谬的是，病毒感染和其他疾病也会造成同样的后果。在资本主义制度下，药物治疗不仅仅是治愈患者的机会，也是从患者身上榨取价值的商业机会。希腊变装皇后扎克·科斯托普洛斯曾经这样描述他的抗艾滋病病毒药物，"当你意识到家里最贵的东西是你的抗逆转录病毒药物时，别提有多尴尬了！"[12]

073

这就是所谓的资本主义。资本主义充分利用了人类的最大能力、弱点以及他们与万事万物的相互联系。资本主义体系无法孕育出人类福祉；它只会制造永远无法得到满足、无穷无尽的欲求，从而导致可供牟利的持续危机。

* * *

卡尔·马克思断言，历史是由阶级冲突所推动的——由不同阶级的产生以及由他们之间的紧张关系所推动，这种紧张关系有助于人们获得美好生活所必需的资源，而这些资源对地球上的生命意义重大。然而，直至《寄生虫》剧终，观众所看到的主要还是阶级内冲突，而不是阶级间的冲突。贫困家庭为了有限的工作机会明争暗斗，而不会联手对抗压迫他们双方的上层社会。金氏兄妹和雯光以及她那住在地下密室的丈夫经常窝里斗，并没有设法从腰缠万贯的朴社长那里攫取资源；资本主义寄生虫将他们的身体作为宿主来自我复制。但在电影大结局时，我们确确实实看到了马克思所指出的阶级冲突的爆发。

在电影的倒数第二组镜头中，司机老金被迫扮成一个"印第安人"与朴社长一起庆祝朴家公子的生日——为了这个特别的日子他们甚至还专门从美国订购了一顶圆锥形帐篷——而这一天本应是老金的休息日。这一幕是对美国自第二次世界大战结束以来作为朝鲜半岛占领军角色的认可，就像美国已经将北美大陆"殖民"了一样。（请注意，当搬进朴社长家时，金氏全家为了让自己的弥天大谎无懈可击，都有意采用了当代美式英语的时髦化名。）"金夫人"失手杀死了管家雯光，"凯文"也试图杀死雯光丈夫吴勤世（但未遂），而这一切老金完全被蒙在鼓里。

074

按事先设计，朴社长和老金身着战衣、头戴羽冠，扮成"印第安人"，应在金家女儿"杰西卡"端出生日蛋糕时假装用战斧袭击她。然而，吴勤世此时竟从地下密室走出来，用一把真刀刺中了"杰西卡"的要害。现场顿时陷入一片混乱。在试图营救女儿的过程中，"金夫人"遭到吴勤世袭击，但她反手用烤肉串扦子将他杀死。弥留之际，吴勤世告诉他的偶像朴社长，他一直很"敬重"他。但极其讽刺的是，被搞得云里雾里的朴社长对吴勤世的身份毫不知情。朴社长只想将家人从混战中转移出去，他尖叫着命令老金停止营救流血不止的金家女儿，并要求老金交出车钥匙。吴勤世身上散发出的气味使朴社长掩鼻而过（他的轻蔑尽显，在整部电影中他对所有员工身上的这种气味都嗤之以鼻；因为收入微薄的他们被迫住在充满杀虫剂和人类粪便的恶臭环境中）。影片最后，老金对此爆发了，手起刀落刺死了他的雇主。

影响金家人的资本主义逻辑并不是那么容易被清除的。在影片最后一组镜头中，虚假意识理论（由马克思的《共产党宣言》合著者弗里德里希·恩格斯所创）在"凯文"的幻想中得到了诠释。朴社长家卖掉这座豪宅后，新主人搬了进来，老金则躲进了地下密室，为避免谋杀指控而过上了与世隔绝的日子。"凯文"一边哀悼他父亲，一边幻想着能去大学深造，叱咤职场，继而飞黄腾达，以至于能够买下朴社长家的豪宅，从此与父母共享天伦之乐——这就阐释了恩格斯的虚假意识理论。该理论鼓励工人不要通过他们的实际处境来看待自己，而是通过统治阶层期望他们相信的幻想棱镜来看待自己。

当然，"凯文"的幻想不可能实现，影片背景配乐中，郑在日的最后一段钢琴和弦就预示了这一点。"凯文"永远不会拥有那座豪宅。或许他的美国名字使其沦为社会发展动力的牺牲品，就是这种动力让许多美国人对组建工会犹豫不决：因为我们认为，有朝一日，我们也将成为亿万富翁——当那天到来时，我们绝不希望任何贪婪的工会夺走我们的亿万家财。

资本主义的伎俩，尤其是从新自由主义牢固确立以来，在于它承诺个人可以通过个人选择和生产力实现个人的成功，同时把所有的责任都推卸给个人。当然，这是一种幻觉，并且它掩盖了发挥作用的真正力量。我认为新自由主义是将风险从多数人身上转移给少数人——当国家、公司和其他富有的实体不想分担风险时，就会把风险转嫁给个人。用建筑历史学家（也是我前男友）安德烈·比迪奥（André Bideau）曾对我解释的来说，"一切都是关于你们的"。新自由主义用市场逻辑扭曲了人们获得教育、医疗保障甚至清洁用水的机会，并在一种选择的假象下兜售自己，甚至它还阻碍人们获得必要生命资源的途径。例如，在美国，当一名工人失业（随之也失去医疗保险）时，他们可以"选择"通过《1985 年综合预算协调法案》（通常以其不祥的首字母缩写而闻名：COBRA）购买前雇主的保险计划。自 2011 年以来，他们还可以通过《平价医疗法案》（《奥巴马医改法案》）购买保险。失业工人有责任在市场交易中做出正确的选择。但是，如果一个家庭每月购买《1985 年综合预算协调法案》或《平价医疗法案》保险的费用达到数百甚至数千美元，那么一个刚失业的工人实际上能有多少"选择"呢？

《寄生虫》的最后一幕帮助解释了为何世界各地社会中的许多中下层社会成员对新冠疫情的反应比他们对寡头的冲天怒气要小。就像"凯文"幻想能买下那座豪宅但实际并不会一样，我们发现自己的想象力被

076

新自由资本主义削弱了，这使我们无法在其体系之外思考。相比现代史上任何时候的任何事物，新冠疫情对整个世界的破坏性有过之而无不及，但我们在很大程度上接受了这样一个观点：利润必须是疫苗接种的优先考虑事项，无论死者几何都在所不惜。即使数千万人没有收入，我们基本上也接受必须向房东支付房屋租金的惯例（所以当美国政府向市民提供财政援助时，这些钱往往只是通过赤贫者转手进了房主和债主的腰包）。即便在美国医疗保健权比以往任何时候都更加重要时，在2020年民主党初选期间，选民们也没有力挺一直倡导全民医保政策的候选人伯尼·桑德斯（Bernie Sanders）；反之，他们选择了不支持全民医保政策的乔·拜登（Joe Biden）。

在影片《寄生虫》中，老金虽然将其老板杀死，但他被锁在地下密室里，成为名副其实的下层社会人士，苟且偷生于另一个富贵家庭之下。通常，当下层社会耽于虚假意识状态时，统治阶层却可以拿着车钥匙逃之夭夭，留下两手空空的下层社会背黑锅。

* * *

为什么"病毒式"一词不仅有助于描述八卦新闻和联网计算机里出现的问题，而且有助于理解资本主义接连不断创造出下层社会的方式？首先，无论公平与否，在我们的头脑中，病毒都已与非正常的性行为、静脉毒品注射、恶劣卫生条件和监禁紧密联系在一起。尽管真实病毒可以通过饮水、进食、触摸或呼吸空气等正常人类活动进行传播，但从历史意义来看，病毒从古至今始终与邪恶有着千丝万缕的联系。这种联系决定了我们讲述人类与病毒的故事的方式，而这些方式又反过来塑造我们应对病毒的医疗和政治手段。

虽然"病毒""细菌""寄生虫"这三个词经常在大众媒体和隐喻中互换使用，但三者并不都是一回事。早在20世纪病毒学这一医学领域发展之前的近千年时间里，"病毒"一词大多被用来泛指所有疾病或病症。它来源于拉丁语中的"virus"，指毒素、黏液或有害的植物汁液。它也是"有毒的"（virulent）一词的词根，近几个世纪以来，"virus"一直具有如下含义：病态的、坏的，或政治上不自由的。

从物质角度看，细菌比活细胞小，而病毒甚至比细菌更小。所有的病毒都是寄生虫，因为它们需要宿主才能生存，但并非所有的寄生虫都是微观的病毒。细菌可以在宿主体外繁殖，有些病毒尽管可以在宿主体外存活一段时间，但它们不能在宿主体外进行繁殖。

18世纪晚期，英国外科医生爱德华·詹纳（Edward Jenner）发明了天花疫苗，所以天花成了人类历史上唯一被根除的传染病。[13] 在1880年左右，法国生物学家路易·巴斯德（Louis Pasteur）发明了霍乱疫苗。但是两位研究人员都没能指出我们现在所理解的微观病毒是导致产生如此多生物活动的原因。直到1892年俄罗斯植物学家德米特里·伊万诺夫斯基（Dmitri Ivanovsky）在烟草病株上进行实验，科学家们才开始理解我们现在所认识的病毒。伊万诺夫斯基用其孔径小到足以保留住细菌的材料过滤病株的汁液；当过滤后的汁液被发现仍然具有传染性并可使其他植物患病时，他就知道还有比细菌更小的东西穿过了过滤器。[14] 当荷兰微生物学家马丁努斯·威廉·拜耶林克（Martinus Beijerinck）在1898年独立重新进行类似实验时，他将这种微观的病原体命名为"病毒"。[15]

078　　　　无论是就其字面意义还是就其内涵意义而言（如《寄生虫》中所见），资本主义体系捕食人类宿主并蚕食其能量。这一过程也为病毒侵入人体打开了大门。但是我们从小受到教化，有失公允地将病毒、毒力和病毒携带者混为一谈，认为这三者都具有毒性。想想看，在童话故事中，病毒往往昭示着邪恶。只消看看迪士尼1937年的第一部长篇动画电影《白雪公主和七个小矮人》（Snow White and the Seven Dwarfs）中侏儒、食人魔或女巫脸上的疣［由人乳头瘤病毒（HPV）引起］，一切就不言自明。同样，尽管世界上2/3的人患有疱疹，但关于单纯疱疹病毒（HSV）是由青少年滥交引起的笑话充斥于美国流行文化中。[16] 但是，我们不应对这些论述全盘接受，而应将其拆开。当我们牺牲了对人类完整人格的肯定，并以人类最为羞耻的生物特征来定义人类时，我们便创造了脆弱性，病毒利用这些脆弱性，可以创造出病毒下层社会。

　　一旦寄生性病毒钻入某个人的体内，那么有时它们可以轻而易举地实现人际传播。当病毒四处蔓延时，它们不仅伤害宿主本身，而且也会伤害该宿主社交网络中的每个人。这是资本主义制度的自然副产品，在资本主义体系中，剥削的另一面是依赖，这意味着体系中的每个人生死相依、命运与共，这一点在赚取最低工资的工人突然被重塑为"关键岗位工人"时变得愈发明显。在这样一个高度互联的世界里，即使是统治阶层顶层的首领也脆弱不堪，可能也会遭受病毒感染，正如美国前总统唐纳德·特朗普（Donald Trump）在现实生活中因新冠肺炎住院时所展示的那样。这就是这种病毒比其他病毒更让世界各地的统治阶层感到惶恐不安的原因：四处蔓延的新冠病毒如同星星之火点燃了在社会上已累积数十年的柴垛，那些统治者开始意识到病毒的燎原之势可能会伤及他们自身。

美国社会本可以通过全民医疗保健来分担健康风险。例如，美国本可以通过提供安全保障、住房保障及粮食安全保障等措施来分担新冠病毒造成的风险。亿万富豪阶层本可以分享他们所赚取的财富，而不是在 2020 年让自己更富，让工人更穷。但是，由于国家（受富豪控制并听命于他们）不想分担这一风险，其在很大程度上就将新冠风险甩给个人，由个人自担其责。

这并非资本主义的缺陷；这恰恰是资本主义的本质特征之一。

* * *

韩国和美国是在 2020 年 1 月 20 日记录首例新冠病例的。[17] 当时，未来何去何从，我们根本无法想象，以至于 2 月当我与首尔的旧爱交流《寄生虫》的观影心得时，我们甚至都没有讨论新冠病毒。

2 月 29 日，在韩国首例新冠病例出现仅 5 周后，也是电影《寄生虫》获得奥斯卡奖仅 3 周后，该国第一波新冠疫情达到高峰，当日确诊患者高达 909 例。[18] 截至 2020 年 7 月，韩国新冠死亡病例仅有 284 例，确诊病例总共约有 13000 例。[19] 与此同时，截至 2020 年 7 月，美国新冠病例每天以韩国总确诊数的 3 倍飞速增长（每日新增 40000 例），其累积新冠死亡人数高达约 13 万例。[20]

在疫情的最初几个月，韩国人受益于全民医疗保健系统（尽管大部分都是私有化和收费制的，但成本低廉）。与此同时，美国没有全民医保，而且其医保人员配置平台系统的成本非常高。在美国，数百万人在疫情中失业，同时也失去了医保，加入数百万一开始就从未获得过医保的人的行列。[21]

　　此外，正如我的作家朋友 E. 塔米·金（E. Tammy Kim）在《纽约时报》上所写的那样，韩国政府、企业和公民比美国更早集体佩戴口罩。[22] 正如他所报道的，韩国政府调集人力物力扩大口罩生产规模，并对其销售加以补贴，要求药店和邮局以适中的价格出售。在美国最初的两波新冠疫情中，根本没有发生过这种国家对口罩（或其他任何物资）的生产和销售进行干预的情况，所以在此期间亚马逊平台的销售利润飙升，关键疫情防护用品的价格哄抬现象基本没有受到任何监管，各州争先恐后竞价购入医疗设备，甚至特朗普政府都无能为力，只得叫停通过美国邮局向所有家庭分发 6.5 亿个口罩的计划。[23]（拜登政府起初也未采取这一计划，直到致命的德尔塔和奥密克戎毒株导致病例激增并夺去数以万计的生命后，才开始通过药店分发口罩。）美国的指导原则似乎是市场会拯救我们于水火。但事实并非如此，因为在美国个人主义的幌子下，新自由资本主义的组织方式往往是让穷人而不是国家为其所需买单（如疫情大流行中所需的口罩）。这样可以减少税收，并确保那些控制人们急需物资的私有企业（如亚马逊）可以赚取更多资本。但是，即使是在韩国这个宣称资本主义行之有效且民主开放的国家，在早期也成功地遏制了新冠疫情（而且死亡率一直远低于美国），在对其政治有利时，它也很容易将责任推到那些经济困顿、朝不保夕的人身上。为应对新冠感染率下降后的首次飙升，韩国媒体和政府官员盯上了去过暴发疫情的公共澡堂的同性恋者，并在该国极度恐同的文化背景下对他们进行无情揭露与抨击。[24] 2020 年 5 月，据查，韩国第二波新冠病毒感染源主要是首尔梨泰院（Itaewon）的一家同性恋俱乐部，两名来自该俱乐部的成员也曾光顾过一家同性恋澡堂。

很快，尽管同性恋俱乐部和公共澡堂很配合病毒追踪调查，但疫情的再次暴发还是被归咎于韩国同性恋者。由于病毒传播水平较低，而追踪水平又较高，此次聚集性疫情很快得到了控制。但其中一名病毒检测结果呈阳性的 25 岁男子因向当局撒谎而被捕。确切的指控是，尽管他对许多指控供认不讳，但他谎称自己是无业游民，而事实上，他是一名受雇的家庭教师。据《洛杉矶时报》的报道，该男子姓名不详，性取向也不为人知，但他似乎一直在财务上捉襟见肘；也许现实生活中的他就如电影《寄生虫》中化名"凯文"的基宇一样，生活极度依赖这份家教工作。也许该男子隐瞒某些信息是因为他不想让客户因他有传染病或是同性恋而解雇他。[25]

美国的关键岗位工人也面临相同处境。资本主义的一个荒谬讽刺之处在于：它全力集结社会中一切有利因素并牺牲其他一切来获利；但当穷人也这样做时，他们则会感到羞愧。如果一个无合法证件却在收割农作物（加工后供居家安心工作的人所食用）的工人因感染病毒而发烧，他们该怎么办呢？也待在家里吗？当他们没有资格得到政府资助并面临驱逐的时候又该如何是好呢？他们会因带病上岗，以避免其孩子忍饥挨饿而遭到批判吗？

这位韩国家教可能也面临类似的困境。在监狱等待审判 6 个月之后，他因向病毒溯源工作人员撒谎而被定罪。据半岛电视台（Al Jazeera）的报道，法院裁定他对 80 例新冠感染病例负有责任，并判其加刑两年的监禁。[26]与对待新冠病毒和美国对待艾滋病病毒一样，韩国也起诉艾滋病患者，不过此类事件鲜有发生。[27] 但当 1987 年《艾滋病预防法案》被韩国援引时，其最高量刑仅为 3 年监禁。[28]

我从未踏足韩国，更别说踏进某人因传播病毒而被起诉的韩国法庭。但在 2015 年，我在美国从头到尾旁听了一场法庭审判，在美国，传播艾滋病病毒者可能会被判终身监禁。这次法庭经历让我明白：虽然韩国和美国都利用法律和秩序制造出一个病毒下层社会，但就其残酷性而言，前者远不及后者。

第二幕

法律与秩序

亚伦双手按在一只活山羊头上，口中忏悔着以色列人的一切邪恶、越矩和罪孽，并将其置于羊头，再由专人将山羊送到荒郊野外。山羊身负以色列人的所有罪恶，在贫瘠之地得到释放，重获自由。

——《利未记》（*Leviticus*）

第 16 章，第 21~22 页

04
有罪推定
法律

2015 年 5 月，迈克尔·约翰逊在狱中被关押一年半后，终于要上法庭接受审判了。

预审前，迈克尔·约翰逊被带上法庭，当庭主审法官是乔恩·坎宁安。不久，他的手铐被取下。接着，所有陪审员列队进入法庭并候选进入陪审团。与我们初次见面时不同的是，他没穿那件宽大的橙色连身裤，而是身着一件亮蓝色正装衬衫，配上一条干净的红领带，这完美勾勒出他健壮的运动员身材。

约翰逊之所以吃上官司是因为他将艾滋病病毒传染给两名男性，并"不计后果"地让另外四人暴露于感染艾滋病病毒的风险之中。根据密苏里州法律，即使艾滋病病毒携带者采取了安全的性行为措施，他们也必须告知其性伴侣自身患艾的事实。在新冠疫情大流行初期，从关于纽约警察局逮捕病毒携带者的疯传视频中可以看到，[1]因未进行社交隔离或未佩戴口罩而遭到警察暴力殴打的绝大部分受害者都是黑人和棕色人种。[2]而早在此事发生的 5 年之前，密苏里州诉迈克尔·L. 约翰逊一案是美国最引人注目的、与病原体相关的起诉案件。约翰逊被指控不仅隐瞒自己的患艾事实，而且还故意对其性伴侣撒谎，告诉他们自己艾滋病病毒检测结果呈阴性，与对方进行检察官所指控的最"危险的"性行为。

此案中的病毒传播的特殊模式令许多人惶恐不安，但密苏里州诉约翰逊一案却阐明了一个病毒学的残酷事实：病毒传播方式杂乱无章。当病毒钻入人体细胞后不断复制，并通过气体、固体或液体等媒介（如呼吸、精液、粪便、母乳、血液、皮肤或阴道分泌物）侵入其他人的身体时，疾病便开始在人与人之间传播。有些传播模式需要当事人主动参与（如性行为），有些则是被动同意（如握手），还有的是自发行为（如呼吸）。尽管有些模式让人难以启齿，但病毒大多是通过正常生命活动在人与人之间传播的——父母与婴孩血脉赓续之时，忠诚友人拥抱之时，虔诚信徒一起祈祷之时，亲密恋人水乳交融之时，素昧平生之人被蚊蝇先后叮咬之时。

病毒提醒我们，人类并不是独立个体，而且，病毒的穿透力远比我们想象中的更强大。因此，试图通过惩罚性法律来阻止病毒传播是徒劳无效的。然而，法律一直是国家抗击病毒的主要手段。

"几个世纪以来，"我的社会学家朋友特雷弗·霍普（Trevor Hoppe）曾写道，"隔离检疫是公共卫生工作中抗击瘟疫和西班牙流感等灾害的主要手段"，而违反这一规定的惩罚措施可能十分严苛。[3]正如法国哲学家米歇尔·福柯（Michel Foucault）在谈及 17 世纪欧洲的瘟疫时所写的那样，违反"禁止离开这座城市"的禁令可能会招致"被处死"的后果。[4]

在疫苗问世之前的新冠疫情大流行期间，隔离检疫措施在全球得到了广泛应用。但正如特雷弗指出的那样，在大多数情况下，随着"营养及卫生条件大幅改善，以及疫苗、抗生素和新疗法的出现，曾经造成数百万人死亡或致残的疾病（如脊髓灰质炎和天花）被有效消灭了"，滥用隔离检疫措施的现象在历史上基本消失了。"在此背景下，20 世纪中叶的公共卫生工作者们开始将隔离检疫和强制公共卫生策略视为明日黄花。"[5]

但当代公共卫生法律，尤其是北美的法律，并未成为紧急情况下的最后一根救命稻草，反而成为用来惩罚病人、污名化少数族裔和粉饰优生优育政策的手段。20 世纪初，玛丽·马伦（Mary Mallon），常被蔑称为"伤寒玛丽"（Typhoid Mary），作为无症状伤寒病菌携带者而受到 26 年多的隔离监禁；她被监禁的部分原因是：她既是单身女性又是爱尔兰移民，这两个身份足以让统治阶层闻之色变。[6]同样，19 世纪末，人们对旧金山黑死病的恐惧导致该市将唐人街进行隔离。一个世纪后，美国国家公园管理局承认，这"更多的是基于中国人可能携带疾病的刻板种族主义印象，而不是基于有关黑死病的实际证据"。[7]不仅如此，这还为 1882 年排华法案延期数十年的行径提供了理由，该法案禁止大多数在美工作的中国男性携其家人赴美（而且，该法案与反异族通婚法相结合，禁止中国工人生养后代）。尽管大约 75 个国家制定了针对艾滋病病毒的法律，但全球艾滋病与法律委员会（Global Commission on HIV and the Law）的一份工作文件指出："确切地说，加拿大和美国因感染和传播艾滋病病毒而被定罪的人数（其中少数族裔占比惊人，尤其是非裔和非裔加勒比人）超过世界上所有其他国家相应人数的总和。"[8]

为应对病毒，法律不仅试图控制疾病，还在法庭上扭曲公众对科学本身的认识。而且在法律的重压下，审判结果可能会使某些有害公共健康及毫无科学道理可言的观念——那些创造和延续病毒下层社会的观念——合法化。

* * *

在约翰逊受审前几天，律师曾试图与他商讨一份认罪协议，却遭到这位 23 岁青年的拒绝，即使一位朋友去监狱探望并苦口婆心地劝导他重新考虑此事，尽管约翰逊说由于其艾滋病患者身份已被单独监禁了数月，连教堂仪式也不被允许参加，他仍然没有改变主意。他说，他是无辜的，并对美国刑事司法公正有足够信心。但从之前的数据来看，他被判无罪的可能性很小。虽然当时密苏里州的相关数据少之又少，但约翰逊受审的那一年，加州大学洛杉矶分校法学院的威廉姆斯研究所（Williams Institute at the UCLA School of Law）分析了加州法院审理的390 起艾滋病病毒相关案件，其中 389 起案件中的嫌疑人被定罪，定罪率为 99.74%。[9]

在候选陪审员进入法庭之前，我在法庭后面找了一个位置坐下，并打开我的笔记本电脑（这是法庭允许的，但法庭禁止录音），然后开始做笔记。检察官菲利普·格罗恩韦格（Philip Groenweghe）对乔恩·坎宁安法官发表讲话。巧合的是，坎宁安法官正是我以前在等待采访约翰逊时曾旁听过的许多毒品案的主审法官。审判一开始，约翰逊就被推定有罪，而且奇怪的是，我也被推定有罪。

格罗恩韦格检察官告诉法官说："从我读到的一些所谓记者的文章来看，其实他们更多是一些积极分子，他们当然有权在此，但我担心他们会小声发表言论，如果他们与陪审员坐在一起，我永远不会知道他们是否做出过这些评论。"[10]他还补充道，"坦白来讲，我完全不能理解为什么有人想看陪审团成员的遴选过程"。然后，他要求法官先发制人地对我进行警告。

但坎宁安法官并未特意对我进行警告，而是通情达理地说，"不管你是不是媒体人，在庭审过程中，我只想确保你不要在陪审员可能听到的地方谈论本案"。不过，检察官的要求对我来说无异于威胁恐吓。从那时起，在长达一周的审判之后几年的多次听证过程中，同一名法警在法庭上自始至终全神贯注地盯着我，手不离枪，目不斜视。法庭工作人员视我这个"所谓的记者"为眼中钉（我后来被迫起诉法庭以获得公开文件），因此我开始觉得，密苏里州诉约翰逊一案仿佛也在审判我这个爱管闲事的黑人同性恋。

同时，约翰逊对那天上午庭审中即将发生的一切多少有些预感。开始遴选陪审员时，显而易见的是没人站出来支持他。他的亲生母亲也未出席——她来得很晚并在审判结束前就离开了——那天上午约翰逊的唯一支持者只有其公设辩护人希瑟·多诺万，这是一位穿着灰色西装的娇小白人女子。当她初次站在候选陪审员面前时，她告诉他们，"逮捕只是一种指控。那么，在座各位是否明白，在密苏里州还未出示任何证据的情况下，如果我们现在进行投票表决，所有人都会认为约翰逊先生有罪，有人对此观点持有异议吗？”

法庭上一片哗然。

“对不起，是无罪。”多诺万改口道。

但损害已经造成了。这 51 位候选陪审员一致认为，即使是约翰逊自己的律师，也不认为他在被证明有罪之前应被视为无罪。

在接下来的 5 天里，包括约翰逊的性伴侣、警察、医学专家以及约翰逊本人纷纷出庭作证，上演了一出法庭闹剧。从表面看，这是一名咄咄逼人的检察官与一名倒霉的公设辩护人展开的斗争，但从更深层次的意义上说，这是约翰逊与美国根深蒂固的种族和性观念的相互对立。据他的性伴侣的描述，约翰逊的性器“粗大”，所以戴安全套“太紧”。警方报告和后来证人的陈词对其性器也进行了异常生动甚至近乎荒谬的详细描述。甚至还在陪审员面前展示了约翰逊与其性伴侣的性爱录像带中性器官的静止画面。

同样重要的是，密苏里州诉约翰逊一案还展示了法律如何在法庭上扭曲有关病毒的科学知识，并在更广泛的社会中扭曲对病毒学（以及病毒携带者）的科学理解。这正是活动家肖恩·斯特鲁布最初构想“病毒下层社会”一词的初衷。

肖恩曾告诉我说，他对艾滋病病毒刑事定罪感到担忧的主要原因是，这意味着“政府正在根据一项无法改变的特征来制定一项与众不同的法律”，这将使艾滋病病毒携带者降为二等公民。从书面看，美国法律一般不会明文歧视人们无法改变的某些事物，比如种族。但是艾滋病病毒携带者，包括出生时就携带病毒的儿童却永远受到明确的法律歧视。在《平价医疗法案》（Afford Care Act）禁止这种做法之前，医疗保险法使身患多种疾病者受到外界歧视，并拒绝为其承保。

请想想，密苏里州的艾滋病法允许将美国艾滋病病毒法律和政策中心（HIV Center on Law and Policy）所述"没有或可忽略的艾滋病病毒传播风险如吐痰和咬人"的行为作为重罪进行起诉，最高可判处 15 年监禁。[11] 同时，密苏里州的法律也未考虑到正在接受药物治疗且检测不到病毒载量的艾滋病病毒携带者不会将病毒传播给他人这种情况。

然而，尽管上述皆不属实，但当检察官能以暴露艾滋病病毒为由将某人定罪时，法律就会引导公众相信艾滋病患者随地吐痰确实会传播艾滋病病毒，服药患者也可能传播病毒，也使公众坚信艾滋病患者对社会构成潜在危险。而且，这反过来又会影响公众舆论、未来立法以及获得资助的医疗政策的种类。

* * *

在密苏里州诉约翰逊一案的 51 名候选陪审员中，只有 1 名是非白人（1 名退休的非裔美国女护士），并且所有人都是异性恋者。大多数人看起来 50 多岁或年龄更长。

在法庭询问过程中，大约一半的候选陪审员说同性恋是一种"个人选择"，而只有 1/3 的人认为同性恋"不是罪过"。

所有候选陪审员都表示未感染过艾滋病病毒，并一致认为，如果艾滋病病毒携带者不告诉其性伴侣自身患艾的事实，就应受到起诉。

所有人都表示对警察非常信任，尽管数月前在 30 英里之外爆发了弗格森骚乱，当时达伦·威尔逊枪杀迈克·布朗的事件暴露了执法部门的系统性种族主义。

091　　　纵观全美国，即使是白人也在质疑警察在社会中的作用，然而陪审团中的每个成员都信誓旦旦表示他们信任警察。很难想象这些观点不会影响他们对待警方证词的方式，也很难想象与其相反观点（对执法的正常怀疑）能适当影响陪审员的审议。

　　检察官格罗恩韦格和约翰逊的辩护人多诺万之间的差异显而易见。大多数时候，格罗恩韦格口若悬河，甚至无须借助任何笔记。他在法庭上走来走去，甚至从不征得同意就随意靠近法官席。在跟陪审员对话时，他会降低声调，让自己的话听起来合情合理；但面对证人，他有时会大喊大叫，甚至用手指戳他们。

　　相比之下，看上去比格罗恩韦格年轻很多的多诺万战战兢兢，紧握笔记本的手都在颤抖。她会按照惯例请求坎宁安法官允许后再接近法官席。开口说话时，她经常磕磕巴巴。

　　自始至终，格罗恩韦格都得到詹妮弗·巴特利特（Jennifer Bartlett）律师和如影随形的律师助理的支持，还有四五名警探、助理、专家和一名受害者辩护人轮流坐在他们身后的第一个长凳上提供支持。格罗恩韦格的上司是圣查尔斯检察官蒂莫西·洛马尔（Timothy Lohmar），他是一名共和党人，也是当地政坛上的后起之秀；其父就是前任法官，有一天，审判因其父葬礼而休庭。

　　相比之下，公设辩护人多诺万则显得形单影只，每天只有一名助手来法庭一两次花几分钟时间送文件——委托人约翰逊有时也会出庭，但他常常不受多诺万待见，甚至在被带进法庭时多诺万经常都不跟他打招呼。

　　格罗恩韦格将他不满意的候选陪审员一一剔除并对其他陪审员警告

道："在接下来的审判过程中，将会涉及有关射精、男同性恋性行为等公开露骨的话题讨论。"他想了解这样的话题是否会刺激候选陪审员敏感的神经。格罗恩韦格引用圣经和教皇的话，如"为恶者应灭亡"（《罗马书》6：23），并反复询问候选陪审员一些无法直接问黑人的有关同性恋的问题，然后得到了各种偏执的回答。"我觉得这有点恶心。"一名候选陪审员在被问及他对此案的了解时如是说，后来他因酒驾罪而被取消了陪审员资格。

　　在这场审判的数月后，格罗恩韦格告诉我，他一直试图剔除候选陪审员中的任何反同性恋者，但明确拒绝恐同症的年轻候选陪审员全未进入该案的陪审团。在实际审判过程中，当格罗恩韦格描述同性恋者的"生活方式"时，他面红颈赤，光秃秃的头顶也一下子变得通红。当谈到艾滋病病毒和同性恋性行为等话题时，在格罗恩韦格说出精液、血液和黏膜等词（指病原体在体内常常复制传播的地方）后，他看起来明显地不快和厌恶。[12]但在挑选陪审员的过程中，他相对镇定地喋喋不休了近两个小时，构建了他希望最终陪审团全盘接受的中心论点：如果艾滋病患者未告知其性伴侣自身患艾的事实，即使其性伴侣没有主动询问，也构成犯罪。

　　多诺万在挑选陪审员的过程中只讲了大约 10 分钟，其间很少提到偏见和种族主义，当她询问候选陪审员是否忌讳听到跨种族同性恋性行为时也如此。但是，在传唤证人之前，恐同症对法律根深蒂固的影响是显而易见的。当时，同性婚姻在圣查尔斯仍然不合法，候选陪审员可以自由公开表达他们对同性恋的厌恶。密苏里州的法律使最有可能受艾滋病病毒影响的人（黑人、同性恋者或兼具以上两种身份的人）最有可能因此受到指责。

* * *

　　审判伊始，密苏里州诉迈克尔·L.约翰逊一案很明显不是"一对一"，而是"一对多"的案件。约翰逊的 6 个性伴侣在证人席上异口同声地称，在他们与约翰逊上床之前，就曾问过约翰逊是否"干净"或染病，并且约翰逊都向他们保证过自己是"干净的"且未染疾病。

093 　　但他们的证词时而与其最初告知警察的内容相矛盾，有时甚至是在关键问题方面。多诺万在法庭交叉盘问环节并未提及上述矛盾之处，因此陪审团对此毫不知情；而当她提及这些矛盾之处时，她经常遭到驳回。就像密苏里州许多依赖公设辩护人的委托人（涉嫌传播疾病或其他方面的犯罪）一样，约翰逊也被该州立法机构列为败诉案件的被告。密苏里州法院委派律师的平均支出在美国 50 个州中排名倒数第二（每起案件的支出仅有微不足道的 325.31 美元）。[13] 美国密苏里州公民自由联盟（American Civil Liberties Union of Missouri）于 2018 年因公众辩护资金不足起诉过该州。

　　即使原告的证词并无自相矛盾之处，这也揭示出：在约会过程中以及令病毒可以在人与人之间传播的亲密空间中，他们所做出的决定是复杂含糊的。约翰逊的性伴侣都表示性行为是自愿的——他们主动发生可能传播艾滋病病毒的性行为——然而，他们却经常以被动者的口吻来描述他们曾与约翰逊发生过的无保护性行为，就好像他们对这一决定的做出毫无责任一样。

　　年轻白人男子迪伦·金－莱蒙斯（Dylan King-Lemons）是首位对

约翰逊提出指控的人，促使检方开始搜寻其他潜在受害者。金－莱蒙斯的指控最严厉：约翰逊不仅让他暴露在艾滋病病毒之下，而且事实上还让他染上了艾滋病。金－莱蒙斯作证说，他与约翰逊的性关系始于2013 年 1 月，当时他们都在林登伍德大学就读。金－莱蒙斯说，他定期接受艾滋病病毒检测，他常常会问他的性伴侣是否艾滋病病毒检测结果呈阳性，并且他事前曾要求约翰逊使用安全套。

但他证实，约翰逊曾告诉他，自己艾滋病病毒检测结果呈阴性，并且安全套"太小太紧"，还说"没有适合他的尺寸"。因此，金－莱蒙斯说，约翰逊同意以"传统女性角色"与他进行无保护性行为。

大约两周后，金－莱蒙斯又作证表示，他因严重胃痛而去慈善医院（Mercy Hospital）就诊，其主治医生是非裔美国人奥塔·迈尔斯（Otha Myles）。根据两人的证词，金－莱蒙斯曾住院两次，共计 14 天，最终被诊断患有淋病和艾滋病。

他还经历了"艾滋病流感"，这是一种症状类似流感的疾病，有时会在感染艾滋病病毒后不久发生，此时，人体免疫系统开始启动免疫应答。（人们接种疫苗时也会发生类似的情况；身体可能会出现类似流感的症状，因为它会对刚刚感染的麻疹、破伤风或新冠病毒做出免疫反应。）金－莱蒙斯身患"艾滋病流感"的时间节点，以及他和约翰逊都患有淋病的事实，都间接证明金－莱蒙斯的诊断结果与约翰逊息息相关。

但并未进行病毒基因指纹分析等任何科学测试，以确定金－莱蒙斯的艾滋病毒株是否与约翰逊的吻合。这一点事关重大，因为约翰逊面临终身监禁的可能性，这一罪行判决与谋杀罪判决类似，通常都要进行基因指纹分析。基因指纹技术已用于其他艾滋病病毒案件，且基因测序经常用于研究各种传染病的谱系与暴发。这种基因测序的方法在破解新冠病毒的传播模式上卓有成效。

格罗恩韦格在法庭公开陈述中表示，金－莱蒙斯知道约翰逊必定是感染他的罪魁祸首，因为约翰逊是近11个月里唯一一个与金－莱蒙斯发生性行为的人。在证人席上，金－莱蒙斯也作证说，他近一年未与其他任何人发生过性行为。但这与他首次报警时告诉警察的却完全不一样。金－莱蒙斯拒绝向我就此（或任何其他事情）发表评论。他的说辞让人倍感熟悉，也是我多年在报道病毒的过程中发现的一种套路：从普通感冒到新冠肺炎，人们有种不可思议的能力，能够确切无疑地甄别出感染他们的元凶。即使他们会与陌生人遇见成百上千次，其中任何一次都可能使其感染病毒，他们也往往会非常精确地将感染范围缩小到某一次接触，即使这种精确锁定与他们报告的其他事情不一致。在我看来，无论精确与否，这都会助长疾病法加强惩戒病毒传播者的欲望。

在多诺万进行法庭交叉盘问的过程中，她并未就金－莱蒙斯的出庭证词和他最初报警时言辞的矛盾之处向其施压——这种自相矛盾会使金－莱蒙斯的可信度大打折扣，并可对约翰逊就是感染金－莱蒙斯的元凶这一指控进行致命一击。法庭上，多诺万也没有指出检方未提供任何科学证据证明金－莱蒙斯和约翰逊的艾滋病毒株匹配。

警方报告中的一段陈词表明，金－莱蒙斯似乎担心形势逆转，即他可能会从原告变为被告。[14]在审判过程中，金－莱蒙斯作证说，他当时已与一名艾滋病病毒检测结果呈阴性的男人订婚，由于害怕艾滋病病毒传播，他们从未发生过性行为，更不用说使用安全套了。金－莱蒙斯还作证说，由于没有医疗保险，住院治疗使他身负数十万美元的债务，无可奈何之下，他只得宣布破产。破产记录是公开透明的，我在网上法院数据库中进行了详细搜索，然而并未发现金－莱蒙斯申请破产的记录。（后来当我向格罗恩韦格询问此事时，他说他"没有查过破产记录"，只是采信了金－莱蒙斯的言辞。）

金－莱蒙斯的证词证明了一个延续至今的关于美国医疗保健的神话和可悲现实。首先，它肯定了艾滋病病毒感染者不能拥有健康性生活的观点，这是不正确的；已经使用了几十年的抗逆转录病毒药物使艾滋病病毒感染者体内的病毒无法被检测和传播（"U=U"）。自 20 世纪 90 年代中期以来，抗艾滋病病毒药物已经能够抑制病毒载量，从而使艾滋病患者无法将病毒传播给其他人。[15] 其次，不管金－莱蒙斯的说辞听起来多么无懈可击，其面临破产的说法揭示了针对疾病的起诉是如何与逐利性的医疗保健系统纠缠不清的。如果人们不担心被账单压垮，他们就不太可能通过诉讼进行报复。

继金－莱蒙斯之后，又有一连串证人出庭作证，他们都在某种程度上对约翰逊进行谴责，但许多人的陈词与他们早先发表的声明矛盾，并且所有人都表示要证明病毒传染并非易事。证人中有位叫安德鲁·特赖恩（Andrew Tryon）的金发男子，他高大瘦削，是林登伍德大学的啦啦队队长，曾在自愿的情况下拍摄了与约翰逊的性爱录像（其截图照片被打印出来并分发给陪审团成员）。特赖恩还在证人席上作证说，他与约翰逊发生的性接触与录像显示的相符，但在其最初的报案记录中，特赖恩描述说他与约翰逊曾在 3 个不同场合发生过性关系，但这 3 次都与录像所示不相符。

但约翰逊性伴侣证言的可信度却并未通过庭审核实——不管他们是否可能通过其他性接触而染艾，他们关于约翰逊的陈词是否可信，就连他们是否对你情我愿的性行为负有责任也只字未提。格罗恩韦格自始至终聚焦于同一话题：约翰逊是否将患艾事实告知其性伴侣。

在证人席上，许多医生和医学专家提供了明显对约翰逊不利的证据。比如，约翰逊在与指控他的 6 名性伴侣发生性关系之前已检测出艾滋病病毒；此外，他至少曾接受过 3 次淋病治疗；再如，他被告知过隐瞒患艾事实会构成重罪。但当两位专家试图证明艾滋病是一种可控疾病时——目前的治疗方法可使艾滋病病毒携带者的寿命几乎与正常人相当——格罗恩韦格表示强烈反对。他之所以反对，是因为他在设法隐瞒一个关键事实：约翰逊是因为违反密苏里州于 1988 年颁布的艾滋病法而惹上官司的，然而 2015 年的艾滋病与 1988 年颁布艾滋病法时完全不同，已不再代表死亡。

* * *

金－莱蒙斯的主治医生奥塔·迈尔斯为控方作证时称艾滋病是一种"绝症"。但辩方的医学证人，加州大学洛杉矶分校医学院（UCLA Medical School）的大卫·哈迪博士（Dr. David Hardy）以及供职于圣路易斯华盛顿大学（Washington University in St. Louis）和巴恩斯医院的鲁帕·帕特尔博士（Dr. Rupa Patel）则对该说法强烈驳斥，并认为如果治疗得当，艾滋病并非"绝症"。[16]

帕特尔供职的医院就是罗伯特·雷福德接受治疗的医院。罗伯特·雷福德在 20 世纪 60 年代患上一种神秘癌症，于是进入该院治疗，并死于现在人们所说的艾滋病这种疾病。帕特尔作证说，大多数人之所以害怕艾滋病，是因为 20 世纪 80 年代对艾滋病病毒的污名化以及他们谈艾色变的经验教训。她说，如果治疗得当——感染者只需每天服药一丸——他们的寿命就与常人无异。她还补充说，部分病人仅需每 6~12 个月复诊一次即可。

同为艾滋病专家，帕特尔和哈迪的观点一致。2013 年的一项研究估计，在美国或加拿大，一名 20 岁时染艾后接受治疗的感染者"有望活到 70 多岁，这很接近常人的预期寿命"。[17] 作为专业人士，帕特尔和哈迪一致认为，即便是约翰逊将艾滋病传染给了金 - 莱蒙斯，这也只是传播一种可治疗的疾病罢了，患艾滋病绝不等于死亡判决。

在这毫无争议的医学现实面前，为何 1988 年颁布的密苏里州艾滋病法至今仍然有效？这是因为法律体现了我们社会的价值观，并且我们社会的价值取向是：不仅要将某些人打入病毒下层社会，而且还要对他们进行不必要的恶毒惩罚。如果种族批判理论可以帮助我们理解法律如何制造种族差异，那么病毒下层社会理论就可以帮助我们了解法律本身如何因病原体而产生非正当的不平等现象。1988 年密苏里州艾滋病法可能早已过时且缺乏科学性。尽管如此，让像格罗恩韦格（及其民选上司蒂莫西·洛马尔）这样的检察官对犯罪采取强硬态度还是具有一定社会价值的。这就允许刑事司法系统粗暴地进行无效疾病管理，目的无非是让监狱尽可能多地吞噬过剩资源（和人员），而在此过程中人与人的健康差异便随之产生。

帕特尔试图将艾滋病与其他慢性疾病进行比较，例如，她认为艾滋病比糖尿病更易治疗。但格罗恩韦格在征得法官同意后打断了她，反对她试图往非是即否的问句中添加未经控方律师认可的信息。接着，在交叉盘问过程中，格罗恩韦格对帕特尔发起口头攻击，对她怒斥道，"作为一名科学家和医生"，她没有做好自己的工作。他还要求帕特尔说，她究竟在为谁工作——是付钱给她的公设辩护人还是科学事实？格罗恩韦格指出帕特尔医生未曾亲自对约翰逊进行体检，并指控她没有查看过被告的所有医疗记录。

最终，他将满腔怒火瞄准了公设辩护人本人，指控多诺万向她的证人隐瞒了信息。多诺万大声反对，称她很"讨厌"格罗恩韦格的指控。坎宁安法官要求律师各归原位。从大约 20 英尺远的地方，我能听到多诺万向法官哭诉她正尽其所能做好自己的本职工作，而且她认为格罗恩韦格是在对她进行人身攻击。她泣不成声，然后大声嚷道："过几分钟你们开始重审此案吧，因为我不够格参与！"说罢，多诺万怒火中烧地冲出法庭，留下证人席上一脸难以置信的帕特尔博士和被告席上孤身一人、不知所措的约翰逊。

多诺万回到法庭，依然双眼红肿，于是法警给她递上纸巾，然后她又出去了。法官宣布休庭 15 分钟，而休庭持续了将近一个钟头，直到多诺万最后回到法庭。

* * *

在庭审最后一日，约翰逊当庭为自己进行辩护。他描述说，自己患有阅读障碍症，所以读写能力差。多诺万问他是如何进入大学的，意欲让他解释获得体育奖学金一事，约翰逊却回答说，他是乘坐公共汽车进入林登伍德大学的。（这些年来，我发现此处对话细节无异于一场罗夏墨迹测试[*]：有人因约翰逊的肤浅回答而窃笑；有人会因其没有私人汽车而产生阶级偏见；还有人认为该回答表明约翰逊完全不了解情况，因而他根本无权为自己辩护。）

099

约翰逊冷静、慎重、缓慢地为自己作证说，在与 6 位性伴侣发生性关系之前，他已向每位性伴侣透露过自己的艾滋病患者身份，他也清晰记得自己曾这样做过。随后，格罗恩韦格播放了约翰逊在监狱里与梅雷迪斯·罗文（Meredith Rowan）通话的录音带。¹⁸ 约翰逊与罗文的继子一起踢足球时，罗文与他一见如故，然后两人的关系便越走越近。由于陪审员和我都不知道此事，也听不到录音带内容，多诺万反对将这些通话记录作为庭审证据。她认为，控方违反了证据披露的规定，在庭审首日给她超过 24 个小时的录音材料，使她无法充分了解这些对她的当事人不利的证据并准备好为其进行辩护。但坎宁安法官驳回了她的辩护请求。

在录音带里，约翰逊对罗文说，有些事情一言难尽。这段录音很短，内容也含糊不清。但格罗恩韦格说，通话的内容是关于公开艾滋病病毒感染者身份有多难的。（后来罗文和约翰逊告诉我，录音中约翰逊说的是公开他的同性恋身份，但约翰逊却并未当场就此对格罗恩韦格提出异议。）

格罗恩韦格还在现场播放了一段录音，这段录音是约翰逊与其高中摔跤教练的谈话，约翰逊在录音中承认，他只是"相当确信"已向性伴

---

*　由瑞士精神科医生、精神病学家罗夏（Hermann Rorschach）创立，国外有时称罗夏墨迹（Inkblot）测验，或罗夏技术，或简称罗夏。罗夏墨迹测试因利用墨渍图版而又被称为墨渍图测验，现在已经被世界各国广泛使用。罗夏墨迹测试是最著名的投射法人格测验。——译者注

侣透露过自己的艾滋病状况。这段录音让约翰逊十分诧异。

在密苏里州诉约翰逊案的最后一个陪审团日，格罗恩韦格自始至终面露微笑，他的成年子女也特意前来观看其总结陈词环节。当他简要陈述一个又一个削弱约翰逊信誉的证据时，他神情欣喜。而且他警告陪审员，因为约翰逊携带一张"掺着淋病色彩的艾滋病病毒"的"名片"漫游世界十分危险，他们有必要将约翰逊定罪并永远关起来，以保护公众免受约翰逊的伤害。但这种做法不仅会激起人们对约翰逊个人的恐惧，也会引发公众对性传播感染者的恐惧。

多诺万在自己的总结陈词中重申，她的当事人已证实，事先告知过其性伴侣自己艾滋病病毒检测结果呈阳性，而且，她还提出了在庭审交叉盘问过程中没能提及的一些观点。对于针对当事人最严厉的艾滋病病毒传播指控，她强调指出，金 - 莱蒙斯在证人席上的证词与之前的陈述相矛盾，并指出他篡改了接受艾滋病病毒检测的日期——她说，所有这些都"不禁让人怀疑金 - 莱蒙斯感染艾滋病病毒的时间节点及导致其感染的罪魁祸首"。多诺万说，他甚至在告诉当局唯一的性伴侣不是约翰逊之后一年多才向警方报案。

那天傍晚，就在法庭总结陈词结束大约两个小时后，陪审员们表示他们已做出结论，一致认定约翰逊犯有以下两种罪行：一是不计后果地将艾滋病病毒传播给金 - 莱蒙斯，二是使其他提出指控的 5 名男子中的 4 人暴露（或试图让其暴露）于感染艾滋病病毒的风险中。

次日上午，陪审团针对该案的各项证据举行听证会，并讨论对约翰逊的最终量刑。仅就传播艾滋病病毒罪的量刑而言，根据法律，最低刑期为 10 年，而最高刑期为"30 年至终身监禁"。

迪伦·金－莱蒙斯的母亲克里斯汀·金－莱蒙斯（Christine King-Lemons）在法庭宣判前为控方作证，她提请陪审团判处约翰逊终身监禁。"我儿子迪伦的诊断结果无异于终身不得假释的无期徒刑。"她哭诉道。事实上，她儿子通过服药完全可以继续正常生活。而她却接着说："所以我想请问在座各位：难道迈克尔·约翰逊的刑期应比我儿子的更短吗？"

最终，格罗恩韦格背弃了自己的证人，他称约翰逊的指控者们"淫乱不堪"。（甚至他们中的一些人也属于病毒下层社会。尽管金－莱蒙斯站出来对约翰逊提出指控，后来部分指控者却告诉我，他们根本不想这样做，只是迫于州检察官的压力才无奈而为之，最终却未曾料到会遭到检察官的背叛。）格罗恩韦格双手插兜，目光低垂，并告诉陪审团，对于这些年轻的同性恋男子的"生活方式我无法理解，我们许多人也无法理解"。但是，他说，立法者制定艾滋病病毒刑事定罪法律并不仅仅是为了保护这些年轻人，也是为了保护公众健康，包括陪审员们的健康。

格罗恩韦格说，这起案件与他职业生涯中参与审讯过的谋杀案相比，其严重性有过之而无不及：用枪或刀杀人后，谋杀行为就终止了；但通过约翰逊传播的艾滋病病毒仍可在数年内置人于死地。他说，艾滋病病毒"可能没有思想，但它却有一个日程表，其目的十分简单：尽可能多地复制自己，然后再尽可能多地感染人类"。他说，在这方面，迈克尔·约翰逊无疑是"最合适的宿主"，因为他通过"接二连三地与不同年轻人"发生性关系，助力了病毒的快速传播。艾滋病病毒最终可能会杀死一个"从未听说过'老虎曼丁哥'或者甚至都不是同性恋"的人，比如，他说，"冤死者"中就包含因不想让妻子发现其与约翰逊发生过性关系而未提出起诉的人。在我看来，这意味着，同性恋者患病或者早逝也许是咎由自取，而维护公平正义的陪审员在法庭上所代表的奉公守法的非同性恋公民却不该因此受到伤害。然而这种法律手段无助于维护公共健康。要想降低更广泛社会中的传染病发病率，应增进病毒下层社会的福祉，而并非简单地寄希望于将最有可能被感染的人关押隔离（或者让他们逐渐消失）。

当陪审团中途退庭去商议判决细节时，法庭观众席上唯——次座无虚席。格罗恩韦格的上司蒂莫西·洛马尔也前来观看，此时他嘴里正啜饮着健怡可乐。在旁听席上，我感受到了恐怖但却喜庆的私刑野餐会氛围。罗文并未出席，因为她不得不回到印第安纳波利斯照顾孩子；甚至连约翰逊的母亲也未出席，她与罗文一起搭便车返回了印第安纳州的家中。除了约翰逊的律师和我，完全了解约翰逊并想亲眼看到法庭判决的人还有金伯·马利特（Kimber Mallett），他是大约两年前约翰逊被捕时所在课堂上的教授。

大约一个小时后，陪审团才做出最终裁定，最后一次，他们列队入场，旁听席上的观众也纷纷起立，热烘烘的法庭上可听到有几人在大哭或抽泣，其中还包括陪审团的女团长。当坎宁安法官当庭宣读陪审团以传播艾滋病病毒罪判处约翰逊 30 年监禁时，法庭上有人倒抽了一口气。接着，当他宣布约翰逊因三项使人暴露于感染艾滋病病毒风险中的罪名和一项试图使他人暴露于感染艾滋病病毒的风险中的罪名而被追加 30.5 年的刑期时，全场顿时鸦雀无声。如果法官判令约翰逊连续服刑的话，他将在狱中服刑 60.5 年，那么约翰逊刑满释放时就将年过八旬。

在结案后的一次采访中，格罗恩韦格说陪审团的裁决（一项罪名不成立，但所有其他罪名均成立）"表明他们是公平的"。

他补充道，"我认为这显示了他们对公共卫生问题的高度重视"。他还说，认为艾滋病不是绝症"愚蠢至极"。虽然他承认，艾滋病可以"控制"，但"无法治愈"。

格罗恩韦格也驳斥了任何关于种族偏见的说法。他解释说，他所在部门调阅了圣查尔斯的艾滋病病毒相关起诉案件记录，发现 6 名被告中只有 2 名（33%）是非裔美国人——他说，这显然证明了种族偏见子虚乌有。但是，密苏里州的黑人不到总人口的 12%，[19] 而在圣查尔斯仅仅约为总人口的 5%。[20] 几年后，威廉姆斯研究所的研究表明，在密苏里州全州范围内，黑人占总人口的 5.5%，但却占据了艾滋病病毒诉讼案被告的绝大多数。[21] 在美国，种族和阶层一直有着千丝万缕的联系，而且惩罚疾病的法律创造了一种种族化的等级制度，而这种制度又会惩罚最有可能因感染而携带病毒的人。

* * *

对我来说，从密苏里州诉约翰逊一案中可以窥见一个自始至终运行的概念，它被称为"原始起因"（fundamental cause）。正如社会学家维克多·雷（Victor Ray）所解释的那样，"缺乏资源（如物质的、社会的、教育方面的资源）意味着人们的健康状况总会对处于各种社会等级制度底层的群体产生不同影响。这是因为资源使人们能够享有保护措施（如获得药物或疫苗），而如果人们缺乏这些资源，就很难获得上述保护"。审判结束的几天后，当我与约翰逊在圣查尔斯监狱隔着玻璃墙交谈时，我愈发明白了上述概念。

由于戴着手铐，约翰逊很艰难地把狱中的黑色对讲机接收器举到耳边。他告诉我他曾经也会继续对美国司法系统保持信心。约翰逊说，他原本以为不会有比陪审团不能取得一致意见导致案件悬而未决更糟糕的事了。但他说，当他表明已告知其性伴侣自身患艾的事实后，陪审员们都不相信他的证词，因为"陪审团不相信会有人跟一位艾滋病病毒检测结果呈阳性的人"发生性关系。

我收到的一封电子邮件显示，约翰逊的律师一直想就一项 10 年认罪协议与约翰逊进行商议，却遭到他的回绝。但约翰逊告诉我，他"不后悔"。他说，"我从未打算认罪"，因为"这在道德上就是错误的"。

约翰逊说，他每天仍然被单独监禁长达 23 个小时，这种情况已经断断续续持续了数月。在监狱里，有一种痛不欲生却又司空见惯的经历等待着病毒下层社会：艾滋病病毒感染者经常被关在"行政隔离区"，尤其是在他们发生争斗之后。狱警为这种残忍行为给出的借口是，囚犯可能会将病毒传染给他人——这是一个极大的讽刺，因为监狱通常需要数月时间才能获得抗艾滋病病毒药物，以阻止病毒在囚犯之间继续传播。

当被问及将面临 60 年监禁时，约翰逊说："我想了很多，难道我的经历也会发生在其他艾滋病患者身上吗？如果我不站出来反对，谁会站出来呢？我从这次审判中认识到，将艾滋病病毒感染者定罪是多么荒唐的事。一旦你染上了艾滋病病毒，你终生都将与之为伴。你将惶惶不可终日，害怕被人指指点点地说：'这家伙没告诉我实情，快把他关起来！'"

7月13日，坎宁安法官裁定约翰逊可以合并服刑，并判处他30.5年监禁。

几天后，他的律师提出上诉，约翰逊被转移到富尔顿接待和诊断中心（Fulton Reception and Diagnostic Center），这是密苏里州的一座监狱，位于圣路易斯以西约两个小时车程的地方。如果他服完所有刑期，他将于2045年52岁时被释放。该刑期与其罪行完全不相称，比该州几乎所有其他罪行的平均刑期都更长。根据密苏里州惩教所（Missouri Department of Corrections）的数据，约翰逊的刑期超过了人身攻击（19.9年）、携带武器暴力强奸（28.2年），甚至二级谋杀（25.2年）的平均刑期。[22]

结案之后，约翰逊性伴侣之一的菲利普·库科维奇（Filip Cukovic）告诉我，尽管他认为艾滋病病毒传播法律应该继续存在，但"因当事人传播艾滋病病毒而将其判处30年徒刑是极其愚蠢的"。菲利普还补充道："对当事人来说，直接杀死一个人的判刑都会比现在更轻。"

在约翰逊受审时，在密苏里州以外的美国地区，艾滋病病毒起诉案的判决惩罚力度要轻得多，比如强制当事人接受法律干预或对其处以数月的缓刑。但在密苏里州，在约翰逊一案判决生效两个月后，德克斯特市（Dexter）的白人男子大卫·李·曼格姆（David Lee Mangum）因使他人感染艾滋病病毒而被判处30年监禁。[23]该州的严厉判决与全国医学界的新趋势背道而驰，医学界已开始不再将传播艾滋病病毒作为刑事问题来处置。最近许多医学权威〔包括美国医学会、艾滋病护理护士协会（Association of Nurses of AIDS Care），甚至圣路易斯县卫生局矫正医学科主任〕均公开表示，对不公开艾滋病状况的人进行

104

起诉，会增加病毒传播风险并损害公众健康。就连其证词未被采信的原告查尔斯·普弗茨（Charles Pfoutz）也表示，约翰逊"不应该被判处 30 年"，而应被判"6 个月到 1 年，就像在加利福尼亚州一样"。在庭审后的一次电话采访中，普弗茨告诉我，对于艾滋病病毒传播的责任，他最初就告诉过检察官，"我俩五五开，我对此负有责任，他也有责任"。

105
　　这就引出一个问题：是谁将艾滋病病毒传染给约翰逊的？约翰逊告诉我，他"无法说出是谁。虽然此人必定存在，但如果我无法确定是谁，我就不想说"。

　　如果他知道，他会希望此人被起诉吗？

　　"不，我不想伤害任何人，"约翰逊隔着厚厚的监狱玻璃慢慢地摇了摇头，"我不希望这种事发生在任何人身上。"

* * *

　　早在新冠疫情暴发之初，世界各国就开始以各种方式将新冠病毒传播定为刑事犯罪。一些法律规定，如果新冠患者将病毒传染给他人，其将被起诉。还有些法律规定，若诊断结果不明者未佩戴口罩，其也将被起诉。2020 年 5 月，纽约警方被短暂派去执行使公民遵守该州有关社交距离规定的任务，有一次他们还将一人击晕。[24]（一年后，纽约警察局的疫苗供应充足，但选择接种疫苗的警察只占 43%。[25] 这支负责维护公共安全的最大武装力量组织最终提起诉讼，试图阻止其成员被强行接种疫苗。[26]）从加利福尼亚州到马里兰州，[27] 有关新冠疫情的法令将违反宵禁令而外出、违反隔离措施或参加群体性集会定为可直接被逮捕的犯罪行为。[28] 可以预见的是，这些法律（就像美国其他法律一样）对有色人种将产生极其巨大的影响，特别是那些在夜间从事关键岗位工作并被剥夺在家工作特权的人。

对那些未将信息透露给病毒追踪人员的人，韩国进行了严厉处罚，以儆效尤。逮捕任何新冠患者都会威胁到公众健康，因为拘留所和监狱本身就是病毒传播的巨大引擎。新冠法律甚至有权将呼吸行为定为非法。而一旦生效，这样的法律将使人们不太可能（绝非更可能）公开交流和一起共事，以此来减缓病毒传播。

研究一再表明，对艾滋病定罪的法律并不会影响艾滋病的传播。[29]
正如密苏里州诉约翰逊一案使人们更难接受预防和检测一样，就像艾滋病预防工作人员告诉我的那样，新冠法律会导致人们不去了解自己的感染情况。

将诉讼作为大规模预防大流行病的工具，这也是一种荒谬的想法。约翰逊被判刑时，全球约有 3000 万人感染了艾滋病病毒。几年后，当新冠疫情发生时，全球已有近一亿人在 40 多年内感染了艾滋病病毒——仅一年后，就有一亿人感染了新冠病毒。所有这几亿人都是被某个人感染的，难道把他们都关押起来吗？

惩罚者会感觉惩罚措施很好。因此，当我在 2020 年第一次看到警察因一个黑人未戴口罩而殴打他的视频疯传时，我马上就想到了约翰逊一案。对一些人来说，目睹像约翰逊这样的人被判终身监禁，并将数千万人体内的病毒归咎于他个人，这可能会让他们感觉很好。对另一些人来说，看到靠他人太近或未佩戴口罩者被警察打得屁滚尿流，可能也会让他们感觉很好。但这不会让任何人更安全。它所做的一切都是确保病毒将被用作进一步伤害已经被病毒伤害的人的借口。法律惩罚使最脆

106

弱的人沦为病毒下层社会人士，因此法律系统可以基于正在发生的艾滋病危机（影响全球数百万人），谴责像迈克尔·约翰逊这样的个体，而这不会帮助任何人。

但惩罚并不是国家管理和分配风险的唯一方式。特别是在经济紧缩时期，从雅典到阿巴拉契亚，法律成为巩固人们社会地位的有力工具，将资源导入上层社会而将病毒甩向下层社会。

05
从雅典到阿巴拉契亚
经济紧缩

2018 年 9 月 11 日——在"9·11"事件的阴影下，纽约人不是特别乐意坐飞机的日子——我搭乘的波音 767 飞机在爱奥尼亚海（Ionian Sea）上空飞行。我在飞机上时睡时醒，睡眼惺忪之时突然看见破晓的黎明为伯罗奔尼撒半岛（Peloponnesian Peninsula）抹上了一道柔和温润的色彩，飞机正飞越半岛，飞向雅典国际埃夫瑟奥斯·维尼泽洛斯机场（Athens International Eleftherios Venizelos Airport），然后开始徐徐降落。

我此番前往希腊暂住 3 个月是为了进行我的写作项目。但其实此项目与希腊毫无关联，我去希腊只是因为该项目主办方要求我须在雅典某大学研究中心有工作经历。我准备利用这段时间，撰写迈克尔·约翰逊的故事，他当时正深陷远在 5600 英里外的监狱中。不过，我预计我所写的与圣路易斯之事有关的内容和我在雅典发现的东西会有一些重叠。

2009 年和 2010 年希腊爆发了经济危机，彼时希腊债务负担激增导致该国向国际货币基金组织（International Monetary Fund）贷款，这迫使希腊政府采取严厉的经济紧缩政策。自那之后，我采访了许多美国社会运动的活动家，他们曾在雅典，特别是其无政府主义社区——埃克萨奇亚（Exarcheia）待过一段时间。希腊破产对于病毒传播有着负面影响，而且这一影响还殃及美国。经济学家罗伯托·佩罗蒂（Roberto Perotti）称之为二战以来欧洲"最为严重"的经济危机，在这场经济危机中希腊削减了1/3的医疗支出，[1]同时自杀人数与日俱增。[2]在欧盟的施压下，希腊公共卫生预算大幅削减，引发了蚊媒西尼罗病毒的扩散，导致老龄人口中因流感死亡的人数剧增。[3]同一时期，由于在西方支持下的伊拉克战争、阿富汗战争和叙利亚战争陆续发生，以及欧洲关闭了相应陆地边境，迁往希腊岛屿的大规模海上移民浪潮更加汹涌。

2014年发表在《柳叶刀》（The Lancet）杂志上的一项研究发现，"2009~2010年，也就是经济紧缩的第一年"，希腊推出的无菌注射器街头推广项目中，有1/3的项目"因资金短缺而化为泡影，尽管当时还有记录显示海洛因的使用率有所上升"。[4]随着推广项目的减少，"在注射毒品的人群中，新感染艾滋病病毒的人数从2009年的15人飙升至2012年的484人"——四年来的增长率超3000%。[5]另一项发表在《上瘾》（Addiction）杂志上的研究发现，从2010年到2011年，希腊"注射毒品者中患艾滋病的病例官方报告数量增长了16倍"。[6]

以上问题并非希腊独有的问题，美国对公共卫生资金的严重削减同样导致了灾难性疫情在该国的暴发。在担任印第安纳州州长期间，迈克·彭斯（Mike Pence）大大减少了艾滋病预防和监测工作的相关预算，此番预算削减直接导致印第安纳州南部唯一一家艾滋病检测诊所关门大吉。随后，在 2014 年和 2015 年，彭斯掌权期间也是美国历史上艾滋病疫情发展最快的时期。（彭斯后来当选副总统，出任白宫抗击新冠疫情特别工作组组长。）

彭斯任期内，在位于偏远农村地区的斯科特县（Scott County）暴发的疾病还包括丙型肝炎，有约 140 例丙型肝炎病例，比起 2010 年的 28 例增长了 400%。[7]（在彭斯最终决定推行限制性注射器交换计划以阻止疫情蔓延前，他甚至说要先为是否批准该计划"祷告"，这使他声名狼藉。[8]）这一疾病暴发趋势并不局限于印第安纳州。2015 年，美国疾病控制与预防中心"宣布美国各地有 220 个县面临与注射毒品相关的艾滋病和丙型肝炎暴发的风险"，因为这些县与希腊和印第安纳州一样被减少了公共卫生监测工作预算。[9]

密苏里州的圣查尔斯县就属于 220 个县之一。2017 年，圣查尔斯县唯一一家性传播感染（STI）诊所关门歇业。[10] 然而，与此同时，该县只因迈克尔·约翰逊把艾滋病病毒传染给其他人就大费周章去让他吃上数十年的牢饭，就好像该县真的在尽心尽力地甄别并遏制每例性传播感染事件一样。

我意识到，我正在写作有关美国的故事，但希腊有可能步其后尘。但我对于能够在希腊写作感到欣喜万分，因为那儿与美国隔着十万八千里。"我在巴黎度过的岁月为我打开了一扇救赎之窗，"作家詹姆斯·鲍德温（James Baldwin）曾这样认为，"把我从那种特殊的社会恐惧氛围中拯救出来，这种恐惧并不是我主观臆想出来的，而是切切实实能在每个警察、每个雇主、每个居民的脸上都能看到的社会危险。"[11] 我报道揭露了这么多关于警察的丑行——并多次遭到催泪弹的袭击和逮捕的威胁——我成天担惊受怕，身心俱疲。所以我想逃到一处避风港，在那里我没有公民身份，亦可远离警察暴力。

因此我来到了希腊。当我开始在雅典卫城闲逛，在位于柯洛纳基（Kolonaki）这一奢华街区的办公室里潜心工作，细读法庭记录之时，我感到一种前所未有的平静，一种远离美国特有种族主义的平静。沃德·哈卡维（Ward Harkavy）是我的新闻导师之一，听从他的建议（因为他清楚我是个工作狂），许多个夜晚我都与希腊特有的茴香烈酒和菲达奶酪相伴，酣畅淋漓，大快朵颐，很是美好。

我摆脱警察暴力阴影的时间并不长。到达希腊的 10 天后，在离我暂住并进行写作的地方不到一英里的奥莫尼亚广场（Omonia Square），一名 33 岁的雅典人在光天化日之下被活活踢死。这一事件被偷录了下来，残忍的私刑暴徒们（其中还包括至少 8 名警察）却毫不知情；如果没有这段偷录视频，我也不会知晓这起凶杀案——而且很少有人会知道。在该视频未面世之前，流传的说法是，一名男子在试图抢劫一家珠宝店时在店主的反击下受了重伤，我的一位同事无意中听到邻居们的闲言碎语，说"海洛因上瘾者"经常干这样的勾当，"这个瘾君子罪有应得"。店主在店铺没有被宣布为犯罪现场的情况下就将店铺清理得一干二净，而警方也没有任何指控记录。

但与乔治·霍利迪（George Holliday）1991 年秘密拍摄洛杉矶警局公职人员殴打罗德尼·金（Rodney King）的录像颠覆洛杉矶警局的叙述如出一辙，雅典的这段私刑视频展示的故事也与之前广为流传的故事截然相反。通过视频可以看出，这位瘦弱男子并不是闯入这家珠宝店，而是被莫明其妙地锁在店里的。随后他为了脱身使用某种钝物砸开前窗，然而当他正努力爬出破碎的玻璃窗时，视频中出现了一个人，随后是一帮暴徒，他们开始对他拳打脚踢。（店主后来被《卫报》指认为"极端右翼支持者"。[12]）虽然这段影像画面出现了雪花、稍显模糊，但另一段视频更为清晰地显示，一群警察（他们的体重是那个身形瘦小、血肉模糊地瘫在玻璃碴上、头上鲜血直流的男子的两三倍）也加入暴打行列。尽管那名男子已经在地上奄奄一息、一动不动，这些警察还是将他铐上手铐。据报，最后当医护人员到达现场时，该名男子还被铐着，并且一直到医院都未解开，而在抵达医院后就被宣告死亡。[13]

很快，我在研究中心的同事就告诉了我此事，因为他知道我在写关于美国警察暴力、同性恋和艾滋病之间联系的故事。事实证明，当天在雅典受害的男子——扎克·科斯托普洛斯（Zak Kostopoulos，希腊语为 Ζακ Κωστόπουλος），是一名性格爽快、大胆直率的同性恋活动家。不仅如此，他还以变装皇后"扎基·奥"的身份在雅典性少数群体（LGBTQ）*中十分出名，而且他被公认为首个在社交媒体上自愿公开自己是艾滋病患者的希腊人。

在美国，警察暴力事件每天都会上演好几次，但在希腊，科斯托普洛斯被警察杀害事件是 10 年来的头一例。周一晚上，我参加了一次为扎克申冤的抗议游行，参加者还包括成千上万的希腊左派人士、移民、性工作者、同性恋者和异装者，我们一行人从他被谋杀的奥莫尼亚广场

---

*　LGBTQ 是一个缩写词，意指性少数群体，分别取自女同性恋者（Lesbians）、男同性恋者（Gays）、双性恋者（Bisexuals）、跨性别者（Transgender）、酷儿（Queer）的英文单词首字母。酷儿（Queer）的定义一说是对前 4 个族群的统称，因此在日常使用场合中，一般使用 LGBT。——译者注

出发，游行至位于宪法广场（Syntagma Square）的希腊议会大楼下。

　　扎克是个白人——或者说，在欧洲种族政治的背景下，身为希腊人等同于白人。除此之外，他遇害的所有其他细节都让我想起黑人乔治·弗洛伊德在美国被警察杀害的事件。在那个编织的谎言中，扎克是一个引火上身、自食其果的小偷，如果没有那段偷录视频，他被谋杀的真相将无人知晓。他感染了一种被污名化的病毒、保护财产成为杀人的正当理由、为他打抱不平而进行的游行——这一切都让我想起美国警察是如何迫害黑人的。

　　这种视频与"虐杀电影"具有同样的双重邪恶作用。就像在20世纪初出现的记录美国黑人被明目张胆滥用私刑的明信片一样，奥斯卡·格兰特（Oscar Grant）、埃里克·加纳（Eric Garner）、扎克·科斯托普洛斯、乔治·弗洛伊德分别于2009年、2014年、2018年和2020年被警察杀害，他们被戕害的视频既是谋杀证据，也是在网上流传的威胁警告，提醒着边缘化人群：如果越界，他们可能会面临类似遭遇。

　　在我抵达希腊之前，我就明白政府债务会导致经济紧缩、残酷执法和严重疾病。人类学家大卫·格雷伯在撰写关于在圣路易斯县爆发的抗议活动的文章时，举了一个关于2015年经济紧缩政策的简明而权威的例子，"越来越多的城市发生了通过逮捕市民来偿还债务的情况"，其之所以对被捕者罚款是因为"地方政府对大型私营金融机构欠下巨额债务，其中许多正是导致2008年全球金融危机的机构（例如，在弗格森地区，罚款收入与偿还市政债务的数额几乎一致[14]）"。但有债务并不必然会导致经济紧缩。对学校、医院或其他公共福利项目进行投资不但

111

可以减轻短期经济困顿，还可促进长期经济复苏。

但正如我们在第 3 章中所见到的，新自由资本主义，在强制性经济紧缩时期并未这么做。为了最大限度地将资本集中在统治阶层内部，新自由主义政府通过削减公共资金并将这些资金用于减税来造福富人，从而将整个社会的风险转移到个体身上。这主要是通过削减公共教育和社会项目的资金预算来实现的。在 20 世纪 80 年代，大西洋两岸的罗纳德·里根（Ronald Reagan）和玛格丽特·撒切尔（Margaret Thatcher）各自削减了美英两国的福利开支，这种经济紧缩政策红利使穷人因其被认定的道德沦丧而受到指责，即使由此产生的恶果可能会使社会付出更大的经济代价。例如，实际上，若政府向流离失所的居民提供永久住房，或者一开始就阻止下层社会感染病原体，其经济成本会更低，但支持经济紧缩政策的鹰派分子宁愿付出更大代价来惩罚穷人。在经济紧缩政策下，国家为社会提供越来越少的公共福利；反之，国家的中心职能越来越演变为利用警察力量来保护那些囤积居奇者免受没有资源的人的侵害。

在个人经历中，我之前主要看到的是这对美国黑人造成的影响。扎克·科斯托普洛斯遇害事件让我明白，同样的情况在欧洲也屡见不鲜。

以往，我曾多次徘徊于迈克尔·布朗被枪击的弗格森大街，驻足于奥斯卡·格兰特被枪杀的奥克兰弗鲁特韦尔火车站，停留于埃里克·加纳被掐死的斯塔顿岛酒馆之前，这次与之前一样，我也前往扎克在秋日被那群暴徒踢死之地以表敬意。随着冬天脚步的逼近，在我启程飞回纽约的那一刻我就发誓，有一天一定会重回希腊来记述扎克的故事。

* * *

一年多后，我回到了雅典。那时，扎克在欧洲已被尊称为"同性恋殉道者"，以至于当我在2020年2月底的某一天走进埃克萨奇亚社区时，映入眼帘的是一幅高达5层楼的壁画，上面赫然写着"＃还扎克公道"，壁画是由政治涂鸦艺术协会（Political Stencil）的成员绘制的。

这栋楼的2楼和3楼画着扎克·科斯托普洛斯的头和肩；画中，他身着一件鲜红色衬衫，如血一样一滴滴往地面淌，修剪得整整齐齐的黑发下，他那张可爱的娃娃脸正朝远处眺望。4楼和5楼画着扎克的另一种形态：变装皇后"扎基·奥"。她身穿一袭黑裙，搭配绿色毛衣，拨弄着头上的荧光粉色假发，嘴上涂着鲜红的口红，以一种神秘莫测的神情向外凝望。

扎克望向的是埃克萨奇亚社区，这是一个真正异质而多元的生活社区。在这里，曲折的之字形迷宫就可能让你迷失其中几个小时；在这里，四处可见私自搭建的小棚屋、反资本主义的涂鸦和反法西斯的政治组织。埃克萨奇亚社区的人总是团结友爱、互帮互助。正如律师和跨性别活动人士迪恩·斯帕德（Dean Spade）所写的那样，当"政府政策不断制造并加重伤害，对危机做出不适当的反应，使某些人群首当其冲受到污染、贫困、疾病和暴力的危害"时，互帮互助"让人们基于自身当务之急去参加某些社会运动，从而创造出一个让人们团结一致、同心同德的新天地"。[15] 在报道大量美国社会运动的几年里，我曾遇到许多前去埃克萨奇亚社区了解无政府主义组织的积极分子。

扎克并不是这里描绘的唯一一个殉道者。我还看到另外两幅壁画，其中一幅画的是希腊说唱歌手帕夫洛斯·菲萨斯（Pavlos Fyssas），其于 2013 年被希腊极右翼政党"金色黎明党"（Golden Dawn Party）的一名成员刺死；[16] 另一幅描绘的是年仅 15 岁的孩子格里·戈罗普洛斯（Alexandros Grigoropoulos），其于 2008 年被警察杀害。[17] 这三人死亡时恰逢 2008 年左右的全球衰退与随之而来的希腊债务危机，以及通过健康危机、不平等现象、社会分裂和极右派崛起等形式出现的灾后余波。

在希腊，经济紧缩意味着年轻一代前途渺茫，因为他们完成学业时恰逢政府公共部门岗位极度稀缺。私营部门日益依赖旅游业并将之作为主要经济引擎，这意味着在雅典有更多的短期租房、更多的低薪服务工作，即雅典人获得长期住房的机会越来越少，而租金却飞速上涨。在一个仅有 1000 万人口的国家，却有成千上万的年轻人出海工作或出国务工。[18] 那些选择留下的人则可能面临由岗位稀缺导致的残酷竞争、日益增加的陌生人暴力现象、家庭暴力、自残、毒瘾和无家可归等问题。而间接伤害来自稀缺政治。这导致了私刑主义和排外主义团体的增多，以及对边缘化人群的"另类化"和指责的增加，如在美国，人们将移民和同性恋者污蔑为导致就业前景晦暗的替罪羊。

在希腊，稀缺是由自身债务负担的激增所导致的，而其债务负担又是由希腊无法偿还国际货币基金组织的贷款所造成的。作为惩戒，国际货币基金组织和欧盟对希腊强制实施了经济紧缩措施。正如国际乐施会（Oxfam International）在 2020 年所警示的那样，在新冠疫情发生后，全球多国都感受到了这种稀缺，因为大多数来自国际货币基金组织的"贷款项目建议经济受疫情影响严重的贫穷国家采取严厉的全新经济紧缩措施"。[19] 事实上，正如国际乐施会的研究所显示的，"国际货币基金组织

114

与 81 个国家协商的 91 笔贷款中有 76 笔"（约 84%）"敦促该国紧缩开支、勒紧裤腰带过日子，这可能导致公共医疗体系和社会保障资金大幅削减"。[20]

当我初居希腊时，警方已将埃克萨奇亚社区视为"禁区"，这让它臭名昭著。随后一年，警察开始进入社区，他们拆毁临时住房并驱逐移民。这导致抗议者与警察之间的冲突愈演愈烈，抗议者使用燃烧瓶，警察则使用催泪弹，双方大打出手、互相攻击。移民在突袭中被围捕，然后被遣送到希俄斯（Chios）等岛屿上的肮脏营房里。

从首尔到弗格森，[21] 再到纽约直至雅典，毒气和胡椒喷雾已成了对付抗议者司空见惯的社会控制工具。[22] 自 2014 年在密苏里州以及 2015 年在巴尔的摩受到毒气侵扰以来，我无论去哪里都会在背包里备好护目镜和口罩。［美国作家卡拉·霍夫曼（Cara Hofman）是我在埃克萨奇亚结交的好朋友，在他几次三番的敦促下，我开始随身携带一管水化铝酸镁药剂，它可减轻催泪瓦斯对人的影响。］

雅典市的地中海风情建筑并非为抵御低温而建造的，而我踏进埃克萨奇亚社区那天天气很冷，潮湿的冬季冷风凛冽刺骨。我出发前往火车头咖啡酒吧（Locomotiva Cafe Bar），在那里我见到了扎克的弟弟尼科斯（Nikos）和他的两位友人兼合作者——作家玛丽亚·卢卡（Maria Louka）和摄影师亚历山德罗斯·卡西斯（Alexandros Katsis）。我们一边聊一边喝咖啡，然后开始喝啤酒，谈论着扎克之死及他和耶稣一样短暂的一生。

"如果我要打造自己的社交版图，我会选择他作为密友之一。"亚历山德罗斯告诉我，他曾这样对扎克说过。玛丽亚补充道，他们喜欢扎克，因为他是"一个思想开放、与众不同的人"。[23]

亚历山德罗斯和玛丽亚在 2017 年开始与扎克合作著书。这本书的内容包括玛丽亚对扎克的采访记录、亚历山德罗斯为他（及他扮演的变装皇后）拍摄的照片以及他自己在社交媒体上发表的言论。这本书的标题十分贴切——《社会对我不仁，小黑裙却让我神采奕奕》(*Society Doesn't Fit Me but My Little Black Dress Does*)。他们在扎克被谋杀的第二年出版了这本书，书中只增加了一张扎克去世后的照片。

扎克出生在美国，他的生活一直与"移民"这两个字交织在一起。"和当时约一半的希腊人一样，我父母在 80 年代就移民了。"他写道，正如他的许多同龄人因 2009~2010 年的金融危机而不得不出国一样。[24]"我不能准确无误地告诉你我是什么时候意识到自己的性取向的，因为我记得自己一直都是与众不同的，"他还写道，"我从来不觉得自己是一个男孩，但我也从未想过变性。所有这些事情我有所感知，但却无法用语言或文字来表达。"[25]直到他在阅读朱迪斯·巴特勒（Judith Butler）的著作时发现了"性别酷儿"（genderqueer）这个术语。（在生命晚期，能够"摆脱各种标签"的扎克会说："我不再将自己认同为男人或女人。"）

扎克 8 岁时，科斯托普洛斯一家搬到了德尔斐（Delphi）附近一个只有几千人的希腊小村庄伊泰阿（Itea）。扎克起初不会说希腊语，因为周围没有麦当劳而闷闷不乐，也不和其他男孩交朋友。"有一次，我父亲甚至问我为什么不和男孩交朋友，我告诉他男孩们都傻头傻脑的。"每当男孩嘲笑他不参加体育运动时，他都很感激他"那四五个非常好的女性朋友，她们真正保护了我"。[26]

扎克也和其他移居者成了朋友。"从孩提时代开始，我就在我父亲店里打杂，常与移民打交道。[27] 后来，当我读到某些父母威胁要占领自家子女就读的学校，以阻止它们接纳难民儿童入学的报道时，抛开别的不说，我想起我在校时，一些父母因为不能强迫学校开除我这个同性恋孩子，转而威胁他们自己的孩子，竭力阻止他们与我出去玩。"[28]

在十几岁时，扎克搬回美国，与他的叔叔们一起生活，并打算在新泽西州（New Jersey）完成高中学业。然而，正如他弟弟尼科斯告诉我的那样，他们的"叔叔都是恐同者"。

"在这里，我并未得到更多自由，反而陷入了重重压力之中，"扎克写道，"叔叔们极其保守，他们偷看我的日记后知道了一切，并试图让我改变。因此我卷起行李就回了希腊。"他还写道，"敲开父母的家门后，我将一切都告诉了他们。我父母的态度与叔叔们截然相反，他们既没有试图让我改变，也没有让我为自己感到羞耻。从那以后，我就彻底在村里放飞自我，因为有父母的首肯，加上木已成舟，我无所畏惧"。[29]

高中毕业后，扎克搬到了雅典，在那里他意识到自己曾"遭受过他人对同性恋的憎恶"，但他却"认为恐同是个人问题，而不是一个社会问题"。[30]（这是生活在新自由主义制度下的人们对歧视的普遍反应。）他在围绕恐同和种族主义开展的政治活动中变得更加活跃。作为一个在基督教神权统治下长大的美国同性恋者，我认为希腊从某些方面来说是一个极其自由的国度，其多神教历史和极具同性恋色彩的图腾都充满着自由的光辉。但是对于在国教希腊东正教（Greek Orthodox Church）统治下长大的同性恋者来说，他们的感受与我截然不同，尤其是对于像扎克一样扮演女性角色的男同性恋者来说，他们的想法更是与我大相径庭。

扎克是在希腊服兵役时被诊断出艾滋病的，当时他 24 岁。那应该正是希腊经济崩溃的时候。"在他们告诉我诊断结果之前，"他告诉专著合作者玛丽亚，"我看到那些医生戴着手套和面罩朝我走来。这情形让人胆战心惊，也证明即使作为医生，他们依然浅薄无知、恐惧万分。"[31] 随后，关于扎克的污名四处泛滥。我采访了希腊电影制作人兼艺术家梅内拉斯（Menelas），他曾与扎克一起制作视频，并执导过扎克的一部短片。梅内拉斯告诉我，扎克曾经在视频中解释说，在他确诊后，部队将他隔离，给他使用一次性塑料餐具，所有人与他接触时都戴着口罩，然后让他退伍。

扎克用一种游戏人生的态度来颠覆自己必须面对的羞耻感。"'Zackie（扎基）'算是'Prezaki'的诙谐叫法，"梅内拉斯向我解释道，"'Prezai'则是海洛因的俚语，所以我们用'Prezakias'来形容瘾君子。"如果扎克的艺名能阻止任何人认为他对吸毒感到尴尬的话，那么他的两个文身则向所有人宣告他是同性恋者和艾滋病人。其中一个文身在他的左胸上方，写着"Rebel Heart（叛逆之心）"［与麦当娜（Madonna）同名专辑的字体相同］，另一个则在他的右肱二头肌上方，是有害废弃物的标志。"你在扎克身上看不出任何低人一等的羞耻感，"梅内拉斯说，"这反而对希腊来说挺好，因为希腊是一个非常保守的国度。"

虽然扎克说自己的父母在"面对"他的诊断结果时"心平气和、关怀备至"，但他们的邻居却并未如此坦然。当时，一些患艾的希腊人被公开曝光，但扎克却是自愿在网上和媒体上谈论他的艾滋病患者身份的。

他说，在这之后，"母亲告诉我，村里的人拿着报纸来向她讨要说法；父亲经营着一家小酒馆，一个朋友告诉他不想再带家人光顾酒馆，因为她不想让自己的家人染病。你能想象吗？我住在 200 公里开外，他们竟然害怕感染我携带的艾滋病病毒"。[32]

扎克知道有"抑制病毒的药物，可以让人保持健康，过上优质生活"。然而，尽管"我们都喜欢说没人会再死于艾滋病了"，他不无预见地补充道，"但有人死亡是在所难免的"，这些人包括"瘾君子、无家可归的跨性别者、没有合法证件的移民和难民、被边缘化的人、无法获得医疗检测或医疗保健服务的人，或者因为看不到医疗保健的重要性而不参保者，被污名化、被排斥、被羞辱和被社会孤立压垮的人，还有那些破罐破摔的人"。[33]

但扎克从未放弃这些人。"有一说一，扎克是一个积极的活动分子，"亚历山德罗斯说，他不是"只躲在键盘后面敲字，然后安全而又孤零零地窝在沙发里不出门的人，他总在外面跑"，为别人挺身而出。如果只有屈指可数的同性恋者出面抗议莱斯博斯岛（Lesbos）的移民营生活环境或警察骚扰跨性别性工作者，扎克必然是其中之一。"如果你支持平等和自由，你就会不由自主地关心各方的问题。"扎克曾如是说。

扎克在 20 多岁时开始以"扎基·奥"的名号男扮女装，这是他的另一个自我。对我来说，这个名字不禁让人想起前第一夫人杰奎琳·肯尼迪·奥纳西斯（Jacqueline Kennedy Onassis），她后来嫁给了希腊航运巨头亚里士多德·奥纳西斯（Aristotle Onassis），并获得了"杰姬·奥"

（Jackie O）这个绰号。在雅典富人区，她的美貌无人不知、无人不晓，这反映了世界人民对美国的不同看法。但对扎克来说，"扎基·奥"是"一个堕落的社会淑女，她跌入谷底，又以娼妓的身份重获新生"。他说，自己悲喜剧式的男扮女装表演是"基于我多舛的命运"。[34]

扎克说，他"在 2012 年第一次经历了十分严重的恐同袭击"。当时他与一车同性恋朋友在等待红灯时有说有笑——"从我们说话、大笑、玩乐的方式来看，很明显，我们都是同性恋"——一群男人把他们从车里拉出来，一阵重拳出击，打碎了司机的下巴。扎克等人逃至加齐（Gazi）街区的一家同性恋酒吧，正当他们试图"解释发生了什么并想进去躲避这场飞来横祸时，酒吧服务员却要求我们付入场费"。[35]

扎克知道法律在帮助弱势群体方面具有局限性。"无论通过了多少条法律，写了多少条文，无论条文是如何写成的，无论我们如何强烈谴责暴力，如果我们不学会在看到暴力发生在我们面前时做出反应，恐怕我们也很难走远。"[36]

扎克在 33 岁时遭受到最后的致命一击。尽管已有关于扎克死亡的法律档案和判决结果，但其死亡可能是他短暂一生中最大的谜团。作为扎克亲弟弟的尼科斯不忍观看他被杀害的视频，这情有可原。但不幸的是，我不得不反复观看这一视频，以及法证建筑（Forensic Architecture）的多媒体调查视频，其中包括最初录制的疯传视频——尼科斯说这段视频之所以被公开，是因为一家报社花了 500 欧元买了它——监控摄像头录像、另一段手机偷录视频和 3D 电脑建模视频。[37] 这些视频在时间序列上虽有间隔，但如实记录了扎克生命的最后时刻。

在 2018 年 9 月 21 日下午拍摄的视频中，扎克从奥莫尼亚广场走向格兰斯顿（Gladstonos）街。显然，他受到了什么惊吓，像是在躲避某人。（后来他的家人告诉我，一名旁观者作证说扎克当时曾向路人求助。）他试图躲进街角的面包店，但一个男人——也就是视频中"身着黄衬衫的人"——将他拦在了门外。过了一会儿，他躲进一家破旧的珠宝店。他与这家店没有任何关系，莫名其妙的是店主当时不在店内。而后，不知怎么的，店主就把扎克锁在了店里。那时扎克看起来焦躁不安，因为他怎么也逃不出去。片刻工夫，就来了一群人，其中包括那个黄衣男。情急之下，扎克慌忙闯进陈列橱窗，抓起灭火器打碎玻璃，破窗而出。

扎克看起来像是精神崩溃或磕了药，但之后的毒检报告表明，他体内没有任何毒品。视频中，黄衣男尾随了扎克，然后与警察交流了一番；而且在他身上隐约可以看到警棍。

每每目睹扎克生命的最后时刻，我总能想起他写的一句话："的确，没人会再死于艾滋病，真正杀死你的是人。"[38]一语成谶。

视频中法律的化身是警察，但他们并未向扎克伸出援手，反而加入了对他拳打脚踢的行列。他们给扎克上手铐，任由他躺在血泊中，就如当初的迈克·布朗一样。

虽然作为变装皇后的"扎基·奥"对在舞台上如何展现自己的美了如指掌，但扎克在这世间最后留下的形象却像一只在玻璃碎片上扭动翻滚的折翼小鸟。该事件发生后不久，扎克就去世了。

扎克的朋友和家人忧伤地告诉我，他们试图从希腊经济崩溃的角度去理解扎克和杀害他的凶手，但这并不是为暴力行径开脱。亚历山德罗斯说道："你懂的，在经历了10年经济紧缩后，人们都很抑郁。"所以，他们正摩拳擦掌，准备对别人大打出手。他们或许事先都不知道扎克到底是谁，但谁都能看得出他是男同性恋者中的女性扮演者。

"所有人都受到了经济紧缩政策的沉重打击，"他继续说道，"首先，我们以扎克为例，他找不到合适的全职工作。所以这会导致生活中的问题产生多米诺骨牌效应"，他那一代的许多年轻人深受其害。"其次，我们再说说扎克自己的问题"，男扮女装让他的问题更加复杂化。"我认为很多人对其他人感到愤怒，"尼科斯补充说，经济紧缩政策曾被用来挑拨希腊人民，让他们相互对立，激起对"他人"的歇斯底里。

接着，我们的话题转向了 2020 年 2 月最令人担忧的全球问题，以及紧缩思想如何影响希腊对此做出的反应。虽然新冠疫情已在意大利周围肆虐，但雅典报道的第一例新冠病例在我们见面的几天前才得到确诊。"许多希腊人认为难民问题源自失业，又将新冠疫情归咎于中国，很多人都持有这种观念。而谈到赤字、失业时，其又会将之归结于经济紧缩政策。"尼科斯说。他还悲伤地说，来到希腊的移民被指责是使新冠病毒进入希腊的罪魁祸首，人们的愤怒转变成了仇外心理。[39] 愤怒的矛头就转向被视作异类的人，比如像扎克一样的同性恋者和艾滋病人。

虽然我们可能永远无法知晓这件事的始作俑者及前因后果，但我们清楚地看到那群人近乎偏执的愤怒在 9 月 21 日爆发了，让尼科斯、亚历克斯、玛丽亚及许多人所爱的扎克付出了生命的代价。与此同时，希腊和欧盟的立法者，以及掌控他们的银行家，似乎觉得自己对于增加他人的恐惧心理并引发这类暴力事件毫无责任。在希腊，病毒、磨难与悲悯的增加毫无公道可言。激进左翼联盟（Syriza Party）进入希腊议会（Hellenic Parliament）和经济学家亚尼斯·瓦鲁法基斯（Yanis

Varoufakis）的短暂崛起是充满希望的转折点，但最终让希腊左翼失望。德国总理安格拉·默克尔访问雅典时，尽管5万名抗议者向她表示抗议——她因推动欧盟在希腊实施经济紧缩政策而广受指责——但她作为国际自由秩序代言人的统治力却有增无减。

当然，那些银行家不断利用边缘化人群的弱势地位为所欲为，自己却从未付出过任何代价。但是，他们点燃的"灯芯"还是爆炸了，扎克工作多年的地方就在其中。在我会见他朋友的前一周，我拜访了位于雅典蒙纳斯提拉奇（Monastiraki）社区的两家艾滋病检测和预防机构，分别是艾滋之声（Positive Voice）和检查站（Checkpoint）。当我到达检查站时，工作人员刚把一年前燃烧弹袭击过的房屋修葺一新。一年前，一名纵火犯爬上大楼外立面，摘下彩虹旗，并向楼里投掷浸有汽油的自制炸弹，试图炸毁整栋大楼。[40] 我曾一度误以为这种仇视同性恋的袭击主要发生在美国。但这其实是全球性的，这种暴力事件一旦爆发，病毒下层社会就会受到直接打击或附带伤害。

我向电影制作人梅内拉斯询问他认为在扎克身上到底发生了什么。他说，"对我来说，这和《双峰》（Twin Peaks）一样扑朔迷离"，《双峰》是大卫·林奇（David Lynch）于20世纪90年代执导的悬疑电视剧，当时正在重映。"说真的，我们永远也不会知道到底发生了什么。我们虽然知道他是被人活活踢死的，而且后来警察也加入了踢他的行列，但是在那晚之前究竟发生了什么，是什么将他推入死亡的深渊是一个难解之谜，就像《双峰》中劳拉·帕尔默（Laura Palmer）为何被谋杀一样疑窦重重。"

扎克如今已命丧黄泉，刑事法庭无法让他起死回生或让他所在社区恢复如初。此外，希腊政府已摆脱最为严峻的 10 年紧缩时期，似乎并不缺少警察预算，但却没有第一时间在法庭上审讯扎克死亡一案的涉案警察。由于第一次审判于公元前 6 世纪在雅典进行，雅典应该是陪审团审判的发源地。[41] 据《卫报》的报道，希腊政府指控 2 名店主和 4 名警察"故意致人死亡"的审判本应于 2020 年 11 月进行，但新冠疫情导致其一直推迟到 2021 年底才开始，截至本书撰写之时，该案还悬而未决。[42]

与此同时，过去 3 年的日日夜夜里，扎克的朋友们都在担心法律会祖护警察，任由时间流逝，直到这个希腊裔美国人的谋杀故事成为一个谜团，就像关于狄俄尼索斯（Dionysus）的神话或劳拉·帕尔默疑案一样。

* * *

8 个月后，我在雅典以西 5000 英里的地方又开始报道经济紧缩政策带来的影响，这一次不在雅典，而是在阿巴拉契亚的煤田。

2020 年 10 月，位于西弗吉尼亚州（West Virginia）的卡贝尔县（Cabell County）和亨廷顿县（Huntington County）的卫生部门正全力以赴抗击病毒性流行病，此次面对的病毒不止 1 种，而多达 4 种——艾滋病病毒、丙肝病毒、流感病毒和新冠病毒。

A. 托尼·杨（A. Toni Young）是一名黑人女同性恋者，也是一位艾滋病活动家，我对她早有耳闻，正是她让我对该地区产生兴趣的。在 20 世纪八九十年代，杨就观察到在华盛顿（Washington, D.C.），艾滋病病毒在城市中的非裔美国人中逐渐蔓延，也就是在那时，去工业化和艾滋病正折磨着全国各地城市。在搬到西弗吉尼亚矿区后，她又注意到艾滋病病毒和丙肝病毒在农村地区的白人中蔓延。

谈到经济紧缩政策对城市的影响时，人们往往可以看到一条划分"之前"和"之后"的清晰分界线。在底特律（Detroit）等一些相对贫穷的美国城市，经济紧缩政策导致对道路或路灯的投资骤减，这使房价下跌、人口减少和税基下降。这条分界线不仅在以上贫困地区清晰可见，在旧金山等富裕城市同样也能看到，经济紧缩政策实施后，这些富裕城市对公共住房和公共卫生保健的投资削减引发了一场城市贫民危机，而他们本就流离失所且饱受精神疾病折磨。

经济紧缩政策对美国农村地区的采矿业也一直具有负面影响，但是这一影响循序渐进、悄无声息，让人常常毫无察觉。大约两个世纪前，矿业公司来到西弗吉尼亚等多个州，它们用钻头钻入地下，并用炸药炸开山顶以开矿。[43] 到 1880 年，这些公司需要的工人数量已达到组建工会所需的人数。[44] 但是由于这些地方不可再生的矿产资源骤减，矿业公司开始裁员，工会瓦解，税基下降。失业工人获得的社会支持和福利遭到削减，所以他们对毒品和酒精越来越上瘾。攫光土地的地质资源后，经济紧缩政策又开始导致人们的免疫系统和肝脏的最基本功能出现问题。

在 2015 年印第安纳州斯科特县暴发疫情后，美国疾病控制与预防中心宣布全国有 220 个县"面临与注射毒品相关的艾滋病和丙型肝炎暴发风险"，卡贝尔县赫然在列，而且还面临其他关联危机。[45] 多年来，美国疾病控制与预防中心一直将西弗吉尼亚州列为全国范围内用药过量致死率最高的州。[46] 2006 年至 2016 年，有近 2100 万片阿片类药物运抵位于西弗吉尼亚州的威廉姆森小镇，而该镇仅有 2900 人。[47] 截至 2019 年，西弗吉尼亚州共控诉了 13 家制药公司，索赔总金额高达 8400 万美元。[48] 但迄今为止，这些诉讼及制药巨头的赔偿对遏制用药过量致死的趋势几乎不起作用。遍及全州的阿片类止痛药生产"药厂"被叫停后，一种由海洛因和非法制作的芬太尼混合的毒品却应运而生，满足了人们的欲求，甚至将用药过量致死率推至新高。[49]

我在审视利润丰厚的阿片类药物行业后认为，人们过量购买制药公司的药品可能仅仅是它们生意的一部分。在《纽约时报》2017 年发布的一份报告中，咨询公司麦肯锡（McKinsey）表明，普渡制药公司（Purdue Pharmaceuticals）实际上就药店开出的每份过量用药的处方都给了其回扣。[50] 而且，即使在所有这些为了企业利益而有组织的死亡中，卡贝尔县依然十分显眼。正如卡贝尔－亨廷顿卫生中心医学主任迈克尔·基尔肯尼（Michael Kilkenny）博士告诉我的那样，他所在的县是"全国各州中用药过量致死人数最多的一个州中的最多的一个县"。[51]

2020 年秋天，由于前一周新冠病例的激增，我原本计划的线下访问不得不取消，我通过视频电话与基尔肯尼及其同事交流，他们那两天忙得不可开交。他们的日常工作原本只包括减少过量用药现象和组织年度流感疫苗接种，但在 2019 年初，该县艾滋病和丙肝病例激增，一年后新冠疫情发生，这让他们的工作量剧增。就在我们进行视频交流时，在他们的总部外正搭建起一些大型帐篷，以供一周内轮流开展新冠病毒检测和流感疫苗接种。

由病毒和药物使用过量导致的卡贝尔县双重危机与西弗吉尼亚州（它时常被列为全国最贫穷的州）采取的经济紧缩政策和剥削性劳动制

度有关，但其中的联系远非我想象中的那么简单。[52] 我原以为阿巴拉契亚地区的药物上瘾现象起始于受工伤的在岗矿工获得处方阿片类药物，当时该地区的煤矿资源正日益减少。但在几十年前西弗吉尼亚州实际的矿工岗位数量就已经达到顶峰。[53] 因此，许多新增工作岗位主要集中在医疗保健行业。如果不是因为丰厚的利润流入高层管理人员和公司的腰包，这些新增岗位本可以成为高薪职业岗位。但在 2016 年，西弗吉尼亚州立法机构推翻了该州州长的否决，[54] 通过了 HB 2643 法案，该法案禁止工会强制要求加入工会的商店中的每位员工缴纳会费。[55] 这使现在的医疗保健行业将比过去的采矿行业更难成立工会。

　　西弗吉尼亚州从事体力活的劳工确实因工伤获得了处方止痛药。而到了 21 世纪，从事体力活的人多是非正式建筑工或日间劳工。不时受伤的工人发现奥施康定（OxyContin，一种叫作羟考酮的阿片类药物的商标名）或芬太尼等更强效的阿片类药物可以缓解他们的疼痛。

　　但更重要的是，收入不稳定加上抑郁症等精神折磨为药物上瘾现象泛滥提供了温床。许多工人发现阿片类药物不仅可以缓解身体疼痛，而且在使用药物后产生的飘飘欲仙的愉悦感也帮助他们缓解由应对经济紧缩政策造成的情绪问题，如社会疏离感和抑郁。药物本身创造了驱使人们使用新技术来体验药物预期效果的新的基线。2018 年《纽约时报》的报道声称，检察官在普渡制药公司"收到的报告显示，药丸正被碾碎、吸食，被从药店偷出来，甚至有医生被指控出售处方药——这些信息来源于几十份从未披露过的、详细介绍普渡制药公司内部情况的文件。但该制药公司继续'明知故犯'地推销奥施康定，称该药比其他处方阿片类药物更不易被滥用和上瘾，一些检察官在 2006 年时如此写道"。[56]

因为药瘾本身就像感染病毒一样，而且通常在青春期染上，生活在阿片类药物泛滥地区的年轻人找到了自己的舒缓之道。许多为治疗病痛而开出的处方药流入了一个利润丰厚的非法市场，因为在那里奥施康定能以每毫克 1 美元的高价出售，即一粒 80 毫克的药丸就可卖到 80 美元以上，这就在一些城镇中创造了一种非正式现金经济，因为在这些城镇，可做的工作几乎都是不提供福利的低薪工作或上不了台面的日间劳动。

记者扎卡里·西格尔（Zachary Siegel）曾写道："我多次被问到'预防过量使用药物最好的办法是什么'，我的回答通常与药物或药物使用没有直接关系，而办法与人们的生活方式息息相关：人们是否感到受人重视？工作、社团、社区——体面的生活条件大有帮助。"[57]而这些条件往往是经济紧缩政策的牺牲品。

就算这些药丸最终变得稀缺或无比昂贵，人们的药瘾却不会魔法般突然消失。由于很难参与公共康复计划或社区组织的减危项目，人们转而使用更有效却更危险的药物以推迟药物上瘾，如海洛因和非法制造的芬太尼，他们还将阿片类药物与酒精或甲基苯丙胺等兴奋剂混合使用，但这却增加了用药过量致死的风险。随着时间推移，尤其是在用以麻醉大象的药物卡芬太尼面世之时，非法药物的供应变得越来越危险。

用药过量现象的泛滥促使卡贝尔县在 2015 年制定减危计划。基尔肯尼告诉我，"首次接触到向那些非法注射海洛因的人提供无菌注射器的观念时，我觉得这或许是一个糟糕透顶的主意"。他坦言道："所以，我当时存有许多偏见，我们现在将这些偏见视作一种污名化。"

126

　　人们常常误以为"减危"只意味着预防用药过量、阻止艾滋病病毒或丙肝病毒传播、建立在监督下的注射点，或分发无菌注射器。但"减危"实际上还意味着"应该关心人们的生活方式和健康问题，而不该以我们的一己之见去对他们指手画脚"，卡贝尔－亨廷顿减危计划的负责人米歇尔·珀杜（Michelle Perdu）向我解释道。

　　和许多从事这项工作的人一样，珀杜（与普渡制药公司无关）失去了因用药过量而离开的亲人。正如她所解释的那样，和性知识和性教育一样，节制用药的理念并非适用于所有人，这对那些挣扎在紧缩痛苦中的人来说尤其如此。但如果再给人们一次机会做更有利健康的选择，他们大多会选择对人对己危害都较小的方案。就像一些人告诉我的那样，它可以和"任何积极变化"一样简单，这一术语是"减危教父"丹·比格（Dan Bigg）提出的。[58] 珀杜和她的同事兢兢业业，分发无菌注射器，向人们提供纳洛酮（一种阿片类拮抗剂），如果人们开始过量用药，就可以使用这种药物来挽救生命。除此之外，他们的首要工作也包括帮人们申请住房援助和药物治疗项目，这反映出研究早已表明的一个结论，即减危计划让人们"走上了一条解决成瘾根本问题的道路"，基尔肯尼也曾如此所言。[59]

　　尽管卡贝尔和亨廷顿县的总人口不足 15 万人，但它们开始实施减危计划后，每周咨询人数很快从 15 人增加到了 2000 多人。[60] 正如雅典在债务崩盘前的情况一样，减危计划在卡贝尔县也起了作用。2016 年，因为卡芬太尼，亨廷顿县曾经一度在短短两天内就爆发了 20 多起过量用药事件。[61] 但 2017 年到 2018 年，在很大程度上得益于减危计划，基尔肯尼见证了因过量用药而死亡的人数下降了 25%。

尽管如此，"无论是与药物滥用做斗争的人，还是与任何病毒奋力搏击的人，都被铺天盖地的骂名淹没，"卡贝尔-亨廷顿卫生中心的康复教练海利·布朗（Hayley Brown）告诉我，"比如，你有自知之明吧，你很脏……是堕落的人罢了。"[62] 这些话听起来很脏。这些词也都被用来贬低来自世界各地的病毒下层社会成员，无论他们是酷儿、无家可归者、挣扎的瘾君子，还是为躲避战争或饥饿而跨越国界的难民。

但这些污名并不仅仅来自人，还来源于法律，即使注射药剂的人试图以一种降低过度用药和感染风险的方式来使用药物。要想在卡贝尔县获得减危计划的服务，人们需要出示身份证或生活账单——这意味着那些没有合法证件或没有稳定住房的人、那些最需要服务的人都被排除在外。其他潜在参与者也会害怕，认为一旦登记参与该服务，在他们带着用药工具踏出那扇门时就会被捕。

但正如药剂师 C. K. 巴布科克（C. K. Babcock）向我解释的那样，当警察从他们那里拿走某个人的身份证后，情况可谓雪上加霜。"警察会逮捕无家可归的人，没收他们的身份证，理由是其身份证过期，"他说，"那么，想要获得身份证明，如果你有一张过期的身份证，你就可以花 10 美元换一张新的；但如果有人拿走了你过期的身份证，你想要新获得一张，就得花大约 100 美元办理出生证，而这必须经过漫长的等待才能拿到，然后你必须按照一整套完整的流程才能获得一张新身份证。它无比费时费力，令人十分抓狂。"[63] 他说，这也是那些已经被抛弃的人"被残忍对待"的另一种方式。米歇尔·珀杜说，帮助这些人时，她可以"非常有创意"地开展行动，但这些人可能会自暴自弃。他们可能会擅自注射药物，或者使用未经消毒的注射器来注射药物，这让他们自己和他们所在的社交圈面临更高的因感染病毒和过量用药而死亡的风险。

新冠疫情大流行让整个局势每况愈下。珀杜告诉我，在 2020 年实行新冠封锁后的 6 个月里，加入卡贝尔 – 亨廷顿减危计划的人数只有疫情前的一半，这并非因为成瘾率和用药率在下降，而可能意味着因艾滋病病毒、丙肝病毒传染和过量用药而死亡的风险更高了。到了 2021年 4 月，西弗吉尼亚州州长吉姆·贾斯提斯（Jim Justice）置该州及全国各地公共卫生专家的建议于不顾，毅然决然签署了一项令人焦虑的法律，使无菌注射器的分发和获取的难度加大。[64]

但是，如果说新冠疫情导致的经济崩溃沉重打击了每个人，那么这类减危计划所服务的病毒下层社会成员受到的打击无疑是最大的。康复教练海利·布朗对我说，"我们让人们"在"不同的地方或废弃的房屋里安营扎寨"。[65] 从希腊莱斯博斯岛的移民营到西弗吉尼亚州的临时棚户区，即使在最风平浪静的日子里，生活在没有完善卫生设施的帐篷里都会让人们更易受到各种病毒、细菌和伤害的侵扰。更不用说，在全球疫情大流行期间，挤在狭小的临时住房中会带来什么样的风险。在美国，没有住房的人更易感染甲型肝炎 [66] 或艾滋病 [67]。这也让他们更可能面临被捕，而更不可能遵守艾滋病药物治疗协议，即他们体内的病毒载量无法达到或维持无法检测的水平。[68]

2019 年发表在《社会科学与医学》（Social Science and Medicine）上的一篇论文提出，"与在同一家医院接受治疗的低收入但有住房者相比"，那些无房者"使用阿片类药物"过量致死的"调整后风险奇高"。[69] 研究还表明，作为阿片类药物成瘾的国家主要应对措施，监禁会让用药过量致死的风险增加一倍以上。[70]

在亨廷顿县，在公产土地上扎营是非法的，这意味着居住在"帐篷城"里的人被捕的风险更高，他们的家当和身份证被没收的风险也随之增大，这导致他们更难获得无菌注射器。[71] 我在了解到这一切后，想起了8个月前快要离开希腊时在雅典和一位同事的谈话。这位同事之前认识扎克·科斯托普洛斯，而且有一个因过量用药而暴毙雅典街头的亲戚，但他这个亲戚也有可能死于其他多种原因。也许是有人在杀死他后，故意伪造现场让他看上去像用药过量；也许他是被警察打死的。对于真相，我同事永远不得而知。自经济崩溃以来，在希腊和别的地方，无家可归的人（尤其是外来移民）很可能会像这样遭到杀害。但要找到实证难如登天，甚至国家法律也通常不会去尝试。

如果没有记录谋杀过程的病毒式疯传视频，扎克可能也会落得此番结局，可能生活在卡贝尔县、莱斯博斯岛、洛杉矶或芝加哥的帐篷营地里的任何一个人也会如此。他们中的任何一个人都有可能被杀害，而这永远不会被立案调查，法律明确允许警察使用暴力去杀害他们，或通过拒绝给予其关怀来间接杀害他们。

"我希望我的话听起来不会太荒谬，"我和基尔肯尼博士交谈时说，"但我是以雅典艾滋病疫情为参照来考虑你们这个地区的情况的。"

他听到后停顿了片刻。我想，他认为我受到了严重误导。然后他告诉我，在他的所有采访中，从来没人提到过希腊，然而，卡贝尔-亨廷顿卫生中心却根据希腊经济崩溃后的雅典疫情，模拟了自身对艾滋病疫情的反应。他告诉我，"我们一直担心本县会成为下一个斯科特县"，他指的是印第安纳州州长迈克·彭斯执政时暴发艾滋病疫情的斯科特县。但是当美国疾病控制与预防中心来帮忙的时候，他们说，不，你们这不是印第安纳州。他们把基尔肯尼引向了一个"希腊雅典曾用来阻止疫情暴发的计划，以用来阻止我们这里 2019 年暴发的疫情"。[72]

当他告诉我这件事时，我吓了一跳；我们的斗争是多么息息相关！就像仇视同性恋和污名化一样，经济紧缩也是全世界的一场瘟疫。债务限制了我们生活中的选择，让我们很难创建社区和庇护所。这种情况一旦发生，病毒感染和药物上瘾现象就会肆意泛滥。

尽管紧缩使雅典和阿巴拉契亚都脆弱不堪，但两地民众却坚忍不拔地抓住机会，利用基于社区的干预措施来减轻经济紧缩对病毒下层社会造成的负面影响。他们的实例充分说明，无政府主义在美国并非被诋毁的那样混乱不堪。[73] 相反，无政府主义意味着一种相互援助、共担责任且没有政府暴力威胁的横向政治；也意味着在一个团结的社区里，人们有福同享、同舟共济、先人后己，而这恰恰是政府从来都无法真正做到的。

因此，从阿巴拉契亚到雅典再到纽约，解决流行病的答案绝不是经济紧缩政策；答案在于基于社区的相互关爱和责任共担，即无政府主义和共同富裕，这也是由"扎基·奥"和纽约皇后区活动家洛雷娜·博尔哈斯这样敢为天下先的性别偏移天使树立的精神丰碑。

06
边缘地带
边　界

那是 2004 年或 2005 年的一个周六晚上，塞西莉亚·根蒂利（Cecilia Gentili）在纽约皇后区杰克逊高地（Jackson Heights）的一家俱乐部里遇到了一个人，此人改变了她的生活，以及许多其他跨性别移民女性的生活。

杰克逊高地是我们这个世界上最精彩多元的社区之一。从曼哈顿乘短途火车即可到达，这里的低层建筑与曼哈顿摩天大楼有着天壤之别。杰克逊高地位于纽约市的一个外围区，其居民数量高达 10 万人，他们来自世界各地，语言类别多至 167 种，且性别表达方式多样。[1]这里有来自印度的医生、来自巴基斯坦的出租车司机、来自中国的服务员、来自海地的护士、来自墨西哥的建筑工人、来自阿根廷的性工作者——他们都生活在这个种族和经济状况异常杂乱的社区。

罗斯福大道（Roosevelt Avenue）上的高架 7 号列车往来如梭，在其下方，每当夜幕降临，喧嚣声不绝于耳，万千景象尽收眼底，刺激着人们的所有感官。在该社区的主干道上，高架列车在头顶轰鸣不断；色彩明亮的印度纱丽十分夺目；酒吧传出的雷鬼（Reggaeton）音乐震耳欲聋；手推车上售卖的墨西哥玉米饼和尼泊尔饺子香气扑鼻，让人垂涎欲滴；年轻男子身着新潮紧身衣，令人光看一眼就血脉偾张；还有频繁进出拉丁俱乐部的拉丁裔同性恋者和跨性别者。

"我曾是一名网络应召女郎。"2020年夏天，根蒂利告诉我大约15年前她是如何谋生的。[2] 根蒂利是一位来自阿根廷的漂亮跨性别女子，金发碧眼，笑容可掬，看起来开朗率真。她是在2000年中期来到纽约的。她在其曼哈顿舒适的公寓里通过互联网寻找客户，"还做得不错，赚了不少钱"。

某个周末，根蒂利去了杰克逊高地的一家拉丁俱乐部，"以消磨周六晚上的时光，她就在那里"。这里的"她"指的是洛雷娜·博尔哈斯（Lorena Borjas），她是一位来自墨西哥的跨性别女子，身形娇小，举止端庄，在杰克逊高地是如偶像一般的存在。在寒冷的天气里，洛雷娜会穿着低调的黑色羽绒服外套，涂着鲜红色的口红，经常戴着一条悬挂钢笔的项链。她的眉毛很高，笑容极具亲和力，哪怕是看着她的照片，也让人不禁回以微笑。那晚，洛雷娜在杰克逊高地做着周六晚上的例行工作：分发安全套，以此试图让人们避免感染艾滋病病毒。

当塞西莉亚回忆起她们最初的会面，她轻蔑地皱了皱鼻子，承认对洛雷娜及其所服务的女性的第一印象并不好。"我有点瞧不起她们。我想说，噢，这些女孩就是街头妓女罢了。"看到洛雷娜所做之事，塞西莉亚心想，我才不需要你的安全套呢，我自己知道买！用塞西莉亚的话来说，"所以我当时多少有点像个小资婊"。

后来，这件事一直困扰着她。"我母亲以前常说，'No escupas para el cielo que te va a caer encima'。"塞西莉亚把它翻译成英语，大致意思是"如果你抬头向天空吐口水，那它会落回到你额头上"。好吧，塞西莉亚说，"它真的重重落回到我额头上了，因为，你知道，我的处境变化得非常快"。在第一次见到洛雷娜之后的两年里，塞西莉亚开始"吸食海洛因、强效可卡因和冰毒，以及其他几乎所有能致人兴奋的东西。因此我失去了很多客户，失去了我的公寓，倾家荡产，一无所有。无家可归的我最后来到了罗斯福大道，沦落为我多年前不屑一顾的廉价街头妓女"。"然后她又出现了"——拉丁裔跨性别者洛雷娜·博尔哈斯。她来到这里不是为了对塞西莉亚的困境幸灾乐祸，而是为了伸出援手。"那时，我是真的很需要这些安全套。对，她看到我后还主动跟我说话。"塞西莉亚说。

对塞西莉亚来说，洛雷娜是"毫无偏见的"。她致力于减少伤害，她在人们所到之处与他们见面，并提供任何人们可能需要的帮助。"如果你磕了药，无论你是否需要安全套，她都会给你，然后告诉你为什么要用这些东西，"塞西莉亚说，"但她不是在强迫你那样做。"

在她俩重新联系上的那段时间，塞西莉亚因被指控吸毒 / 从事性工作而多次被捕。根据 1976 年颁布的一项反游荡法令，纽约警察局隔三岔五上街对她这类人进行"拦截并搜身"。严格来说，该法令本应将从事性工作列为犯罪行为，实际上却允许警察仅根据女性的着装或是否携带安全套就可对其实施逮捕或不逮捕。因此，它通常又被称为"跨性别者行走"法律。[3] 这让当时未持有合法证件的塞西莉亚面临被驱逐出境的危险。但自始至终，洛雷娜一直陪伴并支持她。洛雷娜帮助塞西莉亚在一家社区健康中心找了份工作，因为她认为那里可以"让这些身处罗斯福大道街头、从事性工作的拉丁裔跨性别者去寻医问药"。

出于各种原因，拉丁裔跨性别女性极易感染病毒。有些风险更为直接，例如在跨性别者性别确认过程中用于注射激素的注射器可能就会成为艾滋病病毒和丙型肝炎病毒的传播媒介（特别是对于那些在没有专业医生指导的情况下进行变性手术和在违禁品市场获取激素的人而言）。同时，频繁被捕也极大增加了跨性别女性被警察强奸或在监狱中被强奸的风险，这一切都使她们被多种性传播病原体感染的概率陡增。然而，无合法证件的跨性别女性更容易感染病毒，因为她们的非法身份可能使她们在法律上面临风险，或使她们在接受医疗护理时承担的费用过高。

跨性别者、无合法证件者或两者兼有的身份将人们拒之于正规经济活动外，使其无法获得有安全保障的住房和工作，从而间接地使他们在病毒面前更加脆弱。在美国历史上的大多数时间，歧视跨性别者在许多方面一直以来都是合法的。因此，跨性别者更有可能面临工作、食物和住房无保障的问题。有时，他们除了从事与毒品交易、性服务、佣工或体力劳动有关的非正规经济活动外，几乎没有其他生存选择。

尽管詹尼切·古铁雷斯（Jennicet Gutiérrez）最终成为美国永久居民，但她其实曾是一名长期未持有合法证件的跨性别活动家。她和洛雷娜一样，出生于墨西哥，在整个青年时期性别认同错误，并在年轻时就前往美国。正如她曾经告诉我的那样，"无合法证件者在这个国家生存会面临更高的风险"，包括病毒感染和健康状况不佳的问题，而这正是许多性少数群体政治代理人所忽视的。[4] 发生这种情况是因为无合法证件者从事着至关重要的工作，但却没有"充分获得可以帮助其维持生命的医疗保障"。古铁雷斯在放射科做了 10 年的 X 射线实验员，她密切关注病人身体健康，但当雇主说要仔细审查每个人的个人档案时，她不得不辞职离开。

古铁雷斯告诉我，"人们非常恐惧，但也极度渴望生存"，当找不到有安全保障的工作时，"他们会为了找工作而不择手段"。没有安全保障的工作会危及无合法证件者的生命，加重他们的免疫系统负担，使他们无法购买保险，并使他们的黏膜、肺、静脉和生殖器更易受到病毒侵扰——以上林林总总的危机使他们活下去的可能性更小。塞西莉亚和洛雷娜就做着这样的工作。罗斯福大道上的性工作者、食品小贩和日间劳工也同样进行着朝不保夕的劳动。

为了服务好其他行业的工友，洛雷娜和塞西莉亚会在晚上 10 点左右一起上街，并且通宵待在外面，直到太阳快要升起才离开。塞西莉亚傻笑着回忆道，洛雷娜会有很多包装闪亮的安全套，她总是拉着"她的手推车"，"天知道她车里装的是什么！"

（每个爱洛雷娜的人都有一个关于她的手推车的故事。）

"手推车里什么都有，"塞西莉亚说，"任何你需要的东西，只要你开口，洛雷娜的手推车有求必应"：法律文书、钢笔、酒精棉片、无菌注射器、食物等。

当塞西莉亚刚开始做外展社会工作时，她很紧张，不知道如何让"这些女孩"信任她这个陌生人，并接受她的建议"去诊所检查身体"。但是"我与洛雷娜在一起，所以我逐渐战胜了紧张感——因为无人不识洛雷娜"。

135

　　两位女性之间的美好友谊就这样开始了。这份情谊源于试图帮助女孩们抵御艾滋病病毒、丙型肝炎病毒、非法市场的激素以及警察袭扰。这段友谊持续了 15 年，直到另一种闻所未闻的病毒从天而降。

＊＊＊

　　长期以来，美国一直自认为是一个没有病原体的国家，并要求其国民只有"保持洁净"才能对国家提出要求。这是一种残障歧视主义、修正主义和极具讽刺意味的想法，因为白人殖民者有意无意地带来了杀死数千万印第安人的病原体；因为白人奴隶主还通过运奴船为病原体跨越大西洋的广泛传播推波助澜；还因为在 2020 年，苏族（Sioux）部落不得不起诉美国政府以维持其新冠病毒检测点。[5]

　　在边境治安管理方面，美国长期以来将移民与"不洁"画上等号。与此同时，美国移民制度通过创造"外国罪犯"的形象，划定了一个对美国资本主义发展大有裨益但国家对其不承担任何责任的庞大下层社会（以廉价劳动力的形式存在）。在特定时期，国家将会放宽边境限制，欢迎各类移民进入这个下层社会，然后在资本发展不再需要他们之时，便过河拆桥地将这些群体妖魔化。后来对这些群体进行隔离、限制其家庭迁移或驱逐他们的官方托词往往都是病毒。

　　例如，在 19 世纪中叶，中国工人在加利福尼亚淘金热中广受欢迎；在美国内战期间，他们还帮助美国修建横贯大陆铁路（Transcontinental Railroad）。这项工作十分危险，但正如《卫报》所言，中国工人的"工资远远低于美国工人并且住的是帐篷，而白人工人住的是火车车厢"。[6] 到了 19 世纪 80 年代，淘金热早已过去，铁路也已竣工，美国认为中国工人对其工业发展不再有利用价值。如我们在第 4 章中所见到的，就在那时，华人因旧金山黑死病疫情暴发而遭受莫须有的指责，这一不公正的指责为 1882 年排华法案（Chinese Exclusion Act of 1882）的出台提供了理由。

这种模式仍在继续。例如，从 20 世纪 80 年代到 2010 年，艾滋病病毒携带者被正式禁止进入美国，这引发了国际社会对在美国境内举行的艾滋病科学会议的抵制，并忽视了疾病在美国境内的快速传播。据报道，美国前总统唐纳德·特朗普在上任之初就曾表示，非洲人和海地人"都患有艾滋病"，将此作为其推行具有仇外意味的移民政策的借口。随着新冠疫情肆虐，特朗普及其他许多政客仍试图将新冠病毒传播归咎于中国、墨西哥以及西班牙裔和亚裔美国人，尽管这些政客的政策（更别说特朗普本人在全国各地举行的大型集会）对病毒在美国的传播负有责任。[7]美国不只用病毒来划设国界，在将病毒与非白人混为一谈的过程中，它还试图创造一种白人边界线：健康的白人被划入高高在上的国家精英行列，而病毒携带者则被划入饱受冷眼的下层社会。

对于那些生活在美国的非法移民来说，仅为了谋生就可能让他们面临被驱逐出境的风险。他们会因为在非正规经济部门中所从事的工作而遭受逮捕，而美国的刑事司法制度和移民制度对他们有着诸多重叠的影响。奥巴马政府的政策就体现了这种连锁反应，使洛雷娜的"女孩们"的生活陷入更加动荡不安的境地，也正因如此，洛雷娜才与蔡斯·斯特兰吉奥（Chase Strangio）产生了交情。

蔡斯是一位知名律师，[8]曾帮助跨性别泄密者陆军中尉切尔西·曼宁（Chelsea Manning）从监狱中获释，并参与了最高法院裁定的哈里斯

137

殡仪公司诉平等就业委员会和艾米·斯蒂芬斯（R. G. and G. R. Harris Funeral Homes Inc. v. EEOC and Aimee Stephens）案件，该案件关乎跨性别者利益，具有里程碑意义。[9]而在很久之前，他在西尔维亚·里维拉法律援助中心（SRLP）工作，只是一个"小律师"。2010 年从法学院毕业之后，蔡斯就在该法律援助中心负责研究"监狱体制与伤残"。[10]这家法律援助中心成立于 2002 年，以具有开拓性的活动家西尔维亚·里维拉（Sylvia Rivera）的名字命名，为低收入的跨性别者、非二元性别者和性别不顺从者提供法律援助服务。

2010 年的某个周五，在西尔维亚·里维拉法律援助中心开放入口时，一名女子推着一辆手推车走进来，口中大喊道："杰克逊高地有危险了——这些女孩要被逮捕了！"

蔡斯向我解释说："那是在安全社区项目升级过程中发生的。"当时奥巴马政府试图强迫地方执法部门与美国移民和海关执法局（Immigration and Customs Enforcement，ICE）合作。这对那些最边缘化的群体来说意味着两件祸事，而洛雷娜所帮助的女孩们就属于该群体。其一，若有人因吸毒或拉客被纽约警察局逮捕，那么其可能会被驱逐出境。其二，奥巴马政府的行为使所有无合法证件的受害者都不敢寻求任何形式的政府援助，这使其面临工资克扣、家庭暴力、强奸、奴役、感染病毒，甚至被谋杀的风险。

洛雷娜来到这家以激进的拉丁裔活动家命名的法律援助中心，给曼哈顿专门服务跨性别者的律师们带来了这条信息："我周围的女孩彻底陷入麻烦了！你们怎么不伸出援手呢？"洛雷娜的话令蔡斯如梦初醒，心想她所言确有道理，难道不是吗？此后，每到周五，洛雷娜会出现在法律援助中心并拖长声音大喊，"蔡——斯——"

"我才不管呢，"她在办公室里大声说，"我来这里就是要见到蔡斯。如果非要我在这等他 3 个小时，那我就等 3 个小时吧！"[11]

据蔡斯回忆，每次见到洛雷娜，她总是车不离手。"今天有 5 个女孩的材料。"洛雷娜一边说，一边从手推车里取出这 5 个女孩的法律文件。

洛雷娜让蔡斯接手一起涉及两名跨性别女性的案件，她们以一种常见的方式落入了法律陷阱：她们遭受了一名男子的袭击，并奋力反抗，而现在自己却被指控犯有袭击重罪。在接下来的一年半的时间里，洛雷娜竭力确保蔡斯或律师林利·埃格耶斯（Lynly Egyes）为这些女性"出席每一次庭审"。若有时他们试图推脱，洛雷娜就会说："不行！我们必须去！"面临指控的女性都是非法移民，洛雷娜敦促律师们将"处理她们的刑事案件、出庭及解决其移民案件"结合起来。"只要洛雷娜知道杰克逊高地有人被逮捕"，他们三人"就会针对几乎每个被捕的拉丁裔跨性别者开启一套驾轻就熟的法律流程"。

"那么，我们谁来负责写辩护词？谁在传唤时出庭？如果保释金确定了，谁又负责筹钱呢？"在他们分配任务时，洛雷娜常常这样问大家。当无合法身份的跨性别者被抓进城市看守所时，辩护团队的目标是救她们出来，这不仅要在她们受到性侵犯（这是跨性别女性被关押在男性看守所时经常发生的事情）之前，而且还得在当地官员将其移交至美国移民和海关执法局之前完成。最大的挑战之一就是说服法官相信被告会出庭，毕竟从理论上讲，她们存在潜逃风险。

法官会向被告提问：你是不是学生？是否有工作？是否有家人？

"对于跨性别者来说，所有这些都是其不太可能拥有的，"蔡斯告诉我，"黑人和拉丁裔跨性别女性尤其如此。因此，我们划分出一个特殊社群，并且向法官展示这个群体确实存在。"

这正是洛雷娜大显身手的地方。她不仅亲自出庭，还会敦促其他拉丁裔跨性别女性一同出庭——即使她本人与她们素昧平生——这样法官一见便知她们并非势单力薄。

每年都有不计其数的人被关进看守所，在看守所中染病，甚至命丧其中，这并不是因为他们罪有应得——看守所主要用来关押那些还没被传讯或审判且在法律上仍属无辜的人——而仅仅是因为他们穷困潦倒，支付不起保释金。在看守所中，结核病[12]、艾滋病、丙肝[13]和流感[14]的发病率极高，这不仅会使看守所中的人相互感染，而且在被捕者获释后还会殃及其家人和社交圈。即使是那些被判有罪之人也不应以这种方式丢掉性命，但在 2020 年 11 月，得克萨斯州惩教机构就有 230 人死于新冠肺炎，其中有 80% 的人从未被判犯有任何罪行。[15]

黑人人权运动"黑人的命也是命"（Black Lives Matter Movement）因利用社区保释基金将那些可能无家可归且无法支付保释金的人从监狱中解救出来而出名。但早在此之前，蔡斯和洛雷娜就启动了洛雷娜·博尔哈斯社区基金（Lorena Borjas Community Fund），以尽快营救洛雷娜所帮助的女孩。他们常常成功。据《纽约时报》的报道，该基金筹集了超过 4.5 万美元，帮助 50 多人摆脱囹圄之苦。但他们有时也会为无法拯救所有人而沮丧。[16] 例如，在 2019 年，一位名叫蕾琳·波兰科（Layleen Polanco）的非裔－拉丁裔跨性别女性，在纽约市雷克岛（Rikers Island）监狱的单独监禁中死于癫痫发作。[17] 据称，波兰科因殴打一名狱警而被关禁闭。但她最初被捕是由于 2017 年被指控从事性服务，并且她的保释金只需 500 美元。如果当时有人为其支付这笔钱，波兰科就不会待在狱中枉费两年时间来等待审判，她也很可能不会失去生命。但蔡斯和洛雷娜并不知道这一案件。他们确实也不可能知道所有案件，因为当时仅纽约市雷克岛监狱每年就要收监约 10 万名犯人。[18]

洛雷娜之所以对身陷囹圄之人关怀备至，不仅是因为她自己是一个尝过牢狱之苦的跨性别移民，还因为洛雷娜也是"患病数十年的艾滋病病毒携带者"，蔡斯这样告诉我。[19] 身处监狱的人无法获得抗艾滋病病毒药物并被执法人员虐待是极其普遍的情况。比如，尽管迈克尔·约翰逊因涉嫌传播艾滋病病毒而被捕，但他在入狱的头七个月里并未得到抗艾滋病病毒药物——这不足为奇。在他被捕前一年，发表于《当代传染病观点》（Current Opinion in Infectious Disease）杂志上的一篇文章表示，"一项关于监狱和监狱制度的全国性调查表明"，仅有"39% 的监狱进行强制性或常规性艾滋病病毒检测，只有 36% 的监狱提供任何形式的艾滋病病毒检测"，而仅有"33% 的患艾囚犯正在接受"药物治疗。[20] 更遑论在狱中为跨性别者提供性别确认激素了。因此，洛雷娜的首要任务就是确保她所帮助的人在监狱里能获得激素和抗艾滋病病毒药物。

洛雷娜出席保释听证会成了家常便饭，据经常陪她一起出庭的律师林利·埃格耶斯所述，如果法警知道她们支持的人即将被传唤，那么就会"阻止洛雷娜或其他女性去洗手间"。[21]

和蔡斯一样，埃格耶斯在初入律所时就遇到了洛雷娜，她认为是洛雷娜教会了她"如何成为一名真正的社区律师，而不是声称与社区合作实际上却没有的律师"。埃格耶斯曾"同意受理一名跨性别年轻女孩的案件"，该女孩被指控用鞋子袭击他人。尽管据称另一名跨性别年轻女孩也参与了这起袭击事件，但埃格耶斯仅能代理其中一人的未决刑事和移民案件。

"我需要这个年轻人的出生证明来处理她的移民案件，"埃格耶斯告诉我，尽管"当时不认识洛雷娜，但不知何故她意识到我需要这份材料。有一天，洛雷娜突然出现在我的办公室，手中拿着她的包——我称之为'玛丽·波平斯（Mary Poppins）的地毯包'。你永远不会知道包里面有些什么物件。"然后，她从包中掏出了埃格耶斯当事人的出生证明原件。

"你是怎么拿到这个女孩的出生证明原件的？"她问洛雷娜。

洛雷娜回答道，"拜托，我可是洛雷娜啊"。然后她试图说服埃格耶斯律师同时接手这两名女子的案件。

"你简直无法对洛雷娜的请求说不。"

每次这些女孩出庭时，洛雷娜都会带着一群跨性别女子现身，埃格耶斯对此深受感动，"她这么做只是想让法庭知道，这些年轻女孩有人支持、关爱和照顾，并非孤立无援"。

但是，如果无人可以拒绝洛雷娜·博尔哈斯，那么洛雷娜也不可能真的拒绝帮助他人。21世纪初，她在做外展工作时，试图让皇后区的女性去曼哈顿接受检测，而她所服务的机构认为在皇后区进行检测会更容易些。于是，他们在洛雷娜位于杰克逊高地的公寓里搭建了一个检测点。埃格耶斯表示，该机构并没有付给洛雷娜房租，仅仅给了她一些礼品卡了事。

埃格耶斯微笑着说道，洛雷娜甚至会"去食品救济站拿一大堆食物，然后在夜间将这些食物分发出去"，而她却没有因此得到任何报酬。之所以如此，仅仅是因为洛雷娜就是这样的人——乐善好施又不计回报。

"正如她对我所言，这是她应该做的。"

* * *

1960 年，洛雷娜·博尔哈斯生于墨西哥城（Mexico City）。[22] 她从小被认为是男性，在成长的过程中也并不知道跨性别者的含义。洛雷娜在 2018 年面对皇后区公共电视台（Queens Public Television）采访时表示，她"之所以来到这个国家"是因为"当时在墨西哥感到前途渺茫"。[23]

"我起初认为自己是个男同性恋。"她解释道。1981 年，20 岁的她移民美国，其"主要目标是找到一位激素方面的专家，这样就可以在医生的指导下完成变性手术"，然后以女性身份度过余生。她最终成功完成了变性手术，但她"没有合法身份"，所以她在美国度过的最初几年里，生活极其艰辛。

洛雷娜最终被迫沦为非法性工作者。据《每日新闻》的报道，当她搬到杰克逊高地的时候，她与其他 20 名被贩卖至此的跨性别女性相依为命，并且她开始吸食快克可卡因（crack cocaine）。[24]

洛雷娜说，1986 年时，她"通过罗纳德·里根总统的新政策获得了合法身份"，最终因特赦计划还获得了美国绿卡。后来，她决定戒毒。戒毒成功之后，她开始不断向他人伸出援手。最后，她成为社区卫生网络（Community Health Network）工作者，但她的大部分工作都是做志愿者。

"有时，我们这些跨性别者自认为毫无自尊可言，甚至认为不值得团结起来为自己的权利而斗争。"丹尼尔·多姆（Daniel Dromm）这样告诉皇后区公共电视台。他是公开了同性恋身份的纽约市议员，也是2010 年至 2021 年杰克逊高地的民意代表。他说："但洛雷娜给了他们足够的尊重。她上前告诉他们：'才不是那样的，你们并非命如草芥，你们值得被正视。我们要携手为权利而战。'"

埃格耶斯告诉我，在洛雷娜拥有了自己的简陋单间公寓后，她"立即向人们提供栖身之所"——即使这意味着她们多人会蜗居于她那狭小的一居室。"她的目的不是让人们放弃从事性工作，"埃格耶斯表示，"从来都不是这样的。她的真正目的在于让她们脱离被迫陷入的艰难处境。"因此，若她们从事性工作是因为受到他人虐待、剥削或强迫，那么洛雷娜只是想让她们了解到还有另外一种方式摆脱加害者。当然，这一切的前提在于这同样也是女孩们自己的诉求。

"她会给人端来一杯咖啡，通过这杯咖啡开始建立起信任感。"

在纽约市，艾滋病已夺去许多跨性别者和拉丁裔的生命，为此洛雷娜最终在皇后区艾滋病中心（AIDS Center of Queens County）组建了一个互助小组。塞西莉亚·根蒂利加入了洛雷娜的小组，其中的成员可以获得无菌注射器，通过安全的方式注射消遣性药物或激素。洛雷娜的同事在希腊和西弗吉尼亚从事类似工作，他们向我解释说，注射针具更换一直被视为为人们提供其他医疗和社会支持的途径。[25] 当洛雷娜向皇后区的跨性别者施以援手时，该服务不仅仅帮助这些女孩免受病毒侵害，塞西莉亚表示，这还为她们提供了"一个集体讨论自己问题的机会"。

"洛雷娜好像确有远见卓识。"塞西莉亚说，人们都觉得她的这位朋友广受欢迎，尤其是在那些外表上没有体现传统性别角色者的眼里。塞西莉亚告诉我，"皇后区大多数女孩的思想观念"是"非常二元的，你知道吗？有胸，所以是女性。看上去是男性，却希望拥有女性的性器官。长发飘飘，臀部丰腴。你懂吗？这就是我们大多数人对跨性别者的定义，而且有些女孩就是这样想的"。

但洛雷娜·博尔哈斯别有见地。她会对她的女孩说，"你之所以是个女人，是因为你具有女性的生理特征"——这种说辞到此为止。她将自己、朋友塞西莉亚（女同性恋者），以及在罗斯福大道上俱乐部里扮演不同性别角色的女同性恋者都视作女性。

林利·埃格耶斯表示，尽管洛雷娜总是敦促自己去帮助别人，但"洛雷娜自己过了很久才向我寻求帮助"。正如洛雷娜在接受皇后区公共电视台采访时所言，虽然她本人在1986年的特赦中获得了美国绿卡，但她多次被捕的经历使其无法延长永久居留权或成为美国公民，她说："我因卖淫和人口贩卖而被捕，可我实际上才是一名受害者。"

那时，埃格耶斯已经在跨性别者法律援助中心（Transgender Law Center）工作了。根据纽约的人口贩卖法，她可以为洛雷娜洗脱部分罪名，但绝非全部罪名。总而言之，该法律实际上对性工作者的伤害大于其保护作用。该法律鼓励种族形象定性，将其声称要保护的人定罪，并使边缘化群体进一步远离他们所需的公共卫生支持和社区援助。并且，该法律通过阻止性工作者在风险较低的开放环境下工作，不但没有减少对从业者的伤害，恰恰相反，甚至还将性工作者推向灰色地带和无底深渊。

因此，埃格耶斯决定请求时任纽约州州长安德鲁·科莫（Andrew Cuomo）赦免其当事人。在埃格耶斯提交申请时，她已经为洛雷娜收集了数百页证词，其中的建议和声明的来源包括前市长戴维·丁金斯（David Dinkins）、皇后区区长、纽约市议会、纽约州参议院以及未来的纽约州总检察长莱蒂希娅·詹姆斯（Letitia James）。

2017 年 12 月 26 日，洛雷娜表示，时任州长科莫为她送来一份迟到的圣诞礼物。"他给我致电说：'恭喜你，我看过你的案子，注意到你在 25 年里一直从事光荣高尚的社区工作。你的羁押和罪行已经是过去式了。从 1998 年起，你便再无被捕经历，并且你一直致力于为跨性别群体服务，从现在起，我将赦免你。'"[26]

"听到这些，我潸然泪下，我仍然不敢相信这样的幸事竟会降临到我头上。"洛雷娜对皇后区公共电视台如是说。

2019 年，洛雷娜正式成为美国公民，并于同年回到墨西哥，这是她近 40 年来第一次重归故土——刚好是在新冠疫情暴发的数月前。

* * *

蔡斯·斯特兰吉奥搬到杰克逊高地后，他亲身体会到了关于洛雷娜的一件人尽皆知的事：尽管洛雷娜是一个街头工作者，但她十分热衷举办派对。

"当我孩子的母亲怀孕 8 个月左右的时候，"蔡斯说，洛雷娜"和纽约所有的拉丁裔跨性别者一同举办了一场盛大的迎婴派对。还有一次，她专门为我操办了一场派对，就为了向我说声谢谢"。蔡斯回忆往昔时，两眼闪闪发光，笑容可掬，细长笔直的八字须像精灵一样上下飞舞，"我们共度漫漫时光，一起吃饭，一起庆祝，她很擅长庆祝——你庆祝的只是你置身于此，你之所以庆祝是因为大家集聚于此需要欢乐的氛围和空间"。

大多数的周六晚上，塞西莉亚·根蒂利都会和洛雷娜聚会。洛雷娜过来后会与她一起烹饪阿根廷牛排和鸡肉——有时她独自前来，有时和她的搭档查帕罗（Chaparro）一起来。有时她们会筹措经费，谋划社区建设，有时她们只是一起玩耍和犯傻。

2020 年 3 月初的一个星期六，塞西莉亚由于在迈阿密（Miami）上班，错过了周六晚上的固定聚会。"我当时在一家便利店（CVS）里，看到一位女士的购物车里堆了 40 多瓶普瑞来（Purell）免洗洗手液。我当时觉得匪夷所思，心想，怎么了？发生什么事了？然后我就在推特上搜索普瑞来洗手液，发现大家都在抢购普瑞来，因为新冠疫情暴发了。"

塞西莉亚立即想要购入一些普瑞来，但迈阿密已经售罄。回到纽约，她希望下周六可以照常见到她的朋友。但此时洛雷娜打来了电话。

"塞西莉亚，我想这周六我无法赴约了。"

"好吧，没问题。你还好吗？"

"我发烧了，还伴有咳嗽。"

"洛雷娜，大家说这就是新冠肺炎的症状。"

"好吧，但我觉得我这应该不是。"

"你认为你得的不是新冠肺炎吗？但所有症状你可都符合呀。"

"是啊，但我感觉还好。也许只是小感冒罢了。"

"好吧，我觉得你应该去看医生——你这状况有多久了？"

"大概一周吧。"

"要是感冒的话，这时间可不短了。就算是流感，这也有点久了。我觉得你还是应该去看医生。"

"不了，我肯定是感冒，要不就是流感。"

"洛雷娜，如果是感冒或流感，无论如何你是真的需要去看医生了。"

"不，我不想去看病。"

"为什么呢？"

"我就是不想去，别问我为什么。"

"好吧，我能理解。但要是我，我可不这么选。你知道，你的确需要看专业医生。"

"绝——对——不——去！"

"让我看看能不能把你送到紧急护理中心去。你愿意去吗？"

"是的，要是紧急护理中心的话，我也许会去。我只是不想去医院。"

塞西莉亚拨打了紧急护理中心的电话，但那里的人告诉她，他们不接受有新冠肺炎症状的患者。她需要拨打911送洛雷娜去医院就诊。"如果我征求洛雷娜的意见，她一定会拒绝。所以，我做了一件我平常会后悔但此时并不后悔的事：我先斩后奏地叫了救护车，然后才告诉洛雷娜。她因此还有点生我的气。"

"你为什么那样做？"

"有时，你得让别人为你做出正确的决定。"

"不，我不想去医院——我不知道在那里会发生什么事！"

塞西莉亚说，她知道洛雷娜"在顾虑自己的跨性别者身份，我也清楚她在担心这样一个事实，你知道的，她的英语不是很好"。

当我听塞西莉亚谈论她这位心里害怕的朋友不想去医院的时候——尽管这种致命的神秘病毒正迅速成为纽约人已知的致死速度最快的微生物——我想起了我自己曾在拥有多元文化的纽约市寻求医疗服务的经历，那次经历倒没那么戏剧性。

数年前，我的睾丸上出现了一个肿块。我很担心，于是去找了我所在大学的健康中心的医生，他是一个心地善良的人。检查时，他认为肿块可能是良性囊肿，但他希望我尽快做一个超声检查以便进行最终诊断，于是他安排我第二天去睾丸超声检查专家那里做检查。

当我到达超声检查室时，接待员用警惕的眼神望着我。她问我医生是谁，我告诉了她。她问我的姓名和出生日期，我也告诉了她。她问我是否确定来对了地方，我说是的（尽管我觉得她这样问让我开始感到不太舒服了）。然后，她注意到我是从学生健康中心转介过来的，便笑着说："你看起来和我想象中的不太一样。我还以为会是个年轻人呢。"

那时我 41 岁，她认为我年纪太大了，不像大学生。我紧张地笑了笑，试图转移她的疑虑，说道："我是研究生，可我教过比我年龄还大的本科生。"但是，她这么说还是让人感觉荒谬可笑，令人生厌，尤其是考虑到在我进来之前她就已知道我的出生日期。

我顿时感到被一阵羞耻感包裹，血液上涌，面红耳赤。让我走进办公室向对方说："你好，我能否脱掉裤子让你检查我的睾丸，看看那里是不是存在致命的东西？"这对我来说已是难如登天了，更别说还要让对方觉得你看起来镇定自若。

在我极度脆弱之时，我感到自己并不受待见。我记得那时我就在想，若是一位有睾丸的跨性别女性进来寻求帮助，看起来又脆弱又敏感，那又会是怎样一番场景呢？如果接待员说"你看起来不像我所想的那样"，那又该怎么办？这个人也许就转身离开，而这个人却有可能罹患了未确诊的癌症。

这就可以部分解释为何酷儿和跨性别者的疾病致死率一直居高不下，也可以部分说明为何病毒在我们这类人的体内传播得更为频繁。

在我听说洛雷娜·博尔哈斯咳嗽但不想去医院，因为她害怕在那里会发生不悦之事，我就想起了那位接待员。所以我感同身受，为洛雷娜心痛不已。

＊　＊　＊

当洛雷娜坐上救护车时，世界疫情的真正风暴中心已不只是美国的纽约市，更是纽约市皇后区的杰克逊高地。你甚至可以认为，疫情暴发的"震中"的"震中"已经转移到了艾姆赫斯特医院（Elmhurst Hospital），救护车就是将洛雷娜送到了那里。她的邻居们，就是所谓的"关键岗位"工人，包括日间劳工、养老院护工、快餐店店员和性工作者等，都无法通过居家工作来保护自己免受病毒侵害。纽约疫情即将迎来第一波高峰，其攀升速度正急剧加快，每日都有百余人死于新冠肺炎。[27]

当洛雷娜被送达医院时，一辆冷藏挂车已经停在那里处理源源不断运出的尸体。装运尸体的速度远比不上尸体堆积的速度。[28]很快，这座城市就开始广征临时工来搬运大量的尸体，[29]并且安排雷克岛监狱的囚犯挖掘万人坑来掩埋这些尸体。[30]

　　为洛雷娜进行治疗的医务人员不会说西班牙语，塞西莉亚便不得不通过电话为她翻译。洛雷娜的朋友表示，洛雷娜似乎为此苦恼不已。尽管如此，洛雷娜在医院时也在不停地打电话，试图为雷克岛监狱的囚犯安排保释。这座监狱已经成为全美最大的新冠疫情暴发地之一，洛雷娜拼命想要在人们染病之前将他们从监狱中解救出来。[31]

　　最后，艾姆赫斯特医院的工作人员将洛雷娜送回家中。塞西莉亚一直通过电话与洛雷娜保持着联系。隔日，洛雷娜的症状似乎有所缓解。但次日，她又开始咳嗽。塞西莉亚表示，洛雷娜过了一天又"开始发烧，然后便不再接听电话。我听说查帕罗不得不再次叫救护车了"。但这一次，洛雷娜无法住进最近的艾姆赫斯特医院，这家医院"告诉我说，他们必须把洛雷娜送到康尼岛（Coney Island），因为她需要上呼吸机，而他们医院没有这些设备"。［尽管当时有人多次提醒特朗普总统呼吸设备短缺，但他仍未援引《国防生产法》（Defense Production Act）下令生产呼吸设备，最近还告知各州"尝试自行解决"。这就使各州相互竞标，造成医疗设备价格飙升，就像在给为富不仁的医疗科技公司支付巨额赎金一样。］[32]

　　"我给康尼岛那边打电话时，"塞西莉亚说，"他们告诉我，洛雷娜被注射了镇静剂，戴上了呼吸器，处于诱导昏迷状态。此外，他们需要有人替洛雷娜做决定。"塞西莉亚必须找到洛雷娜的医疗保健代理人。当塞西莉亚找到代理人时，由于这两人都不会英语，塞西莉亚便整晚"通过电话为双方的沟通进行翻译"，并根据洛雷娜弥留之际的"只言片语帮助他们做出最后决定"。

149

在洛雷娜生命的尽头发生了一件令人唏嘘之事。往常，洛雷娜出现时身边总有人相伴左右。当她穿街过巷时，当她在埃格耶斯或蔡斯办公室寻求法律援助时，当她为一个陌生人现身法庭时，她总是带着一帮朋友。

但在一切即将结束时，除了呼吸治疗师和值班护士，命悬一线的洛雷娜·博尔哈斯身边再无旁人。查帕罗、塞西莉亚、蔡斯、埃格耶斯，以及所有曾在罗斯福大道上收到她分发的安全套、注射器和食物的成千上万人——没有一个能在洛雷娜尘世旅程结束之际握住她的手送她最后一程。

"早上5点22分，我接到医院的电话，他们告诉我洛雷娜去世了。"塞西莉亚平静地告诉我。

洛雷娜去世当天，包括她在内，纽约市约有330例新冠肺炎死亡病例。[33] 那天是3月30日，是某个关于跨性别群体节日的前夕。3月31日，美国国会女议员亚历山德里娅·奥卡西奥－科尔特斯（Alexandria Ocasio-Cortez）在脸书上为杰克逊高地发声，她写道："在国际跨性别现身日（International Transgender Day of Visibility），我们要向跨性别同胞们致敬，向英雄们致敬！就在昨天，我们痛失了皇后区拉丁裔跨性别群体之母——洛雷娜·博尔哈斯。洛雷娜从墨西哥移民至美国，是杰克逊高地最伟大的活动家之一。我们将沉痛缅怀洛雷娜，感谢她为跨性别群体争取权利、赢得关注、保障安全所做出的不懈努力！"[34]

* * *

在举办关于艾滋病病毒刑事定罪的讲座时，我常常问听众，"关塔那摩湾（Guantánamo Bay）美国海军基地是何时变成无限期拘禁地的？"几乎所有举手尝试回答的人都说了同样的话：这发生在2001年9月11日之后的几周，即美国反恐战争早期。

并非如此。美国反恐战争是由乔治·W. 布什（George W. Bush）发起的。这场失败的战争长达20年，美国将被指控为"敌方战斗人员"的"9·11"事件罪犯关押在45平方英里*的弹丸之地，这是1898年美西战争以来美国在古巴东南海岸占领的一片土地。[35]但是，美国控制着关塔那摩湾地区，利用地狱般的手段在此对"罪犯"实施长期监禁（美国联邦政府主张美国法律在此并不一定适用），这一做法实际上起始于第43任美国总统的父亲——乔治·H. W. 布什（George H. W. Bush）。

1991年，老布什时任美国第41任总统，海地民选总统让－贝特朗·阿里斯蒂德（Jean-Bertrand Aristide）在政变中被驱逐下台后，成千上万支持阿里斯蒂德的海地人民离开故土，流亡在外。[36]这些寻求避难的海地人在前往佛罗里达的途中被美国海岸警卫队（U.S. Coast Guard）拦截，无法抵达美国大陆。而若其抵达美国大陆，按照国际条约，美国必须接纳这些政治避难者。[37]

但是，美国也无法将这些人送回海地，因为他们回去必死无疑。因此，首届布什政府就将他们送至关塔那摩湾。他们在那里将受到美国管辖，但不一定享有美国法律规定的公民权利。

到了那里，海地人在等待其难民身份申请批准的同时，接受了艾滋病病毒筛查。就像学者凯西·汉纳巴赫（Cathy Hannabach）所写的那

151

---

*　1平方英里 =2.59平方公里，45平方英里约为117平方公里。——译者注

样，"虽然所有被关押在"关塔那摩湾的"海地难民都进行了强制抽血化验，但只有艾滋病病毒检测结果呈阳性的女性接受了生殖干预手术。染艾的女性难民在未经本人允许甚至毫不知情的情况下，要么被绝育，要么被强制注射甲羟孕酮避孕针（Depo-Provera），这是一种半永久性的节育手段"。[38]并非所有女性都能够生育，也并非所有能够生育的人都是女性；不过，生育能力往往（即使有失公允）被视为女性的一个本质特征。在关塔那摩湾，美国利用这个概念为女性划定了一条严酷边界，并用优生学把这些海地人排除在边界之外。

1991年海地难民危机，而非"9·11"事件，才是导致关塔那摩湾成为无限期拘留场所的诱因。洛斯阿拉莫斯国家实验室一直是曼哈顿计划和病原体研究数据库的所在地，无独有偶，美国的艾滋病病毒史与其军国主义相互交织。在外科优生学的影响下，对外来移民的恐惧构成了后来关塔那摩美军基地用于关押被指控恐怖分子的法律架构。强制绝育的行径没有发生在纳粹德国（Nazi Germany），而是在电视剧《双峰》（Twin Peaks）和《奥普拉脱口秀》（The Oprah Winfrey Show）播出之际由美国政府犯下的罪行。2020年夏天，有新闻爆料称，受美国移民和海关执法局拘禁的女性在未经本人同意的情况下被迫接受了子宫切除术。显然，数百年来，美国对黑人、棕色人种以及土著女性实施的绝育暴行还远未结束。[39]

在关塔那摩湾，实施这种强制绝育的表面说辞是当局臆想出来的病毒纯洁性。优生学家似乎认为，任何海地人都有可能获得法律许可进入美国，这就足以成为绝育所有拘留难民的理由。他们认为这些难民可能携带艾滋病病毒并生下带有病毒的孩子。

近 30 年后的 2020 年，尽管大多数国际边境因新冠疫情而关闭，但美国移民和海关执法局将新冠病毒感染者从美国监狱驱逐到海地，使这个贫穷小国不堪重负、雪上加霜。[40] 次年，海地总统在家中惨遭暗杀那周，美国政府正在筹谋给美国人民注射第三针新冠疫苗加强针，而当时海地还没有任何人接种疫苗；[41] 截至 2021 年年中，海地是西半球唯一一个没有新冠疫苗的国家。[42] 2021 年秋，拜登政府根据 1944 年通过的《公共卫生服务法》(Public Health Service Act) 第 42 条规定继续驱逐海地难民，该规定允许联邦当局在新冠疫情期间加速驱逐移民和政治避难者（特朗普政府曾在驱逐寻求政治避难的移民时援引了这一规定，并因此引发了争议）。[43] 事实上，正如《卫报》报道的那样，拜登政府"在几周内驱逐的海地人比特朗普政府一整年驱逐的人数还要多"，[44] 此外，政府还在寻找会讲西班牙语和克里奥尔语（Creole）的承包商，准备在关塔那摩湾建造拘留设施，以应对预计会再次涌入寻求避难的海地难民。[45]

病毒被用于决定谁有权跨越各种边界，包括地理边界、性别界限、美国属性界定、价值边界等。通过挑战出生时就被赋予的性别属性，变装表演者在舞台上突破这种边界，跨性别者则一生都在冲撞这些条条框框。尽管扎克·科斯托普洛斯把性别视作一种"突出和蔑视其他社会建构的个人建构"，但军事化的民族主义往往试图以危害极大的方式强化社会建构的性别界限。[46]

作为一名跨国和跨性别活动家，洛雷娜·博尔哈斯自己也跨越了许多边界，如性别、国籍和归属等边界。作为一名感染艾滋病病毒又死于新冠病毒的女性，她也同样经历了病毒通过肌肤侵入人体的过程。而在

152

洛雷娜生前的丰富生活和英年早逝中，有关边界的整个假象宛然在目。

153　首先以你的身体为例，随着你的每次呼吸，你的身体内外存在固定边界的想法就可以被视为虚无缥缈的观念。或者又比如，想想"American"一词的边界意味着什么。"American"一词既可以指美利坚合众国的一切，也可以指北美洲最北端的加拿大北极圈与南美洲最南端的智利合恩角（Cape Horn）之间的任何地方。对于美国试图在关塔那摩湾建立的有价值者与无价值者的严格界限、特朗普妄图建造的美墨边境墙，以及这种新冠病毒可以完全被阻隔于美国边境之外的想法，我们又该如何看待呢？通通都是欺世之言。种族之间、病毒携带者与非携带者之间、在美者与非在美者之间、美国人与非美国人（或不具美国精神之人）之间、男女之间，并非泾渭分明、非此即彼。边界之说实属天方夜谭。虽然病毒常被用来充当证明边界必定存在的挡箭牌，并将那些完全不符合边界标准的群体边缘化，但极具讽刺意味的是，病毒恰恰反证了他们观点的错误。

比虚构的边界更加真实的是关于在二元世界里生活如何运作的混乱现实——在扎克、塞西莉亚、古铁雷斯和洛雷娜敢于栖身的空间里。边缘地带人口多样，这里有跨越人为划定的国界的移民，有居住在人为划定的国境内的公民，有勇敢突破性别规范的非主流人群，还有来自世界各地、在杰克逊高地说着 167 种不同语言的人。

那些边缘地带还包括病毒下层社会之母洛雷娜·博尔哈斯现身之处。她饱含爱意，甚至在自己生命的弥留之际还在试图将其他人从牢笼里解救出来。

07

牢 笼
自由的监狱

1992 年 3 月，阿肯色州州长比尔·克林顿（Bill Clinton）在纽约市筹集资金，以争取民主党总统候选人提名。他以严厉打击犯罪的"新民主党人"的身份参选，"新民主党人"毫不忌惮把人囚禁在牢笼里——如有必要，他们甚至让某些人将牢底坐穿也在所不惜。他暂离纽约的竞选活动，回到自己的阿肯色州，这样他就可以亲自监督里奇·雷·雷克多（Ricky Ray Rector）的死刑执行过程。里奇·雷·雷克多是一名被定罪的杀人犯，他浑然不知自己已死到临头，所以未享用断头餐中的甜点山核桃派，因为他想"留着以后再吃"。[1]

当克林顿在曼哈顿中城一家由电影院改造成的夜总会劳拉贝尔（Laura Belle）的筹款活动上发表讲话时，他的发言被鲍勃·拉夫斯基（Bob Rafsky）打断，此人是艾滋病联合力量协会的一名令人抓狂的抗议者。"这是艾滋病泛滥的中心！"在当时刚成立的美国有线电视新闻网拍摄的视频中，拉夫斯基对着克林顿大喊道。这两人几乎同龄，仅有一岁之差；那天晚上两人都身着西装，不过拉夫斯基的西装剪裁得比克林顿的要紧身很多。

"你打算怎么办？"拉夫斯基向这位民主党希望之星逼问道，"你要向艾滋病宣战吗？你是打算继续无视它吗？你会比当阿肯色州州长时做得更多吗？"[2]

155　克林顿一时间乱了方寸。作为中间派民主党领导联盟（Democratic Leadership Coalition）的前领导人，他一直备受诟病，因为他在竞选时提出了"第三条道路"。他主张优先考虑平衡预算和公私伙伴关系，而不是提供强有力的国家援助，但这正是从根源上解决当前疫情所需要的。

他挖苦地回答道："那我们现在谈谈如何？"

"那你谈谈呗。"拉夫斯基反唇相讥。

"我一直在听着呢，你可以说。我知道这伤有多深，因为我也有朋友死于艾滋病。"

"比尔，你可听好了：11年来，死于艾滋病的人数远远少于因政府忽视艾滋病而死的人数。"

"这就是我竞选总统的原因，我想为此做点事。"克林顿接过话头。然后他开始列举一连串行动，包括他将拓宽对艾滋病的定义，将注射毒品者和此前常被忽视的妇女等纳入其中。

但是拉夫斯基不以为然，并试图再次打断克林顿。

"拜托，你能冷静一下吗？"克林顿居高临下地说，此时观众席上传来阵阵掌声。

"我无法冷静。我将死于艾滋病，而你会死于你的野心。"

"请听好，"克林顿把麦克风朝拉夫斯基说话的方向移近了几英寸，然后厉声说道，"如果我将死于野心，我就不会站在这里忍受我过去6个月来一直忍受的所有这些废话。我在为改变这个国家而战！"

"我再告诉你一件事，"克林顿的声音盖过了人群赞许的欢呼声，他把麦克风从支架上拿下来，大声道，"你没有权利因为你的担心而不尊重任何人，包括我。"他生气地朝拉夫斯基摇动着食指，气得眯起眼睛，继而说道，"这些可不是我造成的，反之，我却想为此做点什么。对你和所有粗暴打断我集会的人，我都比你们对我要尊重得多，现在到了你们该考虑这个问题的时候了！"

然后，克林顿说出自己多年来持有的态度："感同身受。"他一边一字一顿地说着，一边用手指反复戳向拉夫斯基，这使这一同情的声明看起来更像是一种威胁。

这短短一句话成为比尔·克林顿胡说八道的缩影，作为他以不真诚的方式轻松认同他人的一个讽刺性例证。但无论这个词是在20世纪90年代出现在《周六夜现场》（*Saturday Night Live*）的短剧中，还是在21世纪第二个十年作为动图出现在互联网上，其产生背景大多会被人遗忘：那时，克林顿所说的"感同身受"就是指将一个垂死的艾滋病人直接处死，因为此人恩将仇报、忘恩负义。

"如果你不同意我的观点，就去支持别人竞选总统，但不要这样对我说话，"克林顿大喊道，"你可以去支持乔治·布什，也可以支持其他人，但不要在我的集会上放肆，别人可是花钱来参加的。"

尽管克林顿在暗示拉夫斯基可能支持他的竞选对手，但这个捣蛋分

156

子却绝非共和党的拥护者。11 月 2 日，即 1992 年总统大选前夕，拉夫斯基协助带领艾滋病联合力量协会的一队人马，将已故活动家马克·费舍尔（Mark Fisher）的遗体装在棺材里，然后送往布什的纽约市连任竞选总部。那时，艾滋病已成为美国 22~44 岁人群的第二大杀手，当年总共夺走了 33000 多名美国人的生命。[3]

那时，拉夫斯基已经憔悴不堪。他身着黑色皮夹克和牛仔裤，脸上长着紫色的卡波西肉瘤[*]。他对着麦克风大喊："这不是马克的政治葬礼。这是为杀害他的人举行的政治葬礼。乔治·布什，我们坚信你未来必败，因为我们相信浩瀚宇宙，正义永存！美国民众，心怀同情！"当他诅咒第 41 任总统时，他似乎希望克林顿获选总统。"我们诅咒你：马克的灵魂会永远缠着你，直到你油尽灯枯！所以在你败选之时，你会记得我们的失败！在你濒死之时，你会记得我们的死亡！"

拉夫斯基不顾一切地诅咒即将离任的总统，还想方设法影响未来的总统，这不但先知先觉，而且很快应验。拉夫斯基破坏阿肯色州州长的筹款活动 9 个月后，也是在他嘲弄布什总统 2 个月后，威廉·杰斐逊·克林顿就任美国第 42 任总统。

但仅一个月后，拉夫斯基死于艾滋病，年仅 47 岁。

在美国的新冠疫情早期，我常常听到拉夫斯基的声音，这预言似的怒不可遏的声音挥之不去，在同样绝望的活动家向民主党政治领导人大声疾呼之时尤为彻耳。当抗议者聚集在加州州长加文·纽森（Gavin Newsom）的豪宅外，要求释放圣昆廷（San Quentin）州立监狱的囚犯

---

[*]　艾滋病晚期患者常出现的恶性肿瘤。——译者注

以防更多人死亡时；⁴当他们在旧金山市市长伦敦·布里德（London Breed）的家门口举行一场死亡示威活动，要求为无房者提供酒店房间时，我听到了他的声音。⁵当人们抗议纽约州州长安德鲁·科莫不顾该州医院系统濒临崩溃，我行我素地削减了医疗补助计划预算时，我也听到了他的声音。当他们请求纽约市市长比尔·白思豪（Bill De Blasio）将人们从新冠疫情重灾区雷克岛监狱释放出来时，我还能听到同样的声音。⁶尽管美国左翼分子似乎很容易对共和党总统唐纳德·特朗普明显的渎职行为（2020年一整年，特朗普都未能制定出一项全国性应对新冠疫情大流行的措施）表示愤怒，但对那些试图让"蓝色"[*]辖区的民主党市长和州长为他们诱发病毒的行为负责的活动家来说，这似乎要痛苦得多。这些活动家经常被主流媒体忽视，并在社交媒体上受到大量嘲讽。

在这个可怕的时刻，美国人本指望艾滋病联合力量协会能提供解决燃眉之急的蓝图。但是，即使美国人对艾滋病联合力量协会的历史有所了解，他们也往往仅知道这群人总是与共和党针锋相对：该协会成员曾羞辱里根总统在艾滋病问题上保持沉默，并将一个巨大的安全套覆盖在参议员杰西·赫尔姆斯（Jesse Helms）的房屋上，还把那些死于艾滋病的挚爱之人的骨灰撒到白宫的草坪上。但是，如果活动家们发现艾滋病联合力量协会的传统及做法对抗击新冠疫情大流行真的有用，他们也需要了解艾滋病联合力量协会是如何挑战民主党的。

具体来说，他们需要知道民主党是如何通过破坏社会计划、不断求

---

* 蓝色代表民主党。——译者注

助于市场来解决非市场问题（尤其是在医疗保健方面），以及至关重要的一点——使监禁政策永久化，使病毒传播情况变得更糟的。

在实施新政时，富兰克林·德拉诺·罗斯福（Franklin Delano Roosevelt）领导民主党成为自由福利国家的政党。但自二战以来，包括哈里·杜鲁门[7]、林登·约翰逊[8]、比尔·克林顿、贝拉克·奥巴马和乔·拜登在内的许多民主党总统，都扩大了治安和监禁的范围。这不仅包括看守所、监狱和移民拘留中心的增加，还包括这些机构所在地的无序扩张，以及一种渗透到美国生活方方面面的惩罚逻辑。（你可以细品：越来越多的警察驻守学校；人们要想找工作就必须进行毒品检测；通过美国邮政服务邮寄的信件过去常被视为个人隐私，但现在这些信件会被扫描，所以政府就可知晓谁在寄给谁；以前打电话在很大程度上是受保护的私密行为，而现在一些公司可以轻而易举地破译人们的电子通信。）

当然，共和党总统也如出一辙。但是共和党总统（特别是罗纳德·里根、乔治·W.布什、唐纳德·特朗普）曾引发过针对他们在监禁方面投资的大规模抗议活动，而民主党总统做得隐蔽些，几乎没有激起民众的类似抗议活动。民主党的立法者、市长和州长很少受到人们对建立警察管制制度的抵制，这使这一制度几乎不受限制地野蛮发展。这是因为，为了获得和保持权力，民主党候选人在选举时经常采用这样的套路：在选举期间尽量接纳边缘化人群，并利用其身份来争取选票，而此后一旦当选，就会颁布一些治安与监禁政策，这些政策将会伤害他们那些最热心但最脆弱的支持者。

由于民主党告诉人们除了支持他们别无他法，所以许多（尽管并非所有）反对共和党治下的监禁政治的活动人士不会抗议民主党的行为，

尽管民主党同样会将人锁进牢笼。并且，一旦民主党采用监禁制度，它 159
会掩盖其最具有暴力性的影响，以此减少反对意见，并阻碍建立关怀政
治的努力。

1992 年，拉夫斯基在劳拉贝尔夜总会挑战美国未来总统时遭到了
阵阵嘘声，这些嘘声并非来自共和党人，而是来自民主党人。他们本应
是拉夫斯基的盟友。但捐款者不想让这个搅局者拿不尽如人意的病毒应
对政策来挑刺，并为难他们支持的总统候选人。然而，艾滋病联合力量
协会成立于 1987 年，其初衷是创建"一个多样化的、无党派的个人团
体，成员因对自身处境感到愤怒而团结在一起，并致力于采取直接行动
来终结艾滋病危机"。[9] 它不与任何政党或政府机构结盟。该组织曾强
烈谴责民主党市长埃德·科赫（Ed Koch）在艾滋病问题上无所作为。
拉夫斯基在 1992 年的总统大选过程中公开抨击过布什和克林顿。在 20
世纪 90 年代初，艾滋病联合力量协会就经常质疑美国国家过敏和传染
病研究所（National Institute of Allergy and Infectious Diseases）的无党派
负责人安东尼·福奇（Anthony Fuci）博士。在接下来的 40 多年里，非
典、寨卡病毒、埃博拉病毒、禽流感、猪流感和新冠疫情相继暴发，而
福奇博士仍在管理该研究所。

据《纽约时报》的报道，克林顿政府的首任"艾滋病大使"是克里
斯汀·M. 格比（Kristine M. Gebbie），但此人工作未满一年便辞职走人，
因为活动人士抱怨"她的工作定位不够明确"，并表示她绝非克林顿事
先承诺的那种叱咤风云的知名人物。[10] 尽管如此，令人奇怪的是，虽然
美国艾滋病死亡人数最多的一年（1995 年，约有 5 万人）处于克林顿
总统任期内，但除拉夫斯基外，他没有收到其他来自艾滋病宣传人士的

抗议，而他的两位前任曾收到许多抗议。[11]

也许，在里根和布什多年的高压执政后，同性恋者的力量已逐渐式微，所以克林顿可得片刻宁静；也许，部分原因是一些人脉广的同性恋专员和"同性恋机构"的政治机会主义者与民主党过往甚密并从中受益；也许，因为在他任职期间，抗艾滋病病毒药物于 1996 年在美国幸运问世。

也许是因为像拉夫斯基这样的人在克林顿执政后不久就去世了，克林顿不再需要与之打交道。或者，正如一位艾滋病联合力量协会的成员告诉我的那样，这是因为许多活动分子在 20 世纪 90 年代中期染上了冰毒毒瘾，他们想从活动分子队伍中悄无声息地退出。

但是，尽管艾滋病死亡率在克林顿的第二个任期内大幅下降，但他希望把自己塑造成反犯罪预算的鹰派人物，这对艾滋病危机产生了极其有害的影响。克林顿通过了两项重要的国内立法，即 1994 年的犯罪法案和 1996 年的福利改革法案，使导致艾滋病感染率上升的各种因素严重恶化。

克林顿在国内取得的这两个标志性成就的共同之处在于，它们增加了黑人遭受监禁、无家可归和工作收入不稳定的概率，这在随后的几十年里产生了令人震惊的影响，使得病原体在黑人群体中的传播快速增加。

例如，在克林顿执政时期，与艾滋病病毒和艾滋病相关的种族差异不减反增；而且，克林顿推行的政策解释了为何该药问世后，较之艾滋病特效药问世之前白人的艾滋病发病率，美国黑人的艾滋病平均发病率仍然居高不下。

如果我们仔细审视克林顿的这两次成功立法，就可以明白，在 20 世纪，这个自由的监禁之国是如何扼杀这个自由的福利之国的。这创造出许多病毒和其他病原体在过去几十年里肆意滋生和蔓延的条件，尤其是针对黑人群体。

传统的秩序是靠治安来维持的，自由秩序也不例外，只是后者的现实被掩盖了。如果我们回顾一下克林顿政府的这些决策瞬间，以及其所描绘的政策蓝图，我们就能理解明尼阿波利斯的民主党市长雅各布·弗雷（Jacob Frey）如何能够掌控这座城市。在 2020 年，该市 1/3 的预算划给了警务部门，而用于民众的住房或医疗的资金非常少；这一预算优先事项与乔治·弗洛伊德感染新冠以及他被警方杀害的原因息息相关。[12] 明尼阿波利斯市位于明尼苏达州，弗洛伊德遇害时，该州的州长职位和立法两院均由民主党人把持。因此，该州的预算优先事项反映了民主党的价值观，民主党经常优先考虑有利于其富豪献金者的政策。为此，民主党人制定出住房政策，将城市定位为科技大亨的游乐场（使穷人流离失所）；民主党人也制定出将财富集中在保险业献金者手中的医疗保健政策（使许多人无险可保）；民主党人还制定出金融政策，并将住房视为商品（而不是一种权利），以此安抚他们的华尔街金主。所有这些政策都迫使边缘化人群沦落成过剩人口。当人们在自由经济中失去工作和住房时，他们对自由经济中的资本就毫无用处了。与共和党人的做派如出一辙，民主党人也用警察暴力来控制这些过剩人口，如若需要，他们便将这些人锒铛下狱。

这个监禁之国是下层社会最有力的载体之一，而下层社会被视为可有可无，其健康状况也无关紧要。因为，尽管民主党人通常比共和党人更擅长处理病毒暴发事件，但也是民主党人首先扩大了监禁这一疾病传播媒介的力量，同时虚伪地将他们声称代表的人投进牢笼，使其无家可归和感染病毒。

* * *

将黑人在艾滋病病毒及艾滋病方面的种族差异完全归咎于比尔·克林顿是不公平的。在他执政期间研发出来的抗逆转录病毒药物拯救了全球数百万人的生命。但正如艾滋病联合力量协会成员阿夫拉姆·芬克尔斯坦（Avram Finkelstein）所说，这些药物是在"疯狂放松管制的政治局势"下研发出来的，当时某些活动人士、大型制药公司和克林顿中间派的目标是一致的。[13] 虽然艾滋病联合力量协会的一些成员希望通过广泛的社会变革来解决艾滋病的根本症结，但另一些成员却与该协会决裂，成立了更有针对性的治疗行动组（Treatment Action Group）。治疗行动组希望通过与制药公司合作使药物迅速提供给相关人士服用。这些制药公司也很乐意省去政府的繁文缛节并加快进程，迅速开始生产药物。[14]

尽管如此，这在很大程度上要归功于第 42 任美国总统克林顿的所作所为，他一直致力于放松对医药、电信和银行的管制。正如法律学者米歇尔·亚历山大（Michelle Alexander）在 2016 年在《国家报》（Nation）上发表的那篇文章所说，克林顿"是新民主党的旗手"，新民主党不仅提倡新自由主义经济学，也提倡保守的社会政策，并且"坚信赢回南方数百万投奔共和党的白人选民的唯一方法是采纳右翼的立场，即黑人社区应该受到严厉惩罚的约束，而非对其大放福利来骄纵他们"。[15] 他惩罚起来决不手软。由 1994 年颁布的《暴力犯罪控制和执法法案》（由时任司法委员会主席、未来的美国总统乔·拜登督导参议院通过），以及 1996 年颁布的《个人责任和工作机会协调法案》（福利法案）观之，克林顿的政府愿景是多么具有惩罚性。[16] 前一项法案使美国街道上陡增 10 万名警察，这些警察会全天候地满街巡逻，毁损黑人利益，甚至杀害黑人，并会直接或间接导致黑人无家可归。为了拉拢"里根派民主党人"，后一项法案履行了克林顿的竞选承诺，即"终止我们所知的所有福利"。在签署福利法案时，克林顿为各州限制获得食品补贴券铺平了道路。（曾因滥用毒品被定为重罪的人可能会被终身禁止获得食品援助。）

该法案还限制了住房援助，这可能是为了向中上阶层选民表明，克林顿绝不会对被他们视为懒惰或不愿意承担"个人责任"的人进行福利施舍。新民主党人想要抛弃福利政策的急迫程度，与罗斯福新政时期民主党人豪情万丈地提出并实施福利新政时相当。然而，结果却是：更多儿童忍饥挨饿，更多民众身陷囹圄，更多家庭颠沛流离。由于民众被监禁或无家可归使投票变得更加困难（这并非不可能），这些法案不仅导致了民众自由权利的丧失，而且导致了统治者政治权力的丧失。

正如亚历山大所言，克林顿利用黑人选民的支持成功上位，但却"成了美国历史上在位期间联邦和州立监狱囚犯人数增加最多的总统"，[17] 他还"支持快克可卡因与粉状可卡因的 100∶1 量刑差异"。[18] 黑人与白人在使用毒品方面半斤八两，但在使用可卡因时，黑人则更可能用硬晶体的而非粉末状的，这就导致他们将面临极其严厉的判决。亚历山大指出，上述犯罪法案还"新增了数十种联邦死罪，对一些三次犯罪者强制判处无期徒刑，并批准超过 160 亿美元用于州立监狱拨款和扩大警察部队"。[19] 这意味着，到克林顿离任时，美国拥有"世界上最高的监禁率"，[20] 以及"非裔美国人因毒品犯罪入狱的人数在 2000 年达到 1983 年的 26 倍多"，而罗纳德·里根正是于 1983 年左右开始加大禁毒力度的。[21] 如果把克林顿离任时美国的牢笼一族全部加总，年轻且未受过大学教育的黑人男性失业人群的占比高达惊人的 42%。[22]

尽管研究一再表明监狱教育项目大幅降低了累犯率，[23] 帮助人们在获释后过上有意义的生活并节省了政府资金，但是，通过犯罪法案，克林顿残忍地终止了对监狱教育项目的联邦资助，也为此付出了极大代价。[24]

但是，尽管克林顿表面上是一个精打细算的民主党人，并与共和党人一样讨厌财政赤字，但当涉及把人关进牢笼的问题时，即使不这样做可以节省大笔费用，他也依旧这样做。20 世纪 90 年代中期，克林顿政府新建了许多监狱，并引以为豪地新征 10 万名警察上街，此番操作，财政代价极其高昂。正如亚历山大所写的那样，"克林顿政府并没有减少用于管理城市贫民的资金数额，只是改变了资金的流向。公共住房和儿童福利预算被削减数十亿美元，这些钱被转移到大规模的监禁机器上。截至 1996 年，刑事部门获得的预算是拨给食品补贴项目的两倍"。[25]

164　优先考虑刑事和治安预算并减少福利预算，往往会或明或暗地导致某些人群不但更容易忍饥挨饿，而且更容易遭受病毒和流行病的侵扰。

可以预见的是，被密密麻麻关在牢笼里的人（就像鸡或猪一样）自然容易染病。在美国首次提供艾滋病治疗的第二年（1997 年）完成的一项对全国看守所和监狱的调查发现，"相较于普通人群，被监禁个体中的艾滋病病毒感染率……要高出 8~10 倍"。[26]截至 2013 年，其他研究发现"在被监禁的美国人中，艾滋病大流行一直普遍存在"，监禁人群的艾滋病病毒总体感染率"大约高出美国一般人口 3 倍"，并且"在佛罗里达、马里兰和纽约的州立监狱中艾滋病病毒感染率……高于撒哈拉以南非洲国家之外的任何其他国家"。[27]被监禁者完完全全受制于国家，因此国家应该对他们的健康负责。在使用现有的艾滋病治疗方法的情况下，他们没有理由会生病，疾病也不应被大肆传播。（当然，除非在资本主义和由利润驱动的私有化医疗体系下，有人认为他们的医疗费用不值得支出。事实也的确如此。）

同样，在结核病方面，世界卫生组织报告说，在全球范围内，"据报道，监狱中的结核病感染率比普通人口高 100 倍"。[28]结核病在美国不是什么大问题，但随着美国成为世界上监禁人数最多的国家，克林顿政府不必要地助长了相对十分罕见的结核分枝杆菌在某些条件下滋生和蔓延。[29]

在扩大监禁范围的同时，克林顿确实对医疗保健系统改革实施了监督，并任命其妻子希拉里·罗德姆·克林顿（Hillary Rodham Clinton）领导制定健康保障法案（Health Security Bill）的特别工作组。尽管在国会的参众两院都占有多数席位，但克林顿夫妇的医改计划还是于 1994 年秋天失败了。这一政策失利在极大程度上巩固了共和党的权力，破坏了克林顿总统的立法议程。

在克林顿执政期间，易感艾滋病和结核病的高危人群被关进了其容易感染上艾滋病病毒和结核分枝杆菌的看守所和监狱。由于克林顿用联邦资金将大量警察派上街头，导致更多的人在当地监狱进进出出，他们在那里感染上病原体，然后又把病原体带回到所在的社区。为了给自己树立一个严厉打击犯罪的铁腕形象，克林顿建立了美国的监禁架构，正如奥巴马建立、特朗普扩增将移民驱逐出境的航班，以此给人展示他们严厉打击非法移民的形象一样。2020年，这些县看守所、州立监狱及美国移民和海关执法局拘留中心无疑成为新冠病毒的强大载体。

除此之外，克林顿的监禁政策还为病毒繁殖创造了另外两个间接条件：无家可归和无业可从。从流行病学的角度来看，无家可归或无业可从的状态造成了病毒风险的增加。而且，并非巧合的是，监禁导致了无家可归率和失业率的激增，这对黑人的影响更大。

顾名思义，克林顿在1996年签署的《个人责任和工作机会协调法案》旨在将风险从国家转移到个人身上。这曾是共和党"与美国要约"（Contralt with America）的重要组成部分，旨在打击自罗纳德·里根任总统以来该党一直抱怨的神话般的"福利女王"*。它限制援助，允许但不要求各州将药检与领取福利挂钩。[30] 福利法案与犯罪法案联手攻击病毒下层社会，这简直就是彻头彻尾的优生学逻辑。正如凯西·汉纳巴赫在2013年所写的那样，注射长效节育药物"甲羟孕酮（Depo-Provera）和诺普兰（Norplant）开始被要求作为犯案被捕妇女的释放条件，接受福利的妇女也被强制注射上述药物——时至今日这些政策还以各种形式存续于世"。[31]（上述药物并不一定会导致女性永久性绝育，但如果女性在美国本土和关塔那摩湾被强制注射，就像在

166

---

* 把黑人妇女定型为专靠揩政府的油过好日子的人。——译者注

第 6 章中我们看到的海地患艾女性那样，尤其是在其育龄晚期被注射，这些药物会让她们余生无法再生育。）

　　该法案使黑人面临无家可归风险的一个因素是，它禁止有刑事逮捕记录的人——即使没有刑事定罪，仅仅只是刑事逮捕——住进公房*。[32]这意味着，如果被捕者或出狱者的家人住在公房，一旦这个人回家，就可能使整个家庭面临被驱逐的风险。1996 年法案通过后，由于背负不良记录，无法以自己的名义租房并无法与家人生活，数量空前的黑人无家可归。无家可归不可避免地会导致他们犯下更多与无家可归相关的"罪行"，如沿街乞讨、露宿街头、在非正规经济部门务工或在公共场所小便（该行为可能导致其被贴上"性犯罪者"的标签，这将使他们在余生根本不可能获得工作或住房）。无家可归导致更多人被监禁，而监禁又导致更多人无家可归，这注定是一个不可避免的灾难旋涡。[33]

　　监禁和无家可归是紧密相连的，因为经历过两者的人往往被未经历过两者的人认为可以弃如敝屣。无家可归不仅仅是由监禁造成的，中产阶级化（本身靠治安维持）也是一个主要驱动力。但是，由克林顿的犯罪法案和福利法案引起的监禁危机，是近几十年来美国无家可归人口不仅大幅增长而且其中的黑人比例与日俱增的主因。根据美国无家可归问题跨机构委员会（U.S. Interagency Council on Homelessness）的数据，截至 2013 年，尽管黑人仅占美国人口的 12% 左右，但美国约 2/3 的无家可归者都是黑人。相比之下，白人占了美国总人口的 3/4，但却仅占美国无家可归人口的 1/4。[34]这就意味着，按比例来说，黑人成为无家可

---

* 美国政府专门为低收入者修建的公共住房。——译者注

归者的可能性是白人的 14 倍。

与此同时，研究早已发现：多达一半的艾滋病患者面临成为无家可归者的危险；[35] 相较于有房一族，已经无家可归人群的艾滋病患病率要高出 3 倍；[36] 艾滋病、无家可归、监禁均与黑人有极强的关联。[37]

新民主党时代出现的种族健康差异十分严峻，其严峻程度从病毒角度就可见一斑。美国疾病控制与预防中心在里根政府时期开始按种族汇编艾滋病统计数据，以种族人均病例来看，当时黑人患艾滋病的可能性大约是白人的 3 倍。[38] 截至 1995 年，美国疾病控制与预防中心的年度监测报告宣称，"每 10 万人中黑人的艾滋病发病率（92.6/100000）是白人发病率（15.4/100000）的 6 倍"。据美国疾病控制与预防中心 2015~2016 年监测报告，每 10 万美国白人中的艾滋病发病率仅为 2.4/100000，而美国黑人为 21.8/100000。这并不仅仅是 9∶1 的种族差异那么简单；在 1995 年美国白人染艾率达到 15.4/100000 的峰值后，2015 年黑人染艾率为 21.8/100000，即在有药物可用约 20 年后，黑人的平均染艾率还远高于没有艾滋病特效药时期的白人比率。[39] 类似的病毒种族差异也在新冠疫情下重演。在 2020 年的大部分时间里，世上没有新冠疫苗，任何种族的任何人如果出现新冠肺炎最严重的症状，几乎毫无有效治疗方法。然而，在当年 9 月，社会学家伊丽莎白·里格利－菲尔德（Elizabeth Wrigley-Field）建立了一个模型，该模型揭示美国白人"2020 年的预期寿命仍将高于黑人有史以来的预期寿命"。[40] 即使面对新冠肺炎，美国白人也没有像新冠疫情暴发之前美国黑人那样容易受到死亡的威胁。

这种病毒种族差异在共和党与民主党执政时期都一直存在并日益

扩大。然而，受其影响最大的人群是民主党的可靠选民，民主党有时宣称，它能感受到病毒导致的痛苦，但它却在很大程度上导致了病毒扩散。

2016 年，希拉里·罗德姆·克林顿竞选总统失败时，一位叫阿什莉·威廉姆斯（Ashley Williams）的年轻黑人活动家质疑希拉里过去在一次筹款活动中使用的"超级掠食者"一词。[41] 但那时，民主党的现金筹款活动上不复存在 1992 年时像鲍勃·拉夫斯基那样怒不可遏的白人同性恋男子，如今，他与比尔·克林顿的所有争论只剩下一张缺少上下文的疯传的动图，即一个漂浮空幻的符号。

* * *

2020 年 8 月的一天，我登录《纽约时报》的新冠病毒追踪系统，该系统追踪新冠病毒的多种因素，可以显示有多少新冠病例源自哪些机构。[42] 在当日追踪到的拥有 1000 例及以上新冠病例的 17 个机构中，除了南达科他州的一家猪肉加工厂和艾奥瓦州的一家鸡肉加工厂，其余15 个都是看守所或监狱。其中，加利福尼亚州有 6 个，佛罗里达州有 3个，俄亥俄州和阿肯色州各有 2 个，田纳西州和伊利诺伊州各 1 个，包括芝加哥的库克县看守所。不管这些州的州长来自共和党还是民主党，他们本都可以通过特赦来大幅减少监禁人数，从而阻止全国最大的新冠疫情暴发集群形成。病毒的危险与一个州是"红色阵营"*还是"蓝色阵营"无关。如果要对那天最致命监狱的元凶进行追责（加州圣昆廷州立

---

*　红色代表共和党。——译者注

监狱，约有多达 2500 人的新冠病毒检测结果呈阳性，25 人死于新冠），民主党州长加文·纽森必然是罪魁祸首。[43]

就在同一个月，超过 350 起火灾在纽森管辖的加州肆虐。火灾产生的烟尘洒落在奥克兰市，在烟雾引发哮喘或其他致命呼吸问题之前，非营利组织和互助平台竭尽全力为弱势人群提供 N95 口罩。但是由于新冠疫情暴发，口罩在当时已供不应求。同一天，加州消防局告诉媒体，他们对于蔓延全州的熊熊大火无能为力，因为多年来，他们一直依靠被监禁的消防员来扑灭这些火灾。[44] 这些劳工每小时只挣一美元，而且他们的犯罪记录使他们在被释放后无法成为消防员。由于加州的监狱是全国最大的新冠疫情热点之一，数量众多的消防员处于病发或隔离状态，消防局没有足够可用的人员来扑灭这数百场火灾。此时，在美国，监禁和新冠疫情的双重流行与全球气候危机大流行展开了激烈的三方角逐。

这是民主党人亲手炮制的灾难。自 2004 年担任旧金山市长以来，加文·纽森因支持同性婚姻一直是同性恋机构的宠儿，他在 2020 年夏天才慢慢开始释放一些被监禁的消防员，但他本可以在几个月前或几年前就这样做。他们中的许多人有资格成为消防员，原因与他们被提前释放的原因一模一样：他们的模范行为。要是纽森能在新冠疫情在监狱中传播之前释放他们，也就是在活动人士过去首次恳求他时就这么做，消防员们可能早已回归家庭，他们在家中面临的风险会比在监狱里要小得多。如果纽森当初赦免了他们，他们可能早已作为正式消防员应召参与灭火工作，而不是作为受奴役劳工参与灭火（据美国宪法第十三修正案，奴役被判有罪之人属合法行为）。

但是，在金州[*]，民主党的政策长期以来被用于毫无必要地监禁人们。2011 年，美国最高法院裁定，加州须提前释放被判非暴力犯罪的囚犯，以此缓解监狱中犯人过度拥挤的危险状况。[45] 然而，时任加州总检察长卡玛拉·哈里斯（Kamala Harris）在 2014 年提起诉讼，要求停止执行法院强制释放犯人的裁决。[46] 通过使用工资低廉、被奴役的消防员，加州每年可节省一亿美元，哈里斯认为让这些消防员离开将会非常"危险"，不是因为他们会对其回归的社区构成危险，而是因为如果没有这些被奴役的劳动力，对加州来说"火灾季"将很"难熬"。

在新冠疫情大流行期间，加州并不是唯一使用被奴役劳动力的州。在洗手液短缺期间，纽约州州长安德鲁·科莫曾吹嘘他们在其州立监狱中完成洗手液装瓶工作。[47] 而得克萨斯州则以仅两美元的时薪动用被监禁劳工来搬运新冠病人的尸体。[48]

在哈里斯的故乡加州发生火灾的同一周，她获得了副总统提名，当时哈里斯表示"没有预防种族主义的疫苗"。这让我想到，作为总检察长，她本可以释放几年前就是优秀消防员的囚犯。如果纽森当初赦免了他们，并对硅谷征税，这些被囚禁的消防员本可以在疫情中重建自己生活时与自由消防员一样获得公平的报酬。这将为被监禁者的家人（以及所有面临野火危险的加州人）提供一些保护。同时，这也可以保护他们免受狱中病毒传播的影响。

相反，在比尔·克林顿的政策影响下，哈里斯和纽森一以贯之，继续将那些消防员锁在牢笼里。结果，许多消防员染上了新冠，所以无法

170

---

[*]　加利福尼亚州的别称。——译者注

出勤灭火，这煽起了监狱高墙外由气候变化引起的漫天烈火，就像高墙内的病毒在疯狂肆虐一样。

这些民主党人以增加和伤害病毒下层社会的方式来依赖被奴役劳动力，这也只是新自由主义"疾病"的一个症状。在新冠疫情暴发的第一年，纽森和科莫任好莱坞、华尔街和硅谷等所在州的州长，这些地区都是美国最富有的税基所在地。上述两州最富有公民在疫情后只会变得更为富有，在立法机构中拥有多数或绝对多数议会席位的两州州长本可以大幅提高针对他们的税收。相反，这两位州长在很大程度上却使最贫困的居民遭受贫病交迫，甚至死亡，尤其是那些身陷囹圄之人。

* * *

1988 年，电影爱好者、艾滋病联合力量协会活动家维托·鲁索（Vito Russo）发表了一场激烈的演讲，演讲题目为《我们为何而战》，引用了由弗兰克·卡普拉（Frank Capra）执导的美国同名战争宣传电影。鲁索在演讲中谈及艾滋病时说道："现在大家正忙于灭火，根本没有时间相互交谈，也没有时间为下一波、下一天、下一周、下一个月、下一年制定艾滋病的相关战略和工作计划。"[49] 他还补充说，在火灾平息后，"我们必须致力于制定相关战略和工作计划，然后，我们得先把这该死的艾滋病问题解决掉，这样我们才能安然无恙地解决掉这个系统，确保这永远不会再发生"。[50]

鲁索在提出上述要求后不到两年就去世了。

在拉夫斯基和鲁索大声疾呼和离世后的几十年里，在这个不断产生病毒下层社会人士的监禁之国中，自由主义者很难再听到类似的声音了。这种清算在酷儿的世界里尤其痛苦，因为它在这里本应该得到更好的考虑。然而，在拉夫斯基与比尔·克林顿当堂对抗的 1/4 世纪之后，一名跨性别拉丁裔活动家也当场打断美国第一位黑人总统的演讲，但在一个充满民主党酷儿和跨性别人士的房间里，她的批评并不受待见。

2015 年 6 月，詹尼切·古铁雷斯，这位我们在第 6 章中提及的无合法证件跨性别活动家，受到同性恋"争取平权"组织的邀请，成为其在白宫的 LGBTQ 骄傲月招待会上的嘉宾。该组织同时对古铁雷斯提出一个不情之请：他们希望有人打断奥巴马总统关于移民政策的演讲。奥巴马常被人们称为"首席驱逐官"，因为他驱逐的移民比美国历史上任何一位总统驱逐的都多。[51]

古铁雷斯百感交集。当奥巴马参议员提及其"竞选纲领是在上任首年内为移民提供某些立法或改革的途径"时，她喜出望外；而当奥巴马于 2008 年当选总统时，她也满腔热忱。"但很明显，"她说，奥巴马所承诺的移民救济"并未实现"。甚至，在奥巴马第二个总统任期内，他的驱逐制度还在不断夺去酷儿和跨性别拉丁裔的性命，古铁雷斯的一些老友也消失不见或被锁进牢笼里，然后被运出边境。

古铁雷斯接受了"争取平权"组织的邀请，并于 2015 年 6 月 24 日进入白宫东厅。当奥巴马总统说他对美国同性恋者的公民权利方面"可实现的成就充满希望"时，古铁雷斯大叫道："奥巴马总统！"[52]

观众的目光齐刷刷地从东厅前面转向这个对奥巴马大喊大叫的女人。

"奥巴马总统，请释放 LGBTQ 拘留中心的所有人！请停止拘留中心对跨性别女性的折磨和虐待！奥巴马总统，作为跨性别女性的一分子，老实说，我受够了这种虐待！"

"听着，你现在在我的地盘上。"奥巴马大声说（但白宫是人民的，而不是任何总统的私宅），观众中的许多人开始大声喝彩。现场笑声四起。奥巴马继续说道："一般来说，我对一些起哄的人没意见，但今天在我这屋子里就另当别论了！"此时，副总统拜登抓着奥巴马的肩膀大笑起来。

（这时，古铁雷斯心里在想：我会有麻烦吗？我会被逮捕吗？这会给政府一个把我驱逐出境的理由吗？尤其是在她已身负逮捕记录的情况下，我发现她做事情的勇气令人难以捉摸。我此前唯一一次在白宫报道的时候，我站在玫瑰园里，一位来自爱尔兰的白人移民博主对奥巴马大喊大叫，说他对移民过于软弱，而这位博主没有被警卫带走，但我发现光是在他旁边报道就会让我感到焦虑不安。）[53]

在古铁雷斯被安保人员驱逐出去时，除了邀请并陪同她的"争取平权"组织的联合负责人，即名为安吉拉·皮普尔斯（Angela Peoples）的黑人女子，看起来每个人都在嘲笑她。没有任何人给她任何支持。她感觉到人群中有一种"优先次序脱节"现象，仿佛发生在她身上及其社群中的事情对同性恋政客来说并不重要。

她想象着狂欢的同性恋者在一边笑一边想：只要我自己过得还算好，我们可以静待这位无合法证件的变性妇女停下粗鲁的行径。

但古铁雷斯打断以上庆祝活动的原因并不好笑。当她向深受同性恋人士欢迎的黑人总统大声疾呼时，她想到的是维多利亚·阿雷拉诺（Victoria Arellano）这样的人（她于 2007 年因艾滋病死于移民拘留中心）。她想到的是来自洪都拉斯的罗克珊娜·埃尔南德斯（Roxanna

Hernandez）[54]和来自萨尔瓦多（El Salvador）的约翰娜·麦地那（Johana Medina）这样的人，这两位跨性别女性于2019年在美国移民和海关执法局拘留中心死于艾滋病并发症。[55]

她与鲍勃·拉夫斯基这样的艾滋病联合力量协会成员所秉持的精神一脉相承。但在她发表这番言论很久之前，同性恋机构的政治兴趣在很大程度上已从病毒下层社会转向其他方面。2003年，我的一位亲密导师、历史学家丽莎·杜根（Lisa Duggan）创造了"同性恋规范"（homonormativity）这个词。它描述的是一种同性恋"政见，该政见不反对占主导地位的异性恋观念和体制，而是维护和支持这些观念和体制，同时承诺有可能形成一种植根于家庭生活和消费的非动员化同性恋文化"。[56]同性恋规范是一种政治，在这种政治下，富裕的同性恋者忽视了监禁制度的现实，根据威廉姆斯研究所发表在2017年《美国公共卫生杂志》上的研究，"自我认同的女同性恋者、男同性恋者或双性恋者的监禁率"是"美国成年人的3倍多"。[57]根据同性恋规范，酷儿性行为并不受到歧视，只要你有银行存款捐给民主党，并且你的肤色可以避免自己被关进牢笼里或无家可归，如此而已。

尽管房间里许多年长的男同性恋者都曾受到过艾滋病病毒的威胁，但他们当天在白宫的政治性欢呼却带有明显的同性恋规范性，其并不关心艾滋病病毒及艾滋病和监禁如何通过病毒的危险和暴力伤害更广泛的社群。不同于过去艾滋病联合力量协会的某些成员，早在2015年，同性恋政客就放弃了全民医保的梦想，而满足于通过同性婚姻合法化来为少数幸运儿提供些许医疗保险。在那次招待会上，如果他们需要，大多数人都可获得药物来治疗甚至预防艾滋病，他们不想与有感染病毒风险的人有任何瓜葛。

对他们来说，携带病毒可能意味着此人肮脏不堪——他们可能吸毒、卖淫，或者被收监，或许迟早被驱逐。但至少有一个伟大的跨性别领袖极其赞赏古铁雷斯那天的所作所为。

"啊！你就是那个打断总统演讲的跨性别女性！真是太勇敢了！"在几个月后的一场会议上她们第一次见面时，洛雷娜·博尔哈斯对古铁雷斯赞赏道。

174

古铁雷斯回忆道："洛雷娜满怀喜爱、钦佩和尊重，她完全同意我在当时所做之事。"正如弗雷德里克·道格拉斯（Frederick Douglass）所说，面对病毒及其滋生环境，最精明的组织者能理解的是，"没有强烈反弹，权力绝不会让步。它从来没有让过步，也永远不会"。因此，与强者保持友好关系并非一种有效的解放战略。

在这一点上，鲍勃·拉夫斯基对克林顿一清二楚，詹尼切·古铁雷斯对奥巴马一清二楚。

在游行中对抗警察时，扎克·科斯托普洛斯也深知这一点。

洛雷娜·博尔哈斯每次推着手推车走进律师办公室并试图从牢笼里救出一人时，她都明白这一点。

自由主义已经将许多推动病毒传播的媒介（特别是监禁体系）纳入了法律。如果我们意欲减少目前和未来疫情对我们造成的创伤，如果我们想要扩展人们获得预防的机会，如果我们期望减轻社会性死亡导致的创伤，我们就万万不可那样做！

第三幕

社会性死亡

———————————⁂———————————

受公司资本和新自由主义国家的影响，人格无资格指的是在法律上被认定毫无权利的状态。它处于社会性死亡的空间，该空间对人类的要求最终会使其丧失权力，因为它们只能通过要求被给予神圣的东西来解释，而根本无法换取任何东西。

——丽莎·玛丽·卡乔（Lisa Marie Cacho）
《社会性死亡：种族化非正当性与不受保护者的刑事定罪》（ *Social Death: Racialized Rightlessness and the Criminalization of the Unprotected* ）

08

二分之一

不平等的预防措施

2015 年夏，迈克尔·约翰逊因将艾滋病病毒暴露并传播给其他男性而被判处 30 年监禁之后，他的几位朋友四处求助并提起了上诉。其中包括：约翰逊好友的白人继母梅雷迪斯·罗文，她曾在庭审中为约翰逊作证；还有阿基尔·帕特森这位黑人摔跤教练，他也为性少数群体运动员撑腰，在从巴尔的摩飞往圣路易斯探监之前，他与迈克尔素未谋面。这些来自多种族、多个州的朋友齐心协力，试图推翻对约翰逊的判决。

将约翰逊的法庭笔录和我记录的庭审细节拿到手后，约翰逊的援助团接着收集了来自密苏里州美国公民自由联盟基金会（ACLU of Missouri Foundation）和美国艾滋病医学学会（American Academy of HIV Medicine）等组织的数十份法庭简报。[1] 在向密苏里州东区上诉法院提出的上诉中，新任公设辩护人塞缪尔·布法洛（Samuel Bufaloe）

辩称，庭审环节失当，因为约翰逊的律师被剥夺了根据举证规则适当获取证据的权利。布法洛还辩称，约翰逊的刑期过长，与其罪行不相匹配，此举违反了宪法对残忍和不寻常惩罚的禁令。

作为一名记者，你总是希望你所写的故事能带来实质性的改变，尽管这种希望很少能实现。但在 2016 年 12 月，即约翰逊被定罪一年半后，上诉法院最终裁定，约翰逊的审判"从根本上说有失公允"，因为检察官采取了"伏击审判战术"，将庭审焦点导向约翰逊是否告知其性伴侣自身艾滋病病毒检测结果呈阳性的事实。[2] 其性伴侣们都咬定约翰逊并未告知他们实情，而约翰逊坚称他已告知过。然而，在一段监狱电话录音中，约翰逊说，他只是"非常确定"已告知所有性伴侣自身患艾的事实。上诉法院指出，这一声明至关重要，因为这是"约翰逊陈述记录中的唯一证据，表明其并不确定自己是否已向性伴侣透露了自己的艾滋病患者身份"。

2013 年约翰逊被捕后不久，其前公设辩护人希瑟·多诺万请求检方出示约翰逊所做的任何"书面或录音陈述"。根据密苏里州法律，检察官应满足此类诉求，否则将被视为严重违反检察职业道德。然而，上诉法院写道，在多诺万要求提供所有此类材料大约一年半后，2015 年，检方"在开庭前的那个周五将录音带送去辩护人办公室，但其因州假未办公而未接收"。因此，约翰逊的辩护人在开庭当天上午收到了一段长达 24 小时的电话录音，这使其错失"庭审前为该案做好充分准备的良机"。

上诉法院认为，这并非意外，而是检察官"故意不向辩方提供录音以获得庭审策略优势"。该法庭还援引检察官菲利普·格罗恩韦格在乔恩·坎宁安法官的办公室举行的一次会议上的发言，"如果我们向辩方披露录音，他们会告诉其当事人。我不是在质疑任何人的诚信，换了我，我也会这么做，我会说：嘿，约翰逊，他们在偷听你的电话，沉默是金啊！所以，不到最后一刻，我们决不披露这些录音"。[3]

极为讽刺的是，格罗恩韦格曾起诉约翰逊未依法披露自己患艾的事实，而格罗恩韦格已赢定的官司被推翻恰恰是因为他本人并未依法披露证据。

约翰逊的判决被撤销，其定罪也被推翻，法律最终还了约翰逊清白。但在检方决定是否要进行新一轮审判，是否向密苏里州最高法院上诉，或直接将其无罪释放前，约翰逊仍得继续待在狱中。[这并非"双重危险"。当某人的判决被推翻后，检察官可自由决定是否重新进行审判，正如密西西比州黑人男子柯蒂斯·弗劳尔斯（Curtis Flowers）的荒谬案件所示的那样。弗劳尔斯在 23 年间的 6 次审判中，被来自白人区的同一检察官以四重谋杀罪起诉，最终在 2020 年夏天获释，此时新冠疫情肆虐，水深火热的生活与 20 世纪 90 年代他拥有自由之身时截然不同。[4]]

上诉法院未就其他相关问题做出裁决。换言之，对于对未向性伴侣透露自身患艾身份者判处比杀人犯还长的监禁期，是否构成残忍和不寻常的惩罚，上诉法院并未提及。

上诉法院也未提及当年早些时候爆出的关于种族与艾滋病的新闻。2016 年 2 月，据美国疾病控制与预防中心的预测，如果目前趋势保持不变，美国每两名与男性发生性行为的黑人男性中就有一人——每四名与男性发生性行为的拉丁裔男性中也有一人——在其有生之年

179

将会成为艾滋病病毒感染者。[5]

初次看到这些文字时，我感到无比震惊：像我这样的黑人同性恋者中，有一半的人在此生可能会感染艾滋病病毒！

作家琳达·维拉罗萨（Linda Villarosa）是我的导师，她在《纽约时报杂志》（New York Times Magazine）上写道，"斯威士兰这个非洲小国的艾滋病病毒感染者的比例居世界之最，占到其总人口的 28.8%！"同时，如果将"男同性恋和双性恋的非裔美国人组成一个国家"，则该国的艾滋病病毒感染者"比例将超过这个赤贫的非洲小国以及地球上所有其他国家的比例"。[6]

相比之下，大约每 11 名白人同性恋男性中有一人在此生中预计会感染艾滋病病毒，而每 2500 名白人异性恋男性中仅有一人会感染艾滋病病毒。（虽然美国女性的感染率远低于男性，且黑人女性只占美国女性人口的 13%，但黑人女性占了美国新确诊感染艾滋病病毒人数的 60%。）[7]

黑人同性恋男性的行为无法解释我们病毒风险增加的原因。事实证明，与同龄白人相比，我们黑人的性伴侣数量和消遣性吸毒情况都更少。[8] 然而，我们黑人却要更多地面对种族主义的困扰，并且预防性保护措施也少之又少。

* * *

对公共卫生专家来说，医学预防是指能够防止传染病传播的做法和物品。由于可提供良好保护以抵御多种病毒，安全套有时在临床上被称为防护用品。同样，面罩和口罩可用于对流感和新冠病毒的物理预防。

医学预防也可以是药物预防，例如，它常以抗逆转录病毒药物（ARVs）的形式出现。PrEP 药物，即"暴露前预防"药物通常以"特鲁瓦达"（Truvada）品牌闻名。未感染艾滋病病毒且服用了 PrEP 药物的人体内会产生一种药性，如果他们遭遇艾滋病病毒，这种药性就会阻止艾滋病病毒感染此类人群。（尽管在美国 PrEP 药物常与男同性恋者联系在一起，但它对世界各地的异性恋人群以及受监禁和毒瘾影响的群体都大有裨益。）常规抗逆转录病毒药物也有同样的作用，只不过作用相反：对于一个已感染艾滋病病毒的人来说，抗逆转录病毒药物可以使他们的病毒载量变得非常低，以至于如果他们体内的艾滋病病毒要转移到另一个人身上，那么其极低的病毒载量使病毒无法传播。所以，这两种药物对于未患和已患艾人群而言都是强有力的药物预防形式。避孕药也是如此，它可提供预防怀孕的激素（就像安全套从物理角度预防怀孕一样）。

药物和疫苗接种也可以用于社区预防。疫苗不仅可训练接种者的免疫系统，使其成功地将病毒挡在体外或在体内保持在可控水平，而且还可以降低周围每个人进一步被传播的风险，消灭天花的灭菌疫苗就是一个绝佳例证。[9]当社区中有更多的人接种疫苗（或使用抗逆转录病毒药物）时，每个人被感染的风险就会降低，尤其是当病毒无处可逃并逐渐在社区消失，最终达到群体免疫时。

同样的原则也适用于新冠疫苗。疫苗不仅保护接种者，而且通过两种方式降低接种者周围的社区风险：一是降低接种者周围的人接触新冠病毒的可能性（或者，使接种者在病毒载量较低的情况下接触到其周围的人，这就不太可能导致病毒进一步在社区传播），二是降低整个社区的病毒载量。由此，无论社区中哪名成员接触到病毒，其感染概率都会大幅降低。

获得定期、免费和文化上可接受的医疗保健服务也是一种预防措施。之所以患上完全型艾滋病的贫穷黑人会出现在美国南部（初次感染艾滋病病毒后通常需要 10 年才会发展为完全型），是因为他们在染艾后 10 多年里都没有看过医生。如果人们负担不起定期体检的费用，或如果因为跨性别恐惧症或种族主义而感到自己不受待见，从而不参加定期体检，他们就无法从常规医疗保健服务中受益。

医疗保险可以成为一种有效的预防措施，尤其是在国家公共事业服务点对此不收取任何费用的情况下。但在营利性体系中，医疗保险也可能是一种欺骗性的负担，因为它是一种旨在让股东致富的金融产品。2019 年 11 月，就在美国出现新冠病例的几个月前，发表在《普通内科医学》（*Journal of General Internal Medicine*）上的一项研究发现，1.37 亿名美国人正与医疗债务做斗争，即每 3 名美国人中就有 1 名以上牵涉医疗债务。[10] 在美国，无力支付医疗费用常常被认为是导致个人破产的主要原因。[11] 许多申请破产的人的确拥有医疗保险，只是当他们申请保险理赔时，保险赔付金不足以支付他们治病的费用，从而导致他们在经济上的崩盘。当破产信息出现在人们的信用报告上后，他们就很难获得住房或工作，这将他们进一步推向边缘。

其实事情不必如此不堪。美国在医疗保健方面的人均支出比世界上任何其他国家都多，[12] 它本可以提供类似于英国国家医疗服务体系（United Kingdom's National Health Service）提供的那种预防措施，而不会使人有任何破产风险或造成灾难性的健康后果。[13] 然而，美国用于医疗保健的大部分资金都流向了医院管理层、收取高利的保险公司，或者变成了制药商（及其背后华尔街金主）的暴利，而不是用于民众的实际医疗保健。

此外还有一种预防措施，我称之为概念性预防措施（conceptual prophylaxis）。获得教育机会和免受监禁就是强有力的概念性预防措施，因为它们在无形中保护着人们，大大降低了他们遭遇病毒的可能性（或如果真的遭遇病毒，也会增加他们生存的可能性）。安全的住房提供物理保护，但其全面的概念性预防作用很难被察觉。例如，耶鲁大学公共卫生学院的流行病学家格雷格·贡萨尔维斯（Gregg Gonsalves）的研究表明，在南非拥有室内厕所是预防泛滥的女性性侵的一种形式，因为当女性不必在夜间出门上厕所时，她们被强奸的可能性就会大大降低。[14]在新冠疫情大流行期间，对某些专业人员来说，能在家工作也是一种极为有效的预防措施。身为白人也是一种概念性预防形式（不过，正如我们将在第11章中看到的那样，白人身份也有其局限性）。

但我们不能总是依赖物理预防。我们至少间或地需要相互接触、交换空气分子及细胞。实际上，生殖本就有赖于此。

处于不同药物预防和概念性预防层次的人相互接触和影响，这就使情况变得复杂而有趣。接受某种层次预防措施（肉眼可能无法看见）的人可能与接受另一层次预防措施的人从事相同活动，但他们的感染风险将完全不同。

试想，如果一所房子里的所有人都接种了新冠疫苗，并且他们都居家办公，他们完全可以共同就餐、虔诚祈祷或发生关系，他们感染这种病毒的风险也相对较小。但是，如果他们家街对面的房子里没有任何人接种过新冠疫苗，并且该家庭的成员在快餐店或杂货店工作，那么他们同样的正常生活活动就会导致其面临更高的新冠感染风险。

艾滋病病毒也是如此。如果一名白人男同性恋者在未使用安全套的情况下与众多其他白人男同性恋者发生性行为，他们感染艾滋病病毒的风险远低于发生相同行为的黑人男同性恋者。这不仅仅是因为药物预防措施更普遍地保护着白人，而且（正如我们在前一章中的所见所闻）还因为黑人不太可能享受基于公平教育、稳定住房和免受监禁所带来的概念性预防保护。

因此，尽管迈克尔·约翰逊和迪伦·金－莱蒙斯是在你情我愿下交欢的，而且双方都感染了艾滋病病毒，他们参与的活动相同，但无论是从病毒易感性还是从法律后果的风险的角度来说，二者的风险水平都有天壤之别。推翻密苏里州诉约翰逊一案的法院在其裁决中没有考虑到这一点。但我对此思绪万千。

我想，这么多因感染艾滋病病毒而被起诉的人都是黑人男同性恋者，这是多么有失公允！尽管我们都正常参与日常活动，但我们每两个黑人中就有一人可能会染艾，而这仅仅是因为我们缺乏白人或异性恋者所拥有的预防权利。

并且，我认为，如果每两个异性恋白人女性中就有一人感染艾滋病病毒，不仅她们不会因为让他人接触这种常见病毒而被起诉，而且持续不断的艾滋病危机可能会像新冠疫情一样牢牢占据新闻的焦点。

虽然艾滋病很难摆脱，但美国本可以像早年对付脊髓灰质炎一样来应对艾滋病。当时美国与全球其他多国团结一致，最终顺利抑制住了脊髓灰质炎病毒。20 世纪 50 年代，乔纳斯·索尔克（Jonas Salk）和艾伯特·萨宾（Albert Sabin）[15] 分别研发出不同的脊髓灰质炎疫苗，但两人都没有申请专利。[16] 当哥伦比亚广播公司（CBS）的爱德华·R. 默罗（Edward R. Murrow）问道："你俩谁拥有这疫苗的专利？"索尔克说了 ⟨184⟩ 这样一句名言："我想说，这不属于我们个人，而属于所有人民！"索尔克微笑着反问默罗："你能为太阳申请专利吗？"[17] 索尔克将他放弃数十亿利润的决定视为一种职业道德操守。[18] 尽管索尔克可能对此深信不疑，但正如作家简·史密斯（Jane Smith）所指出的那样，他的实验室和大学曾研究过为疫苗申请专利一事，但它们甚至从未尝试过提交申请，因为它们不相信疫苗会获得专利。[19]

脊髓灰质炎疫苗问世之初，美国药理学研究多数在由联邦政府资助的大学实验室展开，而较少由私人制药公司展开。后来，这些制药公司（其研究仍然由联邦资助的实验室进行补贴，其员工在联邦资助的研究生项目中接受教育）开始绞尽脑汁地保护它们生产的药物，将其视作私有知识产权。制药公司开始认为，它们生产的东西与其说是帮助人们的药物，还不如说是碰巧穿越人体的生化金融产品。这些产品不仅需要在销售点创造利润，还需要为华尔街的投机活动提供资金，并创造抽象价值。虽然美国制药公司经常表示，它们需要赚取高额利润来投资新药的研发，但 2021 年美国国会的一项调查发现，制药公司近年来在回购自己的股票和向股东支付高额股息方面的支出超过了研发支出。[20] 不出所料，它们还不遗余力地争取治疗慢性病药物的专利，因为使用这些药物的人需要终身购药，如同吉利德（Gilead）等众多公司围绕抗艾滋病病毒药物的所作所为一样。[21]

此前，索尔克就已开发出脊髓灰质炎疫苗，然后美国成功地利用其研究为所有人免费提供疫苗。国际抗疫合作运动使全球许多人清除了脊髓灰质炎病毒，目前该病毒的三种野生毒株中的两种已被人类彻底根除。[22]

美国本可以采取类似的办法来应对艾滋病。美国本可以积极确保每个患艾者都能免费、方便地获得药物治疗，就像美国针对新冠疫苗所采取的措施那样。同样重要的是，美国本可以为患艾者提供他们所需的住房和经济支持以遏制艾滋病病毒扩散。此外，美国本可以利用强有力的国家支持来积极地干预这种病毒的传播周期，那么只需一代人的时间，艾滋病就可在人类中基本根除。

但当艾滋病病毒暴发时，医疗制药公司早已学会如何将这个系统玩弄于股掌之间，它们让政府为其研究工作买单，将开发工作外包给大学实验室，并且仍可获得私人可控的专利，即使该申请专利的产品对某些人而言事关生存，其重要性无异于太阳，它们仍会这样做。在美国的艾滋病防治方法中，优先考虑事项是保护私人制药公司的利润和知识产权，而非为公众提供艾滋病预防措施。那些药物生产控制者也同时控制着他人的生命权，而持续的艾滋病危机依然每年致使全球约 100 万人丧生。

当新冠病毒袭击美国时，最初人们认为易受感染而丧命的群体被视为可牺牲品，比如已经从公众视野中消失的养老院里的老年人。尽管如此，由于这种传染性病毒在理论上可以伤害任何人，政府采取了各种预防措施，包括关闭大多数"非必要"企业。各州甚至强制要求服务点免费提供新冠病毒检测和新冠治疗（以及后来的疫苗），这在由利润驱动的医疗体系中是一个极其罕见的突破。这事关公共卫生，并不完全是因为政府最终决定优先考虑边缘化人群的福祉。因为如果劳动者无法工作，统治阶层就无法从劳动者身上榨取利润，所以政府为所有人支付了疫苗费用。

当一名劳动者确诊患癌时，情况就截然不同了。毕竟，一个患癌的贫穷工人不会危及任何富人的生命，也不会感染同事。但是在新冠疫情期间，穷人竟然一反常态地可以接受免费筛查，甚至可以免费接受相应治疗，这种待遇是他们患癌时无法享有的。随着统治阶层意识到有强有力的预防手段（如居家办公）可供他们使用，从而可将危险保持在安全距离之外，相较于对富人构成的风险，政客和媒体对大流行的紧迫意识起伏不定。

截至 2021 年夏天，在疫苗问题上，美国面临一个极不寻常的窘境：可用的疫苗比愿意或能够接种的人还多。为什么看起来可以接种疫苗的人却不愿接种疫苗？有些人永远不会接种，因为他们的保守派领导人在政治上对他们冷眼相待，而媒体总是对他们恶言相向。但还有许多想接种却无法接种的人，他们要么是害怕失去轮班工作、食物保障的低收入工人，要么需要在家照顾家庭成员，要么没有家庭轿车去疫苗接种点，或者由于上述多种情况的组合。[23] 本书中创造病毒下层社会的许多媒介也可以阻碍大规模疫苗接种活动，并可以预测大流行病将在何处造成的影响最严重。事实上，2021 年年中疫苗接种率最低的一些州（如亚拉巴马州、密西西比州、路易斯安那州和阿肯色州[24]）也是商会（Chamber of Commerce）认定的全国最贫穷的那些州，[25] 人口普查局（Census Bureau）的报告也表明这些州的贫困率最高。[26] 当然，经济上的不稳定和扭曲的贫困心理也会影响到能获得预防接种的群体结构。

此外，这个营利性体系多年来一直困扰着病毒下层社会，使其信任感缺失，并使一些急需疫苗的人很难获取疫苗。如果人们有充分理由怀疑一旦牵涉美国医疗体系就有可能造成他们经济上的损失（例如，病人去医院看病并找外科医生做手术，自认为二者均应在医疗保险范围内，而他们事后却发现麻醉费用超出保险范围而无法报销），那么，当听到可接种"免费疫苗"时，人们自然就会疑虑重重。

当新冠疫苗刚开始有限推出，人们争分夺"苗"时，我难过但却并不惊讶地发现，美国交友软件上有些年轻人吹嘘自己已接种疫苗，正寻求"我接种我约会"，即那些已接种疫苗之人想要搭讪或约会其他已接种疫苗的人。这种配对方式被称为血清筛选，它重现了20世纪90年代中期研发出来的抗艾滋病病毒药物造成的与病毒有关的分裂，因为在当时只有部分人获得该药。

2021年初，在线交友平台丘比特爱网（OKCupid）的一位发言人告诉《纽约时报》："如果接种了疫苗，那你就是交友软件上的宠儿。"这样说起来，疫苗就好似一件奢侈品。该文的标题是"疫苗接种阶层"，[27]它与流行病学地图所展示的如出一辙：那些优先接种疫苗者绝非最有可能受到新冠病毒伤害的病毒下层社会人士，而是那些可获得其他类别预防措施并享有中上层阶层地位的群体。[28]

如果某些具有一定经济条件并掌握网络通信条件的"干净"之人能获得医疗服务，并且如果这些医疗服务能让其找到性伴侣并与其他"干净"之人创造新生活，那么他们就可能不会再关心那些仍受传染病影响的"肮脏"之人的遭遇。如果全球都在受新冠影响的想法消失了，那么那些当初推动全球共同抗疫且拥有政治影响力之人就可能对此不再关心了。作为处于病毒分界线之上的专属领域，健康权和快乐权往往是通过接种疫苗来获得的。

接种过任何传染病疫苗的人与其他接种疫苗者进行社会交往，且不再关心未接种疫苗者（后者逐渐仅与其他未接种疫苗者交往），此时就会形成一个自我实现的预言：病毒在有机会获得预防接种的群体中逐渐减少，而在无从获得预防接种的群体中大肆扩散。其中的利害关系在于，健康集中在病毒分界线之上，而疾病则集中在病毒分界线之下。

188

* * *

我的好友及同事布莱恩·穆斯坦斯基（Brian Mustanski）是一名研究性少数群体性健康的学者，他经常讲述其研究中一个骇人听闻的故事。[29]一次，在对一群十几岁的性活跃同性恋男孩进行焦点人群访谈时，他问起对方使用安全套的频率。他们的回答是：从来不用。我朋友于是追问道，为何不用呢？他们给出的理由是："我们并不是和女孩做，男孩又不会怀孕，还要安全套干嘛？"

原来，这些男孩此前一直被告知安全套只能用于避孕；男孩们从未接受过正规专业的性健康教育，因此他们不知道安全套也可以用来预防淋病、衣原体或艾滋病病毒——这是所有拥有不同性取向和性别认同的年轻人都需要了解的知识。然而，他们的学区及政治领导人却辜负了这些孩子，放弃了对其保护的责任，这种做法毫无良知。美国总体上反对非生育性行为，尤其鄙视同性恋性行为。许多州都有禁欲教育法，[30]这导致年轻人性传播染病率上升，并且有人认为，这些法律还是一种虐待儿童的方式。[31]大多数州并不提供针对性少数群体的任何形式的性教育。[32] 因此，这个国家使同性恋和跨性别儿童的身体极易受到病毒感染。[33] 这些男孩不仅无法获得安全套的物理预防保护并缺少如何全面保护自己的预防知识，而且从某种意义上说，他们身体的通道也被国家打开，导致病原体可以大举侵入他们体内。

我成长于 20 世纪 80 年代，在公立学校的性教育课程中我学到一些有关艾滋病病毒的知识，同时也学到安全套可以用于预防艾滋病。表面看来，学到这些知识后的我要比我那没有学到的朋友及前男友安德烈好得多。他常因其同性恋者的身份而主观认定自己有朝一日会死于艾滋病，同时也认为自己活该死于艾滋病。尽管如此，这种教育往往令人心生恐惧，且并非一种行之有效的方法。我在成长的过程中一直对这种病毒感到恐惧，所以在 20 岁之后都不愿与他人发生性关系。无论是在学校还是从我父母那里，我都没有学到任何关于如何进行同性恋性行为的知识。正因如此，我在 30 多岁时也未能成功"慰藉"奥利维尔，即在本书第 2 章中提到的我那位法国朋友。在我 37 岁开始攻读博士学位之前，我从未在公立学校或大学里学到同性恋、酷儿历史、同性恋权利运动以及性少数群体健康方面的任何知识。

然而，无论从心理层面，还是从体验人际关系和人生乐趣层面而言，我所受过的教育都对自己造成了伤害，但由于我在生活中采取了其他形式的预防措施，它并未在病毒方面显露出任何风险。而接受布赖恩·穆斯坦斯基访谈的男孩们、迈克尔·约翰逊以及 2010 年左右我开始采访的那些无家可归的青少年酷儿，就没有我那么幸运了。上述许多孩子在向其家人坦露实情后，立马被赶出家门。他们只得在街头从事非正式的性工作，偶尔卖身求财，更多时候只是通过性交易来觅得栖身之所。由于无保护措施的街头性交易可以挣到更多钱，他们经常不使用安全套。

病毒本身并不邪恶，它们也不会遵守任何伦理与道德规范。它们的确会试图进入宿主体内并侵入其细胞进行大量繁殖，但是这些都不受道德或政治推动力的影响。然而，即使病毒本身并无政治倾向，但预防药物的人为分配（或扣减）却极具政治性，而且获取这种保护措施的人员分配也显得极为不公。因此，这种提供预防措施方面权力的行使就好比交警执法，它将病毒导向某些人，并让其远离其他人，从而使流行病集中在特定人群中。

学校董事会成员投票拒绝行使向所有拥有不同性取向和性别认同的学生提供负责任的健康教育的预防权，该行为就与交警执法无异，将病毒导入了这些学生的身体中。这种权力就如同警察特权一样，可以决定谁生谁死。

190

媒体报道乐于把病毒传播归咎于病毒下层社会个别成员懒惰塞责的行为，这些成员包括：那些接受不当性教育的男孩，或寒冷拥挤的屠宰场中未戴口罩的屠夫，或我亲爱的奥利维尔。但上述人员避开病毒感染的机会渺茫，因为其他人已决定拒绝为其提供行之有效的保护工具。

酷儿和跨性别人群更易染上各种各样的病毒，并非仅因为我们的性活动或者教育系统直接阻止我们接受免受病原体感染所需的知识。洛雷娜·博尔哈斯最后一次进入医院时，她不仅在与新冠病毒和艾滋病病毒抗争，也在为几十年来其作为跨性别移民缺乏的身体保护而抗争，还为她日益缺乏预防措施的身份而抗争。由于面临更广泛的歧视，酷儿和跨性别人群一直遭受着各式各样的健康不平等待遇。在美国历史上，政府和私营企业因性取向或性别认同而歧视他人在很大程度上是合法的。因此，性少数群体更有可能是穷人、失业者、无家可归者和无保险者。[34] 而且，如果酷儿人群确实享有医保却自感不受他人待见，或者医保不能满足他们的需求，他们实际上不会去接受医疗保健服务。这往往会导致他们的心脏和肺部健康状况恶化，并因其贫困而为病原体提供更多切入点。[35]

　　我想起了我的朋友亨利·布拉德利（Henry Bradley），他是一位身材瘦削的黑人同性恋歌手及作曲家。我在 20 世纪 90 年代末与他相识，当时我们同在东村（East Village）的杰里斯·约翰逊福音合唱团（Jerriese Johnson Gospel Choir）演唱。亨利老早就感染了艾滋病，即使是在他病得最重的时候，他也不得不为保住其最有效的预防措施——住房而奋斗。在市长鲁迪·朱利安尼（Rudy Giuliani）的授意下，纽约市开始做出全新要求，即需要食品和住房援助等社会服务的人必须亲自到市政办公室去申领。然而，许多需求者却根本无法去现场申领。亨利参与了亨丽埃塔·D. 诉朱利安尼的诉讼案（Henrietta D. v. Giuliani），该诉讼成功地论证了有"独特身体障碍"的人需要合理的膳宿条件。到2003 年，在美国残疾人法案（Americans with Disability Act）的保护下，亨利帮助像他一样的人赢得了继续接受此类救生服务的权利，从而不必冒着生命危险去获取。[36]

　　当新冠疫情大流行在美国暴发时，某些预防措施较其他预防措施效果更为明显。医疗人员如有合适的面罩、口罩、手套和防护服，就可以比缺少这些防护设备的人员得到更多保护。失去正规工作的人往往被推到非正规经济行业中，在人员密集的环境中从事更不稳定的劳力工种。

可以居家办公而有收入保障的人则享有最多预防措施。这就是黑人和拉美裔工人（他们本来就更可能在更具身体危险性的服务业现场工作）更有可能感染新冠病毒的原因。[37] 黑人和移民已经越来越有可能生活在人员密集的家庭中，这限制了他们保持社交距离的能力。[38] 当他们被监禁时，保持社交距离就更不可能了。当他们被驱逐时，他们往往沦落到人员更密集的代际家庭中，这使他们更易受到新冠病毒的威胁。[39]

与此同时，老年人、残疾人或无家可归者往往缺乏读写能力和计算机知识。然而，即使这场大流行无情屠杀了他们中的许多人，美国政府机构依旧要求这些人用互联网注册、扫描二维码或使用手机双重认证来获得预防接种。

后殖民学者阿基里·姆本贝（Achille Mbembe）将死亡政治学描述为"在很大程度上，统治权的终极体现是决定谁生谁死的权力和能力"。[40] 早在新冠疫情出现之前就存在的死亡政治条件揭示了谁拥有预防措施而谁没有，并决定了谁会在病毒下层社会中消亡以及谁会逃脱其魔掌。

192

这种概率往往被诬陷为个人选择问题，但在任何人做选择之前，他们的命运早已被他人设定。迈克尔·约翰逊患有阅读障碍，同时由于有五成概率感染某种病毒而被检察官用非法手段惩处。在美国，如果有人已被认为是可有可无的，那么预防措施经常统统与他们无缘。然后，当他们感染病毒时，其诊断会使他们更加边缘化，甚至被弃如草芥。

而如果病毒、衰老或残障使他们的身体虚弱不堪，那么他们往往会遭人冷落或受人指责，因为他们已被视为可有可无之人。

09
用后即弃
残障歧视

2020 年 3 月底,《乡村之声》杂志的前编辑沃德·哈卡维突然神秘地停用脸书和推特这两个社交媒体。

此事令他的朋友揪心,其中也包括我。沃德是我多年前在《乡村之声》杂志社担任特约撰稿人时最常合作的编辑,他也是对我的报道影响最大的编辑之一。他教会我什么时候该浓墨重彩,什么时候该轻描淡写,什么时候该相信读者。他是一位具有长者风范、爱争论而又老派的另类周刊编辑,后来成为社交媒体上的高产作者。

自 20 世纪 90 年代以来,沃德早在其他大多数记者报道之前就一直在揭露唐纳德·特朗普的丑恶行径。他也一直在记录纽约州州长安德鲁·科莫近 10 年来在经济方面的残酷不公行为。他是一位罕见的、愤世嫉俗的白人男性,其愤怒并非出于虚无主义,而是因为他忧国忧民、胸怀天下——虽然他自以为是,但绝不是一个混蛋。沃德自称"前热金属印刷工和前新闻记者"并已"摧毁了这两个行业",他在自己的推特主页上写道,"我每天都在努力写特朗普的讣告"。[1]

2020 年初,他每天都在批判美国总统、他所在州的州长,以及正愈演愈烈的新冠疫情。他的倒数第二篇推文是转自参议员伯尼·桑德斯(Bernie Sanders)的一篇文章:"65 年前乔纳斯·索尔克发明脊髓灰质炎疫苗时,他深知该疫苗对全人类的巨大益处,并拒绝申请专利。所以,任何新冠治疗必须对每个人免费。"[2]

沃德是俄克拉荷马州人,住在纽约市外围的长岛,与洛雷娜·博尔哈斯被新冠肺炎夺去生命的地方相隔不远。尽管近年来他已经戒烟并开始跑步,但 72 岁的他肺部长期不适,这使他成为新冠肺炎的主要攻击目标。当他有数日未在网上发帖时,在其朋友看来,这就像他没来办公室上班一样。(其实,这令他们中的一些人胆战心惊,因为沃德在《乡村之声》工作时,有位撰稿人好几天都没来上班,后来就被发现死在家中。)

沃德身边没有家人陪伴,但他的许多朋友都是好管闲事的调查记者,其中一人最终打探得知沃德住进了长岛的一家医院。万幸的是,他没有感染可怕的新冠病毒。但是在疫情大流行之前,他因拔了一颗牙而受到严重感染,在就医时他被送进了医院的重症监护室。

"疫情期间就让沃德待在重症监护室吧,可别感染新冠!"我的作家朋友卡米尔·多德罗(Camille Dodero)给我发来信息。

"别胡扯了。"我回答道,用沃德最喜欢的短语(总是带着美国西部口音)来表达对这个世界的怀疑。

沃德没有命丧新冠,这让他的朋友们松了一口气,但他们又面临一个新的难题：沃德出院后该怎么办？他的选择十分有限。在纽约州，每天都有数百人死于新冠肺炎，这意味着我们没有人能在沃德出院后陪在他的身边，因为担心会感染他。我们无法前去看望，甚至不能和他通电话。

我想，新冠疫情最大的麻烦在于使人们极度疏远，以至于在这个时候，人们想要真正照顾到任何弱势群体几乎是不可能的。

数周后，沃德从重症监护室出来了，但他的身体太过虚弱，无法独自回家。在这个厌弃依赖的国家，独自一人且无法自顾是一件危险之事。沃德的朋友们决定共同出资为他找一个家庭护士。然而，在疫情期间很难雇到护士，所以沃德出院后被送往一家养老院以进行康复治疗。

他就是在那里感染了新冠病毒，然后又被送回了医院的重症监护室。新冠在 2020 年 5 月 17 日夺走了他的生命。

牙齿感染竟然使性命不保。"别胡扯了，斯拉舍！"我几乎能听到沃德这样对我说。当我意识到他已驾鹤西去时，不禁潸然泪下。沃德的死实在荒谬，且极具讽刺意味。几十年来，他一直在批判唐纳德·特朗普，但他没熬到为特朗普写讣告，而特朗普的残酷行为却反过来书写了沃德的讣告。

但是，尽管共和党对新冠疫情的蔑视是导致沃德死亡的帮凶，但民主党州长也难辞其咎。纽约州州长安德鲁·科莫领导的州政府曾做出极具争议的决定，将大约 4500 名快要康复的新冠病毒感染者送到养老院，就像沃德被送往养老院一样。[3] 纽约州的早期报告称，截至 2020 年夏天，长期护理机构中约有 6200 名患者死于新冠肺炎，而政府的这项举措在其中起到了推波助澜的作用。另一种传染性呼吸道病毒引起的疾病——流感，多年来一直对养老院施加着致命魔咒。[4]与之类似，如今的新冠病毒也无情地扮演着死神的角色，在美国和世界其他地方的长期护理机构中横行肆虐。

其中有许多原因超越了美国民主党与共和党相争的政治范式。在某种程度上，这可能是因为护理人员在养老院进进出出，将病原体从外界传播给住在养老院的人；也可能是因为老年人的免疫系统在工作数十年后已经逐渐衰退，这使其更加易感；还可能是因为那些住在养老院的人身上满是溃疡，身上插满管子和针头，导致皮肤表面遭到破坏，身体内外的区分模糊不清，这给了病毒乘虚而入的机会。

但在一些州，养老院人群对新冠病毒的易感性增加也是人为造成的。正如普罗科菲亚（ProPublica）新闻网报道的那样，纽约、新泽西和密歇根等州将正在康复中的新冠感染人群送进本已脆弱不堪的养老院，可以预见的是，这些养老院的死亡人数远远超出了其他未采取此项措施的其他州的养老院。[5]这就造成了一种本可完全避免的老年群体的团灭。在沃德过世当月，《福布斯》（Forbes）杂志上发表了一篇文章，该文题为"最重要的新冠统计数据：42%的美国死亡病例来自0.6%的人口"。在美国，那些住在长期护理机构的人群首当其冲地承受着新冠疫情的巨大冲击。[6]大约一年之后，新冠追踪项目（COVID Tracking Project）的数据显示，大约有1/10的住在美国养老院的人死于新冠肺炎。[7]

这一政策也部分解释了为何在疫情暴发近一年后，在每10万人新冠死亡人数榜单上，纽约州和新泽西州仍然位居前列，达到多年来一直存在于公共卫生领域的失职现象的高潮。[8]据《纽约邮报》(New York Post) 的报道，自 2000 年以来，纽约州已经削减了大约 2 万张病床——超过了以往原有的近 7.4 万张病床的 1/4。[9]

在此期间，有一半的时间都是科莫在担任州长。就在疫情暴发前几年，科莫政府还敦促关闭了布鲁克林一家有 500 张病床的医院。[10]而在新冠疫情大流行期间，他曾设法从该州预算中削减近 5 亿美元的医疗补助资金。[11]他还反对向该州最富有的居民实施增税，甚至就连共和党的州长们也在过去的危机中曾对富人实施增税。

我常常在想：如果安德鲁·科莫没有花那么多年的时间把纽约州的医院系统削减至"皮包骨头"，那么那些患有新冠肺炎的人会被送到养老院去康复吗？我亲爱的前编辑朋友在拔牙恢复期还会白白地死于病毒感染吗？

这就是特朗普和科莫的双手都沾满了美国老年人鲜血的原因。2021年初，纽约州总检察长莱蒂希娅·詹姆斯指控科莫政府隐瞒该州养老院的死亡人数，瞒报人数达数千人，州政府随后承认，截至 2020 年底，纽约州养老院中至少有 12743 人死于新冠肺炎，这是最初报道数字的两倍多。[12]当科莫获得 500 万美元的巨额预付款以用于出版一本关于他如何应对疫情的书，[13]并因多次召开疫情新闻发布会而被授予艾美奖（Emmy Awards）时，我仿佛听到沃德的声音在耳边再次回响：别胡扯了！[14]

* * *

在新冠疫情大流行期间，通过观察生活在人员密集环境中的人（特别是老年群体）如何受到影响，是最容易看出病毒是如何影响残障人士的。

但在美国和英国，形成未接种疫苗的下层社会的最大驱动因素之一是有关残障歧视的托词，即疫苗会增加儿童罹患自闭症的风险。这一说法在很大程度上起源于英国医生安德鲁·维克菲尔德（Andrew Wakefield）所组织的一场非同寻常的新闻发布会。1998 年，他在英国皇家自由医院（Royal Free Hospital）外召集媒体，宣传他在《柳叶刀》上与人合著的一篇论文。[15] 该论文是一项针对 12 名儿童进行的小型研究，同时呼吁学界进行深入研究，以便核实同时接种三种疫苗是不是导致儿童患结肠炎和自闭症的原因之一。

但在新闻发布会上，正如布莱恩·德尔（Brian Deer）在《星期日泰晤士报》（Sunday Times）上所写的那样，维克菲尔德戏剧性地"呼吁抵制麻腮风（MMR）三联"疫苗，"主张将其分为单独的麻疹、腮腺炎和风疹疫苗，分别接种，每年一剂。维克菲尔德说，'除非这个问题得到解决，否则我无法支持继续使用三联疫苗'"。[16] 他还声称，麻腮风三联疫苗可以在短短几天内引发孩子的肠易激综合征或自闭症。英国儿童的疫苗接种率因此下降。并且，美国儿童的接种率也直线下降，尤其是在维克菲尔德出版专著《无情漠视：自闭症与疫苗悲剧背后的真相》（Callous Disregard: Autism and Vaccines—The Truth Behind a Tragedy）之后。该书还邀请电视剧《海滩救护队》（Baywatch）的女演员珍妮·麦卡锡（Jenny McCarthy）为之作序。[17]

然而，维克菲尔德的研究错漏百出。他最终被英国全国医学总会（General Medical Council）指控隐藏利益冲突和伪造数据。1998 年的这篇论文可信度极低，《柳叶刀》杂志于 2004 年对其进行部分撤稿，[18] 并于 2010 年对其进行完全撤稿（主要基于德尔在《星期日泰晤士报》上的新闻报道）。[19] 此外，英国全国医学总会还于 2010 年调查了维克菲尔德，并禁止了他在英国的行医权。[20]

但伤害已经造成：由于维克菲尔德错误地声称注射麻腮风三联疫苗会导致儿童患自闭症，这一观点在国际上掀起了一股父母拒绝给孩子接种疫苗的浪潮——不仅仅是针对麻疹、腮腺炎和风疹的疫苗，还有许多针对其他疾病的疫苗。维克菲尔德的不实之说揭示了一个有关残障歧视的怪诞事实：许多父母宁愿增加孩子死于麻疹等可预防疾病的风险（且他们社交圈中的其他人也有可能死于此），也不愿直面供养患有自闭症的孩子的可能性。同样，疫苗不会引发自闭症或增加自闭症的患病率。然而，即使维克菲尔德的谬论属实，而且疫苗确有某些副作用，但这也揭示了一个事实：美国和英国社会将残障作为一个可随意弃置人的理由。所以，许多父母宁愿眼睁睁看着自己的孩子死去，也不愿留下一个神经失调的孩子。

同样，在老年人群中，病毒使养老院一族被随意弃置的相关事实暴露出来。这一悲剧也是残障歧视的结果，而残障歧视也是病毒和漠视致人死命的另一诱因。像我的朋友沃德这样的人，他的死亡更有可能发生，因为他已经上了年纪，无法在一个利益至上的社会中创造价值。他一直想方设法在这个排斥老龄化、认为无业之人分文不值的国家生存下去。9 年前，沃德被《乡村之声》解雇时，他知道自己年事已高，无法觅得另一份新闻行业的工作，但是他还没有准备好退休。他凄凄楚楚地开玩笑说，他的晚年生活会是在沃尔玛超市（Walmart）做迎宾员，或无家可归，或者两者兼而有之。与其他在当年感恩节前死于美国养老院的 10 万人一样，沃德本人对资本主义再无用处。[21]

在帮助筹划沃德的追悼会时，我想起某些政客和大科学家曾经多么轻飘飘地把老年人描述为毫无价值的存在。2014 年，医学博士伊泽基尔·伊曼纽尔（Ezekiel Emanuel）在《大西洋月刊》（The Atlantic）上发表了一篇颇具争议的文章，题为"为什么我希望在 75 岁时死去"（Why I Hope to Die at 75）。[22] 在这篇文章中，他直白地写道："倘若活得太久……对我们大多数人来说，若非残疾，我们也会步履蹒跚、日渐羸弱；这种状态也许不会比死亡更糟，但我们被剥夺了许多权利。它剥夺了我们对工作、社会和世界做出贡献的创造力和可能性。它改变了人们对我们的感受、与我们的关系，最为重要的是，改变了人们对我们的记忆。人们再也记不起我们以前活力四射、兢兢业业的模样，在他们看来，现在的我们衰弱不堪、力不从心，甚至可悲可叹。"因此，伊曼纽尔想在 75 岁时死去。

伊曼纽尔并非边缘狂热分子，他是宾夕法尼亚大学医学院的教授，也是奥巴马总统《平价医疗法案》的设计人之一。很明显，尽管他持有这种残障歧视主义立场，甚至还在 2019 年重申了这一立场，[23] 但在 2020 年，伊曼纽尔仍然被任命为新当选总统的乔·拜登的新冠疫情过渡工作小组成员。[24]

种族主义赋予白人特权并惩罚有色人种，与之类似，残障歧视主义赋予健全人特权，并在法律、文化和人造环境等领域惩罚残障人士。它是美国社会中的一股起决定作用的结构性力量。

美国是为神话般的人物打造的，这类人身心健康且具有某种理想化的创造利润的能力。人们总是做出反映了这一事实的决定。例如，一栋建筑的入口处设有楼梯，却并无残障人士通道，这方便了爬楼梯的正常人，但却不利于坐轮椅的人（无论老少）、拄拐杖的人和推婴儿车的人。在纽约市，根据美国残疾人法案，大约只有1/4的地铁站是无障碍车站，这意味着无法走楼梯的乘客可能不得不走一英里或更远的路才能搭乘电梯（而电梯常常无法运行）。[25] 只设置楼梯的行为不仅意味着没有某些能力的人饱受歧视；同时这也可以完全将这些人拒之于某种空间外，或强迫他们使用后门，就像美国历史上其他群体曾被迫遭受的屈辱一样。

与此同时，流行文化中充斥着人们因"克服"残障而广受赞扬的故事，这意味着残障是不受欢迎的，并创造了一种新自由主义意识，即只要人们有足够的勇气，就可以改变自己的身体，变得更有生产力。这种叙事也强化了如下观点：残障就意味着人们无法实现约翰·韦恩*式的独立。但事实上，我们所有人都相互依赖，我们所有人都需要彼此。残障人士往往被描述为只需要他人的帮助，但身体健全之人也同样需要帮助，这无关乎身体健全与否。我并不同意伊曼纽尔的观点，老年人或残障人士并没有被剥夺任何为社会做贡献的创造力或可能性；老年和残障的状态往往会促进我们学习、反思和增加智慧。

病毒会致人残障，还会留下让人日渐衰弱的各种病根。各位去想想新冠病毒对各种器官的长期影响、脊髓灰质炎病毒如何影响人类的活动

---

*   演员约翰·韦恩被认为是美国的象征，是里根时代所有美国人的化身，他扮演的人物总是诚实、有个性且具有英雄主义的。——译者注

能力、巨细胞病毒（CMV）如何影响患者的视力，这一切就不言自明了。但在一个歧视残障的世界里，各种各样的残障也毫无必要地增加了人们感染病毒的风险。在美国，因残致贫所导致的无家可归和监禁是另外两个主要的病毒传播媒介。美国司法部（Department of Justice）承认，"据报，监狱囚犯至少有一种残障的可能性是普通人群的近3倍，而看守所犯人的这一数据是普通人群的4倍以上"。[26]与此同时，有研究估计，1/4的无家可归者受到身体、智力或发育障碍的影响。[27]

残障作为病毒风险增加的前兆并不一定是注定的。有呼吸系统疾病或需要免疫系统治疗的人可通过居家办公来保证自己的身体健康，其也能获得精神卫生保健服务，有保障的住房可使他们不必流落街头，或免受大规模监禁，甚至有权在小圈子中与亲朋好友生活（若有需要，还可以雇佣家庭健康助理），而绝非被藏于护理机构。

新冠疫情无情剥夺了我们在生活中与他人的众多联系，在得知沃德去世后，我就开始思考，在艾滋病流行早期的性少数群体是如何冲破界限，与那些无法照顾自己的人保持亲密关系的。1988年艾滋病联合力量协会的一段活动视频深深地打动了我，在这段视频中，数百名男女同性恋者在圣文森特医院（St. Vincent's Hospital）大厅里举行集体"拥吻会"（Kiss-In）。[28]我还被电影《每分钟120击》（BPM，其情节围绕法国巴黎的艾滋病联合力量协会而展开）中的一幕所感动，一名健康的同性恋男子在法国一家医院为他行将就木的患艾挚友手淫。这位朋友因眼部巨细胞病毒而失明，但当他达到高潮的那一刻，他浑浊的双眸中流露出狂喜，这是我所看过的故事片中对性亲密关系最真实的描述之一。这一幕之所以震撼人心，并不是因为它描绘得多么生动，而是因为这一幕

201

捕捉到了同性恋者如何努力确保他们那些饱受鄙视的染病好友仍可体验到亲密关怀，即使他们处在危难关头。然而，新冠病毒感染者就不可能有这种身体上的亲密接触，这就会伤害到那些本可以从这种关怀中受益的患者。由于人们无法充分互相接触，新冠肺炎不仅剥夺了养老院中许多人的生命，还剥夺了他们生命垂危之际的拥抱、爱抚以及其他社交活动。

然而，对于那些早年而非晚年就身患残障的人而言，这已经是个见惯不怪的顽瘴痼疾了。我们的社会重视大型长期护理机构，而非社区护理机构或家庭护理，这便加剧了残障歧视，使许多残障人士无法获得接触和交流。新自由资本主义希望在一个设计之初就已剔除残障者的世界里，让残障人士自己承担经济成本——例如，要多走一英里才能出地铁站的成本得由残障者自己承担——而不会让制造出残障歧视的整个社会来广泛分担成本。这不但对他们的心理和情感健康造成了巨大伤害，也对其身体造成了严重伤害，正如新冠疫情所招致的典型致命后果一样。据新冠追踪项目的估计，长期护理机构（其居民通常是残障人士）中约有 8% 的人死于新冠肺炎。[29] 这意味着，残障人士再次受到了惩罚，因为他们在聚居生活中面临更高致病风险。

对于那些没有生活在群体环境中的老年人和残障人士来说，健康的门槛可能高得离谱。例如，2021 年初，美国许多地方政府和州政府确实优先为养老院里的人接种新冠疫苗，而身居养老院以外的老年人和残障人士在很大程度上只能自己想办法接种疫苗，即使他们行动不便。在某些国家，政府从一开始就给公民接种疫苗，而与之不同的是，美国最初便创造了一种适者生存的自由竞争模式，迫使人们在网上竞争名额。其注册机制往往混乱不堪，甚至没有可访问的计算机界面。

要求受疫情影响最严重的群体使用他们可能无法理解或难以运用的复杂技术，这无疑是残酷无情的，因为这些人有的年事已高，有的身体残障，还有的神经异常。但这就是残障歧视主义的运作模式。

* * *

2020 年 8 月，在沃德的线上追悼会结束大约一个月后，我与残障活动家、作家王美华进行了深入交谈，这让我对于为何有如此多的人在养老院死于新冠肺炎这一问题有了更深的理解。[30] 她是在旧金山的家中与我进行这次视频通话的。

王美华出生时就患有脊髓性肌萎缩症，这是一种神经肌肉残疾，已造成她肌肉力量的严重退化。正因为如此，她从小就使用轮椅，在过去的几年里，她每天需 24 小时在双水平气道正压呼吸机（BiPAP machine）的帮助下进行呼吸，该呼吸机可压迫空气进出她的肺部。她的鼻子上戴着一个半透明的塑料面罩，一根通气管从她的脸侧伸出，面罩带子缠绕在她的后脑勺上。面罩下方的嘴巴俏皮可爱，常常弯起，上方的双眸秋水盈盈、饱含善意。

她告诉我说，"我已了解到（新冠病毒的）感染症状和炎症反应，考虑到我的身体如此虚弱，若得了这种病，我必死无疑"。

在我们通电话前，王美华自 2020 年 3 月起便足不出户，当时她和父母还去填写了预立指示文件，以便在病情恶化时可以得到护理。在接下来的三个月里，她再也没有离开过家，直到当年 10 月，另一种病毒迫使她不得不外出——她戴着防护面罩，小心翼翼地出门去注射流感疫苗。

沃德和王美华是我最常在网上交谈的两个人，虽然他俩从未谋面，但他们在某些方面让我想起了对方。沃德是一名口吃患者，自 20 世纪 90 年代在线口吃社区开始发展以来，他就成了该社区早期极富影响力的成员。他是第一个与我谈论媒体对残障描述的编辑，我们从关于艾滋病病毒的新闻报道聊到美国动画片《南方公园》（South Park）中使用轮椅的卡通人物蒂米·伯奇（Timmy Burch）。王美华则是在线残疾人行动主义社区的一名权威成员，该社区包括残障人士能见度计划（Disability Visibility Project）和残障人士投票计划（#CripTheVote），二者都是由常被主流媒体忽略的残障人士社区发起的，并为他们大声疾呼，争取权益。

早在大多数美国人认真对待新冠疫情之前，王美华就已在密切关注新冠疫情在亚洲肆虐的相关动态。由于其父母都来自中国，她便一直留意中国疫情的发展。

王美华回忆说，"第一次新冠疫情大暴发是在华盛顿州的一家养老院"，即柯克兰疗养中心（Life Care Center of Kirkland），[31] 这里有 35 人死亡。[32] "这是另一个关乎残障的问题，这些监狱、疗养院等聚集性场所实际上都是陷阱。难道不是吗？人们被困其中，脱身无门。这就是你所说的病毒下层社会吧！"住在长期护理机构中的大多数人，无论是因为年老还是因为某种残障，都别无选择。与在大城市里从事专业工作的人可选择逃往乡村进行远程工作不同，养老院中的人根本没有其他容身之所。这正如王美华解释的那样，"我们生活在一个支持大型机构而非以社区为基础的系统之中"。

有些不同寻常的是，40多岁的王美华仍与父母住在一起。残障人士可以广泛获得在社区生活所需的资源。这就像与朋友生活在小群体之中，或与拥有政府补贴且收入公平的专业家庭健康助理共同生活的人一样，他们就不必住在大型养老院里。这样一来，残障人士就可以更容易地获得朋友、家人、宠物、性关系、伙伴关系以及代际关系。然而，当政府资源被养老院工业综合体无情吞噬时，这一切就不太可能实现了。

长期护理机构从身居其中的弱势群体和为其卖命的低薪劳动力身上榨取利润，其中后者主要是有色人种女性。正如2020年底 E. 塔米·金在《纽约时报》上报道的那样，尽管"养老院经营者长期以来一直在抱怨医疗补助计划所支付的工资不足以支撑其提供足够多的护理服务"，但"显而易见的是，这个行业还不算太差劲。有2/3的养老院是营利性的，该行业已经被连锁企业和投资公司吞并，这就导致从业人员减少和护理质量下降"。[33]

然而，残障歧视不仅仅涉及美国制度及其文化对残障人士和老年人造成的直接和间接伤害。它还涉及我们在前一章中开始探讨的死亡政治学问题："决定谁生谁死的权力和能力。"王美华告诉我，美国新冠悲剧始于一家养老院，这是"关乎自由的更宏大、更复杂议题的一部分，对吧？还关乎谁能得到关注，谁能出现于公众面前，谁能参与其中，谁又说了算"，谁能活下来。

"每个人都应该有这种权利。我想说的是，这就是美国政党一贯打出的旗号：人人生而平等。"言罢，她龇牙一笑。但她又接着说，"在美国，有很多人并未受到重视"。

美国新闻报道中有关新冠疫情的言论立即让王美华感到担忧不已，特别是这些报道声称会受新冠肺炎影响的人是"高风险"人群。

"如你所知，在艾滋病发展史中，"她对我说道，"高风险就像是政治家取悦他人的一种狗哨，难道不是吗？"这是"某些被视作可牺牲品的群体"的简略表达，比如，酷儿、瘸子、滥交者或过度肥胖者，以及那些重病患者或垂暮老人。

2020年3月，得克萨斯州副州长丹·帕特里克（Dan Patrick）表示，他认为"许多祖父母之辈"都同意他的观点，即"没有人问过我，作为一个老年人，是否愿意以生命为代价换取美国未来几代人的繁荣。如果这是交换条件的话，那么我完全同意"。[34]他实际上想说的是，年长者应该用生命去冒险拯救经济。

我又问王美华，当得克萨斯州和其他地方的医院系统果如预料般多次逼近崩溃边缘时，[35]政客们是如何随意利用优生学来为有限的配给医疗辩护的。[36]（甚至英国国家医疗服务体系也对学习障碍者强制实施"拒绝提供心肺复苏术"的指令。）[37]

"'患病之人与其苟活于世，不如一命呜呼'——这绝对是一种真实写照"，王美华说，并将其解释为"另类的种族灭绝"。

将某些无关紧要之人隐匿起来，是美国有这么多人被集中在某些聚集性场所的部分原因。加利福尼亚大学伯克利分校（University of California, Berkeley）的苏·施韦克（Sue Schweik）教授在其2009年出版的《丑陋法律：公共场合下的残障》（*The Ugly Laws: Disability in Public*）一书中写道，一个多世纪以来，美国各城市都存在类似旧金山1867年条例的相关法律，即宣布"任何患病、肢体残缺或畸形者"不得

"在公共场所露面"，"以避免以任何方式成为有碍观瞻或令人厌恶的对象"。[38]

王美华表示，"很多人都拒绝接受人终有一死的事实，可死亡确实会在我们每个人的身上发生"。如她所言，身体健全者要求我们保持这种幻想，如果你并不是幻想的一部分，那么你将被视为噩梦。艾滋病活动家肖恩·斯特鲁布也有类似的观点，他最早提出了"病毒下层社会"一词，并称之为"健全者的暴政"。认为患病之人不值得被照顾的观念当然会伤害到残障人士。但这一观念同样也会伤害到那些健全者，他们如果活得够久，那么最终一定会变得疼痛难忍、精神崩溃或虚弱不堪。人生在世，健全与残障之间并不一定存在严苛的、非此即彼的二元对立关系。我由于医疗事故曾经历过一段无法行走的日子，后来又能够正常行走了。正因如此，我认为，如果健全者优先考虑残障者的经历，那么这将是在我们人类生活的实际物质条件基础之上的一个相互学习、增进团结的好机会。

当阅读安德鲁·科莫 2020 年的著作《美国危机：新冠疫情中的领导力教训》(*American Crisis: Leadership Lessons from the COVID-19 Pandemic*) 时，读者只能得出这样的结论：州长认为在其任期内像沃德一样死在养老院里的数千人并不值得一提，因为他甚至没有提到具体有多少人死亡。[39] 2021 年 3 月，在纽约州总检察长莱蒂希娅·詹姆斯发布的报告显示科莫政府少算了养老院中约 6500 名老年人的死亡人数，同时仅向养老院提供有限的法律豁免权后，我在《科学美国人》的版面上呼吁州长辞职或接受弹劾。[40] 但我只是发出上述呼吁为数不多的人之一。詹姆斯在 2021 年 8 月发布第二份报告，该报告详细描述了科莫曾性骚扰 11 名女性的传闻，所以才有足够多的人要求他辞职，州议会随后启动弹劾程序，最终科莫下台。[41]

就在他下台的第二天，美国国际电视艺术与科学学会（International Academy of Television Arts and Sciences）取消了他的艾美奖。[42]几天后，新任州长凯茜·霍楚尔（Kathy Hochul）宣布，纽约州的新冠死亡人数实际上比科莫政府误导公众相信的数据要多出 12000 人。[43]

骚扰女性显然是可弹劾的罪行。但是，在 2021 年 3 月的第一份纽约州总检察长报告发布时，为什么科莫没有因造成并刻意掩盖如此大规模的养老院死亡事件而被赶下台？

"这是因为养老院中住的人是不受欢迎之人"，所以一些人就被从公共空间和民众的记忆中抹去了，王美华还告诉我说："人们不想与之为邻。你说是不是？因为他们心存恐惧，他们不想看到无家可归的人，也不想看到精神病患者，更不想看到可怕的老年残障者。"当病毒下层社会从公众视野中消失后，这就很难让公众再去关心他们的遭遇。

"改革并非解决问题之良策。"王美华在谈及这一制度时指出，从她所在的旧金山到我所在的纽约，在全美爆发的"黑人的命也是命"运动一直在要求废除监狱制度。"这种废除制度不仅适用于监狱，也适用于养老院、拘留中心、青少年相关机构、移民和海关执法局设施，以及所有形式的聚集性环境。"她补充说。

对此我完全赞成。显然，造成我们现状的这种制度无法被"改革"，所以它必须被废除，继而更好的东西才能诞生。我们在当前的世界中难以为继，因为这个世界把残障人士和老年人藏匿起来，让其存在感全无。这使残障人士和老年人的健康每况愈下，情感上苦不堪言，并在病毒来袭时死去。我们不能仅凭小打小闹来改变现状，而必须改弦易辙，重新构想出美好的新体制。

＊　＊　＊

在 2020 年夏天快结束之际的一个温暖日子里，我在曼哈顿租车前往布鲁克林接我的朋友卡米尔·多德罗。大约 10 年前，自我们一起在《乡村之声》的工会谈判委员会任职后，我们的关系就变得越来越好。一年后，在一次大规模裁员中，我们因被《乡村之声》踢出局而再次结缘。（我在推特上看到这个公开信息，才知道自己已经被解雇。之后，我与卡米尔和多年来《乡村之声》的同事在特别受欢迎的 Scratcher 酒吧见面，举杯庆祝一个对纽约记者来说由来已久的必经仪式：该死的炒鱿鱼！）

从那以后的日子里，我们就失去了定期联系。我们恢复定期联系，是因为我们与《乡村之声》的昔日同事、小说家珍·多尔（Jen Doll）共同策划并举行沃德的 Zoom 线上视频悼念活动，并在几个月后去为他撒骨灰。

我们 9 人聚集在长滩（Long Beach）的木板路上，然后穿过一个覆盖着海草的大沙丘，向我们这位朋友一直热爱的大西洋靠近。尽管头顶烈日，但带着一丝秋天气息的海风吹拂在我那戴着口罩的脸上，让人感觉惬意无比。

记者辛西娅·科茨（Cynthia Cotts）让我们在沙滩上围坐一圈，将装有沃德骨灰的黑色骨灰盒轻轻地放在沙滩上，使沃德与我们保持等距，好像他就是坐在这里的我们中的一员。接着，她大声朗读那些不能亲自到场的人的悼词，然后叫我朗读垮掉派诗人艾伦·金斯堡（Allen Ginsberg）的《嚎叫》（*Howl*）的脚注。

当我大声朗读时——从金斯堡对"神圣"这个词的 15 次大声呼喊开始，接着是"这世界神圣！灵魂神圣！皮肤神圣！鼻子神圣！舌头、阳具、手和屁股神圣！"——我对这首诗的感受就像我大声朗读过的任何其他一首诗一样强烈。我从骨子里感到我这位朋友是神圣的，他的朋友也是神圣的，甚至连病毒也是神圣的！"宽恕！仁慈！怜悯！信仰！"都来自我们，即使我们和别人闹翻了也如此。

即便死亡，它们也与我们永远相伴。

然后，辛西娅逐一为我们分发手套，邀请所有人一捧一捧地将沃德的骨灰送归大海。

轮到我时，辛西娅帮我拿着那个盒子，我把手伸进我朋友的骨灰盒。我感到害怕、紧张、荣幸而困惑，并敬畏着这位与我如此亲近的前同事，一个曾否决过我大部分写作思路之人，常常告诫我，"你是一个可爱的人，去跟别人交流吧，听听他们怎么说的！每个人都喜欢被倾听！别再那样闭门造车了！"

沃德的骨灰摸起来颗粒感很强，就像磨碎的贝壳。我抓起一把我朋友的骨灰，体味着它的质感。它来自绕我们最近的恒星 72 次旅行后的人的地面残留物，其数十年的人生旅程充满了无数的欢声笑语、插科打诨；他曾获得反犹太主义胜利；他忍受过口吃带来的污名；他与特朗普、科莫等政客较过劲；他在职业生涯行将结束时还要面对惨遭解雇的屈辱；他虽有几十年的烟龄但戒烟后多年生活如常，酷爱跑步；他宠爱家猫库特（Cooter）；他的一颗牙就致其殒命；他生前最后感染了病毒——这种病毒把我此前未曾意识到如此挚爱之人的牙齿、骨骼和血液化为一抔尘土。

那一刻，我想起了沃德在 2009 年是如何编审我的第一个封面故事的。我当时还是《乡村之声》杂志的新人，他让我坐在他身边看他做最后的人工校对，并向我展示整个过程是如何完成的。我的故事是关于宠物死亡的。我房东家的猫死后，我被迫去处理小猫的尸体。我决定写一篇文章，来讲述纽约公寓住户无法像我小时候在郊区那样把死去的宠物埋在自家后院里。沃德是兽医的儿子，他也是一名动物爱好者。在一个周一的晚上，他仔细地编辑了这篇文章，在该文的黑色幽默和哀伤主题之间做了些平衡，他把《乡村之声》杂志放在床上，向我展示如何进行手工编辑。我记得当他透过老花镜的下半部分通读我故事的排版清样时，他向我展示了"stet"一词的意思（对原文加注表示保留之意）。我文章里有一部分是关于病毒的，讲述一个由焚尸工变成宠物火化师的人哀叹生意变得无比惨淡，因为死亡的人类太少了。"'还记得艾滋病病毒吗？'66 岁的葬礼主管拉尔夫·弗朗西斯科（Ralph Francisco）近乎遗憾地说道，'它本可把所有人都灭掉。但事实上，人类已与艾滋病共存很多年了！'"[44]

资本主义促使我们去追求荒谬的东西。当沃德看到那一行时，他把这句话标为引语（通常以较大字体进行印刷），然后抬起头来对我笑着揶揄道："别胡扯了，斯拉舍！"

该故事的封面插图是一只看起来很惊恐的哈巴狗，沃德给它加了一个副标题："狗最终都会去天堂，你的狗可能是乘着骨灰盒去那里的。"把他的骨灰捧出来时，我想起这句话，不禁破涕为笑。事实上，当沃德的骨灰被风拂在我们脸上时，我们中有几个人仿佛又一次被沃德挠痒痒，放肆地坏笑起来，如同他在《乡村之声》杂志社办公室里或在酒吧喝啤酒时多次对我们做的那样。

210　　我最后一次紧紧抓住他（的骨灰），试着把我朋友（的骨灰）扔进大海。但是，也许没有了人世间的重重压力，撒出去的骨灰大多数竟然朝上飞舞，形成一小团云朵，它似乎让自己停留了片刻，然后一路向西，逐渐消失得无影无踪。

沃德已从其苦难中解脱，并与世界融为一体。一个冷漠无情的政府让病毒结束了他的生命。但矛盾的是，病毒也使他变得无忧无虑，因为伴随他左右的，是阳光、微风、笑声以及在海边谈论多么爱他的人。

认为残障者可有可无的说辞是彻头彻尾的谎言。只需要看看沃德与他的朋友们分享了什么，王美华与世界各地的朋友和读者们又分享了什么，一切便不言自明。

这才是你根本无法胡扯的该死的事实！

10
顺风车
物种歧视

2015 年，我飞往全国各地去报道警察如何使用枪支、毒气，甚至动用警犬来恐吓"黑人的命也是命"的抗议运动的参与者，有一天我突然收到一封读者的电子邮件，内容着实令我大吃一惊。邮件作者是位警官，名叫苏珊娜·凯斯勒（Suzanne Kessler），她碰巧还是我表妹，来自我妈那边的白人家族。从十几岁起，我就与她没有联系了。我们有一个共同点，那就是我的父亲是黑人，而她的父亲是巴勒斯坦人，这让我们在家庭聚会中都有点被排挤在外。有一次，一位年长的白人亲戚嘲笑苏珊娜像阿拉伯人，我父亲立马站出来大声喝止，然后把她带到一边并告诉她要高昂着头做人，因为她来自一个有着光辉历史的民族。自此以后，苏珊娜就成为我父亲——她的"比尔叔叔"——的铁杆粉丝。

苏珊娜是一位素食主义者，经营着一家小型有机农场。同时，她还在内布拉斯加州的贝尔维尤市（Bellevue）当警察，该市位于奥马哈市

（Omaha）以南，是一个中等规模的中西部城市，人口约 5 万人。[1] 苏珊娜的白人丈夫是与她同部门的一名警官。他们的儿子也在执法部门工作，女婿则是一名退伍军人。这一大家子人都一直关注我发出的关于圣路易斯、纽约、巴尔的摩和奥克兰的新闻报道，这些报道都描写了警察暴力中存在的种族主义恐惧事件。他们想与我谈谈那些事，甚至邀我当面交流。我对此既感紧张，但也无比好奇。

时隔两年，我总算在 2017 年 9 月开启了这场长途之旅，应表亲一家之约奔赴内布拉斯加州。令我大感惊讶的是，我这帮警察亲戚并没有因为我从受害者的角度来描述警察暴力而生气，也没有因为我数年间报道迈克尔·约翰逊这个被控违法的年轻黑人摔跤手而愤怒。相反，他们往往对我说的话感到好奇，而且对我的分析深信不疑。他们坦率地谈及自己部门存在的种族主义问题，并与我分享了他们如何评估自己在这个结构性种族主义机构中的参与情况。（我给他们分享说，我也一直在审视新闻业的制度性种族主义。）

苏珊娜主动提议开她的警车带我出去兜风。有一天，我陪着她或开巡逻车或步行，在其工作的警局上了 12 个小时的班。她曾把巡逻车开进一个拖车公园*，当时我注意到在街上玩耍的棕色人种孩子都用警惕的目光盯着巡逻车看。我感到不自在，仿佛自己是殖民地巡逻队里的本地线人一样。该公园街道两旁摆满了笨重而破旧的活动房屋，其中许多活动房屋前面停着好几辆小汽车。苏珊娜告诉我，其中一些"房屋"正是 2005 年卡特里娜飓风和丽塔飓风导致新奥尔良和密西西比湾数万

---

* 　拖车式活动房屋聚集地。——译者注

人流离失所后，联邦紧急事务管理局（Federal Emergency Management Agency）使用过的拖车。尽管联邦紧急事务管理局的这些拖车会泄漏有毒化学物质，从而导致居民患上呼吸道疾病和头痛症，这早已人尽皆知，但这些房屋仍然出现在全国各地，包括 10 多年后的这个拖车公园，在那里每辆拖车以每月 1800~2500 美元的价格现金出租，外加每月 100 美元或更高的场地租金。[2]

我无比震惊。中西部小城市的一间活动房屋的租金怎么会比我当时在曼哈顿租公寓的价格还高呢？

苏珊娜解释了事情的来龙去脉。通常，住在这些活动房屋里的人是没有合法证件的工人。他们中的许多人来自墨西哥或其他拉丁美洲国家，其工作地点就是附近的屠宰场和"动物集中饲养场"（动物集中饲养经营场所，养殖动物挤在一起，它们进食和排便同在一处，且几乎不见日光）。就像常有的违反移民法的工作一样，其大部分风险都转移到了低收入劳动者身上，而不是雇佣他们的公司上。如果这些工人被抓，他们可能会被逮捕并拘留在移民营，在那里他们极有可能感染流感、腮腺炎和水痘。[3] 然后，这些工人可能会被驱逐出境，即使这意味着他们将与身为美国公民的子女骨肉分离。与此同时，那些把工人带到城里并从他们的劳动中获利的雇主即使会受到惩罚，充其量也只会受到轻微惩罚。

城里大多数房东不会租房给没有合法证件的工人或信用不良之人，但拖车公园会租给他们。由于活动房屋数量有限、租金奇高，而且双方还会签一份不得向移民局告发的默契赎金协议，房东以近乎大城市房地产的荒谬租金对这些收入微薄的工人敲起了竹杠。为了能够支付这些敲诈勒索般的高额租金，太多的工人（有时连同他们几代同堂的家人）挤进这些联邦紧急事务管理局开设的地狱洞穴。

"工人们能找谁说理去？"苏珊娜后来告诉我说，"没人愿意去告发，他们都不想站出来"，因为害怕自己会被驱逐出境。

"这完全是在利用人们的恐惧。"

苏珊娜告诉我，剥削还不止于此。因为他们害怕不论出于何种原因与政府打交道，都可能导致他们被驱逐出境，这些工人及其家人还易于遭受各种各样自己永远无法上报的暴行，如工资克扣、住房不安全和家庭暴力。苏珊娜回忆说，有一次，她拦下了一辆挂假牌照的卡车，年轻的卡车司机向她出示了一张很可能是伪造的身份证，年龄一栏上写着19岁。当时她注意到"他每只手只剩下两根手指，于是问他，'你的手怎么了？'"

"哦，其他手指被切掉了。我在肉类加工厂操作机器时，不小心被切掉的。"

"这看起来符合工伤补偿的条件。你拿到工伤补偿金了吗？"

"没有。他们把我解雇了。"

"解雇了你？为什么？"

"没了那些手指，我再也不能做这项工作了。"

"你去看医生了吗？工厂给你提供医疗服务了吗？"

"工厂有一个诊所，他们给我缝了几针。然后我就被解雇了。"

"缝针？！"她大为不解地向我描述道，"他的一大半手指都没了啊！"

苏珊娜没有给那个小伙开交通罚单。相反，她给了他一张卡片，上面印有他自己国家的领事馆电话号码，苏珊娜说他所属国的政府人员可以帮助他。

厄普顿·辛克莱（Upton Sinclair）于 20 世纪初出版了名为《丛林》（*The Jungle*）的小说，至少从那时开始，关于在芝加哥等城市里的美国肉类加工业恐怖故事就已广为读者所知，但随着时间推移，其危险程度已今非昔比。想要阻挠工会维权、减少少数族裔社区建设的可能性以及利用更便宜的商业地产的企图，使肉类加工工作在城市中已无容身之地。肉类加工业巨头将屠宰场搬到远离城市的人口稀疏之地，使得让他们从中赚得盆满钵满的这些工作变得更加危险、更加让人望而却步。虽然白人至上主义者曾试图将搬进"中心地带"的移民描绘成病毒，但随着国内暴力陡增、工会分裂、工资下降和生态恶化，贻害美国农村的真凶非农业产业化莫属。

这仅仅是在美国发生的事。而肉类生产往往是跨洲进行的：某畜类可能在某个洲饲养并宰杀，而后被空运至另一个洲进行分割加工，再被空运到第三个洲售卖及烹食。在此过程中的所有步骤中，这些动物肉类会在不计其数的司机、飞行员、海员和屠夫的经手下成为病毒传播媒介。（同时，动物肉类流通过程的巨大碳排放量会加剧全球变暖，进而导致环境恶化，最终可能危害到那些连肉都吃不起的人。）

这是一个牵涉我们所有人的循环，无论是那些从杂货店购买肉类的人，还是从麦当劳买汉堡的人（甚至是素食主义者，他们的食物来源于用产业化养殖动物的肥料施肥的庄稼），都无一例外。但我们与世界往往是一种不考虑代价的榨取和剥削的关系。然而，事实上这个代价是巨大的，从增加人畜共患病的传播（病毒从非人类动物传播到人类身上或者反过来传播）的可能性，到将工厂工人置于致命环境中，不胜枚举。对许多人而言，直到新冠疫情大流行才开始意识到，物种歧视（假设人类比非人类动物高级，人类可以恣意对待或杀死这些非人类动物）使病毒在人类世界散播，迫使被逼无奈顶在前线的病毒下层社会接受病痛和死亡。

＊　＊　＊

虽然美国总统唐纳德·特朗普没有援用《国防生产法》（DPA）来解决工人防护装备的严重短缺问题，但他确实在 2020 年 4 月援引《国防生产法》来制造呼吸机，[4]并让屠宰场继续营业。[5]然而，尽管呼吸机显然有助于拯救新冠病人的生命，但肉类生产却恰恰相反。2020 年夏天，我登录《纽约时报》网站查看新冠病毒分布地图（我在第 7 章中提到过）的那天，在 17 个拥有 1000 例及以上新冠病例的机构中，有 15 个是看守所或监狱，而仅有的两个例外就是南达科他州的史密斯菲尔德食品公司（Smithfield Foods）猪肉加工厂和艾奥瓦州的泰森食品公司（Tyson Foods）鸡肉加工厂。[6]这些屠宰场的车间温度较低，有助于病毒滋生；同时屠宰场的传送带每小时可高速运载数百或数千具畜体，这会使病毒快速扩散；加之肩并肩站在一起的工人在用刀子分割这些肉类时可能会无意中割伤自己，从而感染病毒。所以，对那些没有被监禁的人来说，屠宰场是传播病毒最有力的载体，甚至比我朋友沃德·哈卡维去世前所住的那种养老院更有效。

正如农村社区工人联盟（Rural Community Workers Alliance）的执行主任阿克塞尔·富恩特斯（Axel Fuentes）对我说的那样，他曾帮助组织位于密苏里州米兰的史密斯菲尔德食品公司的工厂工人，他们向他哭诉说，"感觉自己被当作动物一样对待"。他还补充说，因为运送猪肉的"生产流水线速度"不会由于任何原因停下来，有时"工人们不得不穿纸尿裤"，甚至忙得"大便都拉在自己身上"。自 2002 年我第一次读到埃里克·施洛瑟（Eric Schlosser）的著作《快餐国家：全美膳食的阴暗面》（*Fast Food Nation: The Dark Side of the All-American Meal*）后，书中的一句话一直萦绕在我的脑海中。谈及美国牛肉时，施洛瑟报告说，"肉里甚至有粪便"，这简直是一场灾难。20 年后，我意识到肉类加工厂中的那些被迫屎尿污身的工人完完全全就是另一场灾难。

216

屎尿污身不仅使工人易受伤害，而且过了某一年龄（例如，3 岁左右），排便的能力被用来确定谁有存在价值以及谁可以被抛弃。看到需要穿帮宝适（Pampers）*的婴儿，我们绝不会认为其很恶心人。但是一个离不开"得伴"（Depends）**的成年人也如此吗？当王美华把聚集性环境中的人描述为"被困"时，把他们关起来的理由往往是他们（排便）失禁，这让相互依存的"噩梦"与美式独立的梦想格格不入。7

即使在新冠疫情大流行期间，数百万美国人面临粮食不安全的时候，特朗普强制执行《国防生产法》对那些真正需要食物的人也并没有什么帮助。重新开放的肉类加工厂无法满足美国生猪的供应。全国猪肉生产者委员会（National Pork Producers Council）预测，农民和工厂工人将不得不采用比平常更血腥的手段来宰杀 1000 万头猪，最终结果却

---

*　　一种婴儿纸尿裤品牌。——译者注

**　　一种成人纸尿裤品牌。——译者注

只得把它们白白扔掉。[8]同时，那些继续向美国供应肉类的工人在工作中注定会被新冠病毒感染，然后他们就搭着病原体的顺风车一起回家，回到联邦紧急事务管理局拥挤不堪的拖车上。

正如一宗针对史密斯菲尔德食品公司的诉讼所称，它在米兰的工厂没有为工人提供个人防护装备和交错休息时间，也没有制订检测和追踪新冠病毒的计划。[9]根据该诉讼的相关信息，"南达科他州史密斯菲尔德工厂的数百名员工感染新冠病毒"且其中两人死亡后，"史密斯菲尔德食品公司才被迫关闭该工厂，因为它已成为美国新冠疫情的主要热点地区"。事实上，正如起诉史密斯菲尔德食品公司的一名米兰工厂猪肉"切割车间"的工人以"简·多伊"（Jane Doe）*为名在《华盛顿邮报》上刊登的文章中写的那样，"保持距离在我们工厂几乎是不可能的"。即使其工人有新冠肺炎症状，史密斯菲尔德食品公司也会对"缺席固定轮班的员工进行纪律处分"。该公司甚至还向那些在"4月1日至5月1日期间全勤轮班的人发放500美元的'责任'奖金"，以此激励他们带病坚持工作。[10]

猪肉加工厂在大流行之前就已处在水深火热之中，在新冠疫情期间它就变得更加致命了。在另一起诉讼案中，奥斯卡·费尔南德斯（Oscar Fernandez）在控告中声称，他的父亲伊西德罗（Isidro）供职于泰森食品公司位于艾奥瓦州滑铁卢（Waterloo）的猪肉加工厂，并且他是该厂感染新冠病毒的1000名员工之一——这一数字超过了该厂2800名员工总数的1/3，该厂"每天处理大约19500头生猪"。[11]该诉讼指控，

---

*   Jane Doe 在英文中意为普通女子或无名女士。——译者注

在拒绝当地治安官关于关闭该工厂的要求后，"滑铁卢工厂的大多数经理开始避开工厂车间，因为他们害怕在那里感染病毒"。然而，根据该诉讼案，"被告人泰森食品公司滑铁卢工厂经理汤姆·哈特（Tom Hart）组织了一个现金买入、赢家通吃的投注池，让主管和经理们打赌会有多少员工的新冠病毒检测结果呈阳性"。

还记得在第 2 章中美国广播公司新闻频道、美国有线电视新闻网和美联社是如何在查无实据的情况下持续编造"新冠派对"的谎言的吗？还记得他们口口声声谴责年轻人应该为打赌谁会先感染病毒而感到羞耻吗？结果却发现，是公司主管在拿工人的性命进行赌博。在奥斯卡·费尔南德斯提起诉讼的一个月后，泰森解雇了滑铁卢工厂 7 名参与赌博的经理。[12]

从事各种低收入工作的工人在大流行中的确面临更多的病毒风险。但从事与动物相关工作的人则面临某些更严重的风险。由于物种歧视主义贬低非人类动物的价值，许多公司将太多物种塞进逼仄狭小的场所，并剥夺了它们相互关联的平衡的生存空间。这反过来又可能使从事这些动物相关工作的人类处于最危险的工作环境中。

在非人类动物邻近工作或生活的人所面临的病毒风险，不能完全归咎于特朗普或卡通恶魔般邪恶的工厂经理。这并非新鲜事物，也非随机产生的。这种邻近关系是地理学家露丝·威尔森·吉尔摩（Ruth Wilson Gilmore）所说的"有组织遗弃"（organized abandonment）的一个例子。[13] 从事动物相关工作的工人不仅要辗转离家数千英里，穿越危险重重的边界，在低温下宰杀哺乳动物，还得住在美国小城市郊区拥挤的联邦紧急事务管理局拖车里，受我那素食主义者警察表亲的治安巡查（并

218

被我观察），甚或让管理人员毫不在意地用他们的性命来赌钱。这是一个完整系统，其驱动因素在我们的法律、商业、治安和社会体系中根深蒂固。

例如，职业安全与健康管理局（Occupational Safety and Health Administration, OSHA）的成立就是为了保护其他工人免受这些肉类加工厂工人所面临的各种风险。但是，路透社确定美国 106 个工作场所的"员工抱怨在 2020 年新冠疫情暴发前后实行的大流行安全措施敷衍"，但到年底，只有 12 个工作场所受到职业安全与健康管理局的处罚。[14] 路透社报道说，"该机构从未对其中 70 个工作场所进行过检查，这些工作场所中至少有 4500 名工人感染了新冠病毒，其中 26 人在感染后死亡"。[15] 在被路透社确定有问题的工作场所中，政府在大多数情况下都抛弃了它认为最重要的工人，而此时这些工人最需要保护。

与许多其他病毒下层社会成员一样，从事宰杀（非人类）动物的工人脆弱不堪，其脆弱性的产生就如同史密斯菲尔德食品公司生产一盒全熟枫糖香肠饼一样易如反掌。让人们遭受这种诅咒的理由是什么？答案是他们无限接近动物。

* * *

如果我们人类将自己视作动物，往往会倾向于把自己想象成最好的动物。我们画出动物界的等级金字塔，并想象我们自己位于顶峰，作为至高无上的皇族统治着整个动物王国。我们会在并无人畜共患病的情况下想象出这种威胁，如童年时我们被警示会从青蛙身上感染疣（事实上，疣是由人乳头瘤病毒引起的，只会在人与人之间传播）。我们淡化了人类和倭黑猩猩 99% 的 DNA 是相同的这一事实。[16] 尽管大自然对我们的编码方式与对某些猴子的几乎相同，但我们经常将世界分为"人造的"和"自然的"，这不仅带有性别歧视的意味，也带有物种歧视的意味，就好像智人与自然界中的所有其他生物是分开的，凌驾于其上。

被视作人类或非人类动物的标准也是高度性别化、种族化和残障歧视化的：那些最接近白人和直男的人常被归为人类，而我们其余人在历史上则被不同程度地视作非人类。[17]

分类学是对生物的科学分类，18 世纪的"现代分类学之父"卡尔·林奈（Carl Linnaeus）将哺乳动物（Mammalia）归类为有乳房的生物。正如科学历史学家隆达·席宾格（Londa Schiebinger）所指出的那样，林奈这样做的原因之一是，在彼时，男人是由他们睿智的理性来定义的，而女人则是由其动物般的身体来定义的。[18]

19 世纪的分类学家乔赛亚·克拉克·诺特（Josiah Clark Nott）（他拥有奴隶）和乔治·R. 格利登（George R. Gliddon）在对生物进行分类时，创造了令人深恶痛绝的种族及物种等级制度。他们的分类标准源自颅相学，这门伪科学主张只需测量人的头骨尺寸就可判别不同种族在智力方面孰优孰劣。1854 年，诺特和格利登出版了《人类的类型》（Types of Mankind）。该书"通过插图将黑人与黑猩猩、大猩猩和红毛猩猩进行比较，记录了他们所认为的客观存在的种族等级制度"，伍尔夫·D. 洪德（Wulf D. Hund）和查尔斯·W. 米尔斯（Charles W. Mills）在《谈话》（Conversation）中如此写道。而仅仅 5 年后，查尔斯·达尔文（Charles Darwin）于 1859 年发表了具有里程碑意义的著作《物种起源》（Origin of Species），该书论证了人类的不同种族均隶属于同一物种。[19] 此间的 1857

年，诺特和格利登在《人类的类型》的基础上出版了《地球上的土著种族》（ *Indigenous Races of the Earth* ），作者在该书中认为，黑人介于希腊人和黑猩猩之间。

在扭曲的逻辑下，如果女人和黑人更与动物相似，那他们就活该如养殖动物般命不由己。如果迈克尔·约翰逊是只动物，他就活该死在监狱里或死于艾滋病；如果伊西德罗·费尔南德斯是只动物，他的性命就活该成为他人赌博的对象，如同美国热狗原材料中的生猪一样任人宰割。如果老人（或工厂工人，或同性恋者，例如在躲避袭击者时失禁的同性恋者扎克·科斯托普洛斯）在没有厕所的情况下像动物一样随意排便，那么对于在他们身上发生的任何事情，他们都活该遭受。如果任何越过边境进入美国的孩子都是动物，那么他们就活该面临在美国移民和海关执法局拘留中心里死于流感的可能性。[20]

一些人妄自尊大，企图通过殖民主义和资本主义控制所谓的自然世界，这直接导致病毒从动物传播至人类。但这一风险并不由所有人平等分担，病毒下层社会面临最大的感染风险，而且一旦感染病毒，这些病毒下层社会成员就会被毫不客气地标记为非人类，然后陷入恶性循环的旋涡。

但病毒可以成为另一种分类方法的指南——一种大胆的分类法，此分类法认为，人类既不凌驾于任何事物之上，也不主宰任何事物，而是与地球上的其他所有物种息息相关。这种分类方法可能有助于减轻病毒下层社会的痛苦，并帮助我们应对当前及未来的各种流行病。

虽然新冠病毒的确切来源尚不明确，但其与在蝙蝠和穿山甲身上发现的病毒极为类似。[21] 数百万年来，一些蝙蝠一直携带着某些病毒四处飞行，并且蝙蝠已经进化到与各种可能伤害其他哺乳动物的病原体共生的程度。尽管新冠病毒在 2020 年让人类举步维艰，但似乎并未伤害到这些夜间飞行的哺乳动物。[22]

各帝国兴衰史表明：生活在地球不同区域的同一物种，就算其中一些成员已经适应充斥着病原体的生活，而其他成员仍尚未适应，但如果他们过快密切接触，与某个群体和谐共处的病毒可能会导致另一个群体的消亡。例如，当欧洲人在 16~18 世纪到达美洲时，他们对天花已有一定程度的免疫力；但美洲原住民此前从未接触过天花病毒，对该病毒毫无免疫力，所以天花病毒很快夺走了数百万美洲原住民的性命。[23]

与某些海鸟一样，蝙蝠也会在洞穴里排便，它们的粪便累积起来形成海鸟粪（guano）。洞穴生态系统中的许多物种依赖于海鸟粪，人类则将其用作肥料。事实上，正如我的同事丹尼尔·伊默尔（Daniel Immerwahr）在《如何隐藏一个帝国》（How to Hide an Empire）一书中所写的那样，海鸟粪价值极高，所以美国在 19 世纪大规模扩大其地理足迹，以便获得更多海鸟粪。[24] 海鸟粪富含大量维持生命的营养物质，但它同样也携带着大量病原体。因此，收集海鸟粪的人类很容易受到海鸟粪所携带病毒的攻击。

在中亚某些偏远地区，新冠病毒可能从蝙蝠传染给一些靠捡海鸟粪为生的穷人。尽管该病毒未在人群之间广泛传播，但多年来有人可能早已因它而命丧黄泉。

居住在美国境外或其工作与"外来"动物息息相关的人——比如用海鸟粪施肥或售卖穿山甲的人——常常被美国人高度污名化并被冷眼相待。这些工作正是美国（和其他帝国）所需，但掌权者却唯恐避之不及的。这个过程就构成了一种"有组织遗弃"，美国依赖这样的工作获益，即使美国人掩耳盗铃地否认从中受益。唐纳德·特朗普多次将新冠病毒称为"中国病毒"，其不仅是为了将美国与新冠病毒撇清关系，还是为了将最初感染新冠病毒的人标记为人类所不齿的另类，部分原因是这些人可能与被视作病毒源头的动物十分靠近。

10 年前的 2009 年，H1N1"猪流感"大流行起源于北美。蒂姆·菲尔波特（Tim Philpot）当时在《谷物》（Grist）杂志上写道，猪流感的暴发与史密斯菲尔德食品公司的一家墨西哥子公司有关，其是"来自猪、禽和人类的各种病毒肮脏的混合"。[25] 然而，许多感染 H1N1 的猪肉加工厂工人来自美国，这并非巧合，因为他们要么在墨西哥工作，要么是从拉丁美洲移民到美国的工人。而这些病毒下层社会成员并没有因为给人们提供食物而得到尊重和支持，反而遭到鄙视，承受无尽的羞辱。他们之所以受人厌恶，不仅仅是因为他们被视作动物，还是因为其体内的病毒把我们人类和其他动物联系在了一起。当他们接触到病毒时，物种之间的本质界限也暴露出来，边界本身就开始看起来像蝙蝠和鸟的粪便之间的界限一样模糊。然而，由于这次人畜共患病大流行起源于北美，还牵涉人见人爱的猪，而且美国猪肉行业对最初的传播难辞其咎，猪流感从未像新冠病毒那样在全国范围内被视为一种病毒。

自 20 世纪 80 年代人类首次认识艾滋病病毒以来，这种病毒就一直与猴子紧密相关。就像蝙蝠携带新冠病毒或其任何近亲病毒一样，猿猴很可能与艾滋病病毒的近亲病毒猴免疫缺陷病毒（SIV）长期共生却安然无恙。虽然艾滋病病毒和猴免疫缺陷病毒都是攻击免疫系统的慢性病毒，但是灵长类动物一直与猴免疫缺陷病毒共生，所以其早已适应了这种病毒。猴免疫缺陷病毒不会像艾滋病病毒伤害人类一样伤害猿猴。几十年来，一直有谣言称因为非洲大陆上的人与猿猴发生性关系，所以艾滋病病毒便从猿猴传给了人类，这完全是歪理邪说。[26] 长期以来，研究人员认为，20世纪初，大约是20世纪20年代，在如今的刚果民主共和国，猎人为获取野味用砍刀猎杀黑猩猩造成了艾滋病病毒由猴传向人。[27] 艾滋病病毒很可能是通过皮肤上的伤口进入猎人的血液的，这是一种相当常见的传染方式，屠宰场的工人也是因此受到病毒感染困扰的。病毒可能随非洲"搬运工"四处扩散，这些"搬运工"是被比利时殖民者强迫在森林深处伐木的劳工。然后，随着欧洲"搜刮非洲"，掠夺非洲大陆的资源，艾滋病病毒在那时很可能就搭上殖民主义的顺风车，沿其路线传播，这意味着新殖民主义在20世纪将艾滋病病毒带往世界各地，就像欧洲古典殖民主义在大西洋奴隶贸易期间将病原体带到美洲一样。[28]

人类与动物接触的原因和方式在很大程度上都与经济有关，因此，人类接触人畜共患病的风险是分阶层的。身处险境的并非大快朵颐的有钱人，而恰恰是下层社会人群。不管是在林地还是在工厂里屠宰动物，那些挥舞着砍刀和切割锯的工人都来自下层社会。

此外，经工厂化育种和养殖的动物免疫系统较弱，会被喂食大量抗生素，并密集地挤在臭气熏天的恶劣环境中。这是病原体的抗生素抗性突变的绝佳温床。而穷人最有可能住在动物屠宰场附近并随时面临其固有危险。比如2018年，北卡罗来纳州一家肉类加工厂附近的一个小镇遭遇洪灾，裹挟着猪粪、秽物和病毒的洪水将该镇完全淹没。[29]

新冠疫情暴发数月后，在泰国，不顾众所周知的危险和日益严重的疫情，穷人们仍然在收集海鸟粪。[30] 如果不这样做，也许他们早已被饿死。随着 2020 年 2 月新冠疫情的蔓延，世界银行的南亚推特账号写道，71% 的不丹"领土覆盖着森林，但每年林业对国内生产总值的贡献度只有 2% 左右，所以林业资源仍未得到充分利用。国家该如何可持续地投资森林呢？"[31] 也许，不丹代表人类所能做的唯一最有价值的投资，就是不去开发那些蝙蝠乱飞的森林。随着气候变化破坏动物和人类多样的栖息地，统治阶层想要推动日益绝望的病毒下层社会去采伐他们赖以生存的森林，就像欧洲殖民者迫使非洲搬运工去往携带猴免疫缺陷病毒的黑猩猩栖息地一样。因为气候危机使地球上的宜居地越来越少，所以非人类动物和人类之间的接触越来越常见。

靠近蚊蝇肆虐之地也是病毒下层社会的一个标志性特征，这也是由资本主义、种族主义、环境破坏和物种歧视等力量共同造成的恶果。尽管新冠肺炎和艾滋病都不是通过蚊子在人与人之间传播的，但许多病原体确实以蚊子为媒介传播，比如疟原虫（疟疾）、寨卡病毒、西尼罗病毒和登革热病毒。在美国之外，阶层决定谁有预防蚊子的保护措施，即使保护措施可以像注射登革热疫苗那样复杂，也可以像挂蚊帐一样简单，但一旦缺乏保护，结果也同样十分致命。

而在美国，被迫与蚊虫为伴也是由经济和阶层状况所导致的。例如，2008 年房地产抵押贷款危机引发了美国约 1000 万套房屋的止赎危机。[32] 其中许多房屋都带有泳池，居住其中的家庭被驱逐后，泳池维护随之终止，泳池中的死水就变成了潮湿的、臭气熏天的蚊蝇滋生地。与此同时，那些能够继续偿还抵押贷款的邻居，不仅留在了其债务超过房屋市价的"水下"房屋里，而且成为在未消毒泳池中繁殖的蚊子及其所携带的西尼罗病毒攻击的目标。据《纽约时报》的报道，2008 年房地产抵押贷款拖欠率上升了 300%，这导致西尼罗病毒感染病例数量增长了 200%。[33]

次贷危机的打击确实导致蚊虫大量繁殖，这些蚊虫会叮咬、感染生活在止赎危机爆发地区的人，并让他们深受西尼罗病毒的侵扰并沦为病毒下层社会。甚至仅仅与资不抵债的人群来往或住在其附近，都会使人们陷入病毒感染和过早死亡的境地，这与希腊债务危机导致西尼罗病毒感染病例增多的情况出奇的一致。[34]

就像对肉类加工工人援引《国防生产法》的情况一样，美国在试图遏制西尼罗病毒或疟疾等病毒和疾病的传播时，援引的政策往往会进一步将面临最大风险的人群异类化。20 世纪 40 年代，美国和墨西哥为墨西哥短工（或称农场工人）制定了一项计划，允许墨西哥公民前往美国收割庄稼。但在合法跨越边境后，这些墨西哥短工被喷上了滴滴涕（DDT）[*]。[35]滴滴涕虽然能有效灭蚊，但也有研究证明它对人类具有极大的毒性（1972 年，美国环境保护局全面禁止了它的使用）。虽然滴滴涕主要通过在空中喷洒来灭蚊，但美国人却更乐意直接将其喷洒在人身上，就像这些人身上爬满了害虫，或者这些人本身就是害虫一样，而且毫不在意这种化学物质的毒副作用。无论是在边境像对待害虫一样用化学药品喷洒移民，还是在病毒肆意传播的疫情时期强迫移民在冰冷的屠宰车间工作，美国不仅仅强制推行一条人为制造的人类与非人类动物物种之间的分界线，而且还在强制划定一条孰生孰死的界限。

---

[*] 化学名为二氯二苯基三氯乙烷的一种有机氯类杀虫剂。——译者注

＊　＊　＊

　　我在内布拉斯加州陪同我的警官表亲苏珊娜巡逻了一整天，最后我们一起回到她供职的警局。在她填写文件时，我与她的一位训练警犬的同事攀谈起来，他说晚上会把警犬带回家与家人同住。我见到了他正在训练的警犬，这是一只凶猛的比利时马里努阿犬和德国牧羊犬的杂交犬，其嘴里的几颗钛合金尖牙可帮助它更严厉地"打击犯罪"。[36] 在其他几个人面前，这位警官漫不经心地称雌犬为"母狗"，并戏谑地说，他不仅用这些"母狗"来维持公共秩序，还用来建立属于他的动物般的尊卑秩序。他是整个犬群的绝对掌管者，警犬（K9 dogs）的地位在他之下，然后才是他的这些"母狗"：在工作中是我的表亲苏珊娜（警队中唯一的女警官），在他家中则是他老婆。

　　自我阅读了迈克尔·布朗被枪杀后美国司法部 2015 年出具的《弗格森警察局的调查报告》（Investigation of the Ferguson Police Department）后，我就一直对警犬饶有兴趣。除了发现"弗格森警察局职员使用的武力近 90% 是针对非裔美国人的"，司法部还发现"在每一起可知种族信息的警犬伤人事件中，被咬者都是非裔美国人"。[37]

　　尽管警犬通常注射了疫苗，然而一旦有人被狗咬伤，这就表明诸如狂犬病病毒的人畜共患病病原体从犬类传向人类。在警犬凶猛扑咬人类的过程中，一旦皮肤被咬破，人类的体表预防系统就抵挡不住任何一种病原体。无论警犬嘴里是否有狂犬病病毒或其他病原体，病毒真正传播的时刻只是一系列健康问题的社会决定因素中的最后一个。从塞尔玛（Selma）到弗格森，任何一只警犬锋利的牙齿都可能撕裂早已深受病原体折磨之人的躯体。

在我读了研究警犬的学者泰勒·沃尔（Tyler Wall）写的一篇文章后，我对这个话题就更感兴趣了，这篇文章是关于"德国警犬"如何在二战后作为一种生物技术进口到美国的。这显然是因为它们轻而易举就能在纳粹德国掀起种族主义的恐惧浪潮。20世纪50年代，德国牧羊犬在圣路易斯和巴尔的摩首次全面被用作"警犬"，这两座城市是我一直报道的黑人人口比例极高的城市。[38] 1961年在密西西比州，两只警犬被用于镇压黑人大学生为争取民权进行的静坐示威。最终，警犬成了美国警察部门的主要帮手，甚至在中西部农村的小镇也是如此。

拟人化是赋予（非人类）动物人类特质的过程，而拟兽化则是将人类（动物）转化为非人类动物的过程。当警犬和情感支持犬出现在某些媒体上时，检察官为了让白人获益，赋予它们同情心和人性的特质。这些狗旨在增强白人的安全感和人性。但是，正如沃尔所表明的那样（我自己的报道也揭示了这一点），这些狗被警察和当地媒体用来恐吓黑人，把他们贬入非人类领域，这就让他们面临感染病毒的可能性。

这不禁让我想起了我的表亲苏珊娜。当我们再次通过网络取得联系后，我特别想知道她身为警察——在这份充满暴力的工作中，无疑她会受训杀人——是如何兼顾好动物活动家、有机作物种植者和素食主义者的多重身份的。作为一名报道过警察酷刑和警察谋杀的记者，我在得知许多警察都是喜欢捕杀动物的嗜血猎人后，并不感到惊讶。同样，在苏珊娜同事吹嘘自己是如何训练"母狗"时，听到他话语中流露出的虐待狂口吻，我仍然毫不意外。

不值勤时，苏珊娜在家不会训练狗去咬人或捕猎。她会花大量时间打理一家小农场，那里养了几匹马和一群产蛋鸡。苏珊娜·凯斯勒警官作为素食主义警察的生活本身就是一幅自相矛盾的鲜明写照。

在思考苏珊娜素食生活的同时，我回想起了那些在工厂屠宰车间工作的人，以及那些住在她带我坐顺风车看到的拖车里的人，他们的生活都充斥着暴力。我在想素食主义如何才能带领我们摆脱物种歧视主义的等级制度，这不仅可以减少非人类动物所经历的残忍，还可以减少最边缘化的人类的脆弱性。我还在想，如果我们不吃肉，也许苏珊娜在路边停车后拦下的那个年轻人就不会失去自己的手指，也许那些拖车里的移民一开始就不会冒险离家千万里来讨生活。

换言之，素食主义、纯素食主义，以及有机的、人道的养殖都是减少伤害的好方法。但是，如果我们想要废除产生病毒下层社会的其他主义和等级制度，那么，物种歧视主义以及它强加给我们的世界等级制度也需要被一同铲除。

正如王美华所说，我们同处于"水深火热之中——完全相同的水深火热"。如果人类相信病毒和细菌并不位于食物金字塔底部而位于其顶端，结果会怎样呢？或认为其介于每个阶层之间，那又会怎样呢？如果我们根本不去构想物种金字塔，而去想象一个涵盖所有物种的循环，就像一张没有起点和终点的圆形地图，那又将如何呢？我们人类需要其他动物，即使是纯素食主义者也需要，比如，我们依赖蝙蝠粪便形成的海鸟粪和马粪来种蔬菜。没有动物，种植业就会崩溃。但是，如果我们人类能更尊重其他动物，而不迫使它们生活在屎尿污身的"兽类环境里"，又会如何呢？如果我们不将某些人群视为非人类，并且如果我们认为非人类动物并不该身陷地狱般的苦海之中，也许这群人就不会那么容易沦落到污物遍身的地步，不会没有呼吸机，也不会"像动物一样"没有时间或空间去感受生活。

并且，如果我们不再认为非人类动物不仅仅是人类疾病产生的原因，而且也是解决问题的方法，又会怎么样呢？毕竟，健康的动物生态系统为我们所有生物提供了更健康的家园，同样也为在没有资本主义的情况下的可持续生活提供了一种模式。

如果我们人类想要避免下一场病毒大流行，即使在《国防生产法》的强制要求下，我们也绝不能依赖动物肉食。因为，这样一个世界不仅在很大程度上可以让病毒下层社会免受感染，还可以让他们摆脱社会性死亡预测和加剧病毒感染的许多方式。

第四幕

清　算

---·✹·---

我们在千辛万苦地努力生活，我们载歌载舞，时而捧腹欢笑，时而大放悲声，我们付出爱、享受爱，在人生旅途中我们接纳新朋、铭记故友。所以我们理当学会表达感谢、征得谅解、不吝赞美、真诚道歉。

——扎克·科斯托普洛斯（Ζακ Κωστόπουλος）

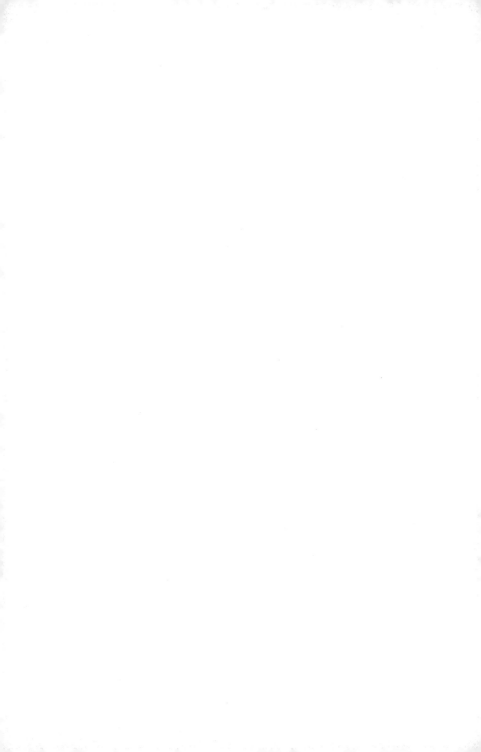

11

解　脱

白人免疫的神话

　　2019 年 7 月的一天，当我在芝加哥坐进一辆租赁汽车时，距离我首次听到"老虎曼丁哥"这个名字已足足过去了 5 年多。被判 30 年徒刑的迈克尔·约翰逊原定于 2045 年出狱。在他受审后的几年里，我一直在思考自己是否能活到 68 岁（我父亲去世的年龄）去见证迈克尔重获自由。但是，在那个骄阳似火的夏日，当我驱车前往印第安纳州时，我已得知迈克尔在 24 小时内将被释放出狱。

　　我的报道以及迈克尔支持者的积极行动使其 30 年刑期在 2016 年被推翻了。接着在 2017 年，迈克尔采用了无争议的"阿尔福德"（Alford）认罪协议，即拒绝承认自己有罪，并接受了 10 年的刑期，这一刑期包括已服刑时间。他明白只要自己不惹麻烦，就可以在几年内顺利出狱。因此，他最终如期于 2019 年 7 月刑满释放。

　　我在开车时突然想到，过去 5 年他生活中发生的许多事情都源于白人免疫的神话，这是一种错误认知，即白人完全没有健康风险，特别是病毒风险。这一神话欺骗了白人，不仅让他们白白地成为病毒的易感对象，而且还使他们无法看到自己在社会上面临的所有伤害和暴力风险，而这些伤害和暴力会把一个人压迫至病毒下层社会。例如，虽然警察杀害有色人种的比例奇高，但事实上他们每年杀害的白人数量更多。[1] 正如我们所看到的，紧缩预算同样会对欧美的贫困白人造成伤害，使不同种族和民族的穷人相互对立，而富人却吞噬了所有资源。每个人都应该对警察的杀戮感到愤怒，但由于白人免疫的神话是如此不可抗拒，许多白人对社会体系纷纷表示支持，而这一体系并不能护其周全，并主要对下层社会造成伤害，最后将白人免疫的神话徒留于世。

迈克尔的首位指控者迪伦·金－莱蒙斯在与他发生无安全套性行为时，就将自己暴露在无保护措施性行为的病毒风险中。（尽管艾滋病病毒在美国确实主要影响有色人种，但美国疾病控制与预防中心仍预测，每 11 名与男性发生性关系的白人男子中，就会有一名的艾滋病病毒检测结果呈阳性，这是一个不小的数字。）[2] 迈克尔·约翰逊案的叙事逻辑强化了这一思路，将事件责任完全归于迈克尔，而未能阐明他和白人性伴侣迪伦·金－莱蒙斯需要共同承担风险，尽管有人认为金－莱蒙斯永远都不该接触到艾滋病病毒。

在前往监狱的路上，我在印第安纳波利斯国际机场接到了阿基尔·帕特森，他是迈克尔为数不多的最坚定支持者之一。阿基尔作为一名黑人同性恋者，在高中和大学时期曾是摔跤手，后来成为摔跤教练，并倡导少数族裔和性少数群体的公民权利。他在 2012 年的一次锦标赛上看过"老虎曼丁哥"摔跤。2013 年，当他听到迈克尔被捕的消息时，便从居住地巴尔的摩市飞往圣路易斯，去监狱探望迈克尔。多年以来，阿基尔多次探望迈克尔，每周都会给他打电话，并定期把钱存入他的"账簿"里。"账簿"是监狱服刑人员按要求办理的账户，用以购买食物、支付非紧急医疗费用、理发、打电话，甚至购买洗发水和除臭剂。

在迈克尔受审前，阿基尔组织百名黑人同性恋者联名上书，并帮助筹措资金以聘请律师为迈克尔辩护。[3]当我问及他为何在 2013 年毅然决然购买那张机票去找一位从未与之交谈过的年轻人（更何况这是一个被妖魔化并自称"老虎曼丁哥"的染艾大学生）时，阿基尔告诉我，这是因为迈克尔让他想起了自己。

我可以看出阿基尔和迈克尔在某些方面确有不少共同之处。他们都是黑人同性恋者，英俊健硕，都患有阅读障碍，都对上帝怀有深刻而持久的信仰。至于其他方面，在我看来他们又是截然不同的。虽然他们都是摔跤手，但阿基尔是高大威猛的大力士形象，他的夸夸其谈与迈克尔的不事张扬形成了鲜明对比。阿基尔作为一名大学毕业生、企业家、活动家和政治家，与父母关系亲密。而迈克尔与其生父从未谋面，他母亲和 5 个兄弟甚至从未去监狱探望过他，哪怕一次。在我看来，阿基尔的生活在这些年里一直七平八稳，而迈克尔的生活却动荡不安。尽管阿基尔和我一样，艾滋病病毒检测结果呈阴性，不过他明白，无论他的艾滋病病毒感染状况如何，艾滋病病毒都是他作为一个黑人同性恋者生活中最不可分割的一部分。但正如阿基尔多次告诉我的那样，他把自己尚未染艾的状况在很大程度上归功于运气（我亦如此）。

他对我说："我可能会落得和迈克尔一样的下场。"正因为此，他将迈克尔视为一个需要持久指路明灯的小兄弟。阿基尔仿佛听到了《创世纪》（*Book of Genesis*）中上帝向亚当之子该隐（Cain）提出的问题：“我是我兄弟的守护者吗？”[4]然后阿基尔响亮地回答道：“是的。”正如诗人约瑟夫·比姆（Joseph Beam）所言，他的一生都献给了“兄弟之间”的爱，就像洛雷娜·博尔哈斯在杰克逊高地为她的“女孩们”奉献一生那样。阿基尔和洛雷娜为全世界树立典范，如果我们想控制病毒和其他社会瘟疫，就需要仿效这一典范。他们关心着自己所在群体的健康状况，并为那些饱受社会其他成员鄙视和排挤的陌生人及其福祉奔走。他们没有臆想任何免疫神话，其所做所为也没有美国优越论或个人主义色彩。他们似乎明白，免疫并非与生俱来的，而是通过获得接触性预防措施（如无菌注射器、安全套、药物等）和社会性预防措施（如住房权、免受牢狱之灾）来实现的。他们的事例，揭露了白人免疫神话所掩盖的会伤害到所有人的真相，所以，我们不能独善其身，而是必须守望相助、团结一致。如果人类想要继续生活在这个病毒与细菌远远超过人类数量的星球之上，那么这种温柔的人性关怀是必不可少的。

这让我想起了一些我所了解的关于天花令人惊讶的故事，天花是唯一一种被人类根除的病毒。令人难以置信的是，人类之所以能消灭它，原因之一便是美国和苏联在冷战高峰时期通力合作，共同实现了这一目标。[5]尽管意识形态相互对立，但共产主义和资本主义超级大国却通过一次罕见的自我保护行动，奇迹般地造福了全世界人民。

在我接到阿基尔之后，我们又与迈克尔朋友的白人继母梅雷迪斯·罗文相约见面。在迈克尔被捕后，她发现他家人无法有力支持他，于是她担起了迈克尔母亲的角色。然后，我们三人驱车 300 英里，一路向西穿越两个州前往布恩维尔惩教所（Boonville Correctional Facility），我们希望迈克尔能在第二天早上出狱时重回梅雷迪斯的温暖怀抱。

在这段旅途中，我们无时无刻不在思考与监禁相关的问题。但我们在途经伊利诺伊州的一个小镇时没去思考这个问题，因为那里的一座监狱正门前贴着一块标牌，上面写着："如果你住在这里，此刻你已到家！"在迈克尔与我们通话时，我们也不会去思考这个问题，因为我们很快会听到电脑监控接线员告知电话内容已被录音，以及通话时长快达上限且很快就会被切断。当然，在我们回想这 5 年历程时，我们同样不会去思考与监禁相关的问题。漫长的 5 年里，我们因迈克尔相聚，我们一起学习艾滋病病毒刑事定罪、药物治疗和病毒载量等相关知识，以及甚至因认识狱中人而忍受着不公平的无尽羞辱。为了进入看守所和监狱去探视迈克尔，我们都接受了背景调查，回答了无穷无尽且带有攻击性的问题，还被搜遍全身，就仿佛我们也正在遭受惩罚一样。

在这段旅途中的某个时刻，我突然想到在美国有两种人：能理解强加于狱中人的耻辱之人，以及不理解之人。对美国人来说，无论来自哪个种族，认识狱中人并非什么稀奇事，但这却容易被污名化。在美国，一半的黑人男性和 40% 的白人男性在 23 岁前都有被捕经历。[6] 正如 2019 年美国公共政策智库"监狱政策倡议"（Prison Policy Initiative）所报道的那样，"近几十年来，女性监禁率的增长速度是男性监禁率增长速度的两倍"，而这一现象"绝大多数集中于地方看守所"。

因此，美国大部分民众可能或多会少都与某位被捕者有关联。[7] 但由于这一事实令人感到羞耻，所以很少被公开讨论，而白人免疫的神话使白人对于他们在刑事司法系统中的经历难以启齿，更别提与那些受刑事司法制度影响更大的人团结一致了。这个神话让白人在看待新冠肺炎、艾滋病、囚禁或药物成瘾这些问题时会说："这才不会发生在我们身上，我们也无须关心那些受此影响的人。"可事实上，该发生的照样在他们身上发生着。这种羞耻感使他们不习惯于采取可能挽救其性命的预防措施来保护他们的群体，从而帮助扩大了病毒下层社会的边界。

* * *

　　梅雷迪斯、阿基尔和我在一家廉价汽车旅馆过夜，第二天早晨便驱车前往布恩维尔，那是一个仅有大约 8000 人的寂静小镇，其中大部分都是白人。[8] 和美国的众多小镇一样，监狱是该地区的主要经济发展动力。与周围地区和各州的白人人口占比高的情况相比，监狱里的非白人人口比例极高。[9] 其结果是固化了公民与囚犯之间、可有可无之人与有价值之人之间、白人与非白人之间的界限，而这些界限掩盖了身陷囹圄者的身份。这反映出全美的一种普遍现象[10]：虽然密苏里州立监狱中的黑人人口比例很高，但白人仍占该州监禁人口的绝大多数。[11]

　　我们被告知须在上午 8 点以后携带迈克尔的便装到达监狱。在狱警搜查是否存在违禁品后，大约需要一小时的时间才能完成迈克尔的出狱程序。有人强烈警告我们必须在访客停车场等待，该停车场紧邻监狱的铁丝网围栏，距离监狱大门约 0.25 英里[*]。在围栏外侧，一张带有遮阳篷的野餐桌放置在停车场旁边。但是，如果它存在的意义是使等待与狱中人相见的其亲朋的艰难情形更容易忍受一些，那么附近的长椅的作用则并非如此。长椅上刻有几个大字："铭记犯罪受害者。"这则信息可谓一

---

[*]　大约为 400 米。——译者注

针见血，而真正的犯罪受害者永远也看不到。监狱想要来访的囚犯家人和朋友去思考他们的朋友或亲人犯下了什么罪行、伤害了什么人，以此让来访者承担连带罪责。

梅雷迪斯提交了迈克尔的便装，然后我们就开始等待。在接下来的一个小时里——当我仍认为迈克尔不会真的获释之时——我看到了有另外三拨人前来迎接出狱者。这是个好兆头。在多年记者生涯中，我看到很多人从传讯室中走出来，也曾迎接过一位在县看守所被短期监禁的表兄弟，但我还从未目睹过身陷囹圄几年或几十年的人走出牢笼。对于所有焦灼等待的亲友来说，这个过程尤其令人紧张，因为从 400 米开外的地方望向监狱，迎接者无法真正搞清楚何时有人获释，也无法分辨出朝我们这个方向走来的模糊人影究竟是谁。

在等待迎接出狱亲友的人中，有一对年长的白人夫妇、一名黑人女性、两名白人男性以及两只迷你贵宾狗。每个人都用拥抱和亲吻来迎接出狱者（小狗表现得尤其热烈）。终于，只听梅雷迪斯尖叫道："迈克尔！"当她远远看到迈克尔的身影时，她便径直冲向监狱员工停车场去迎接他，尽管有人警告她不要这样做。阿基尔和我紧随其后，我还一边用手机录着视频。

此时阳光明媚，阵阵暖风拂过头顶。当梅雷迪斯奔跑时，年过中旬的她所背负的全部重担在这一刻似乎都随风消散，她像一位年轻女孩一样怀揣着满腔热忱飞奔向前。迈克尔拥抱她时露出了其标志性的笑容。看到梅雷迪斯在他怀里哭泣，他尽力安慰她不要哭。

"我再也不要让你离开我了！"她号啕大哭道。

自我们初次见面以来，迈克尔的肚子越来越凸出了。并且，阿基尔在拥抱迈克尔之前也说他在狱中长胖了。迈克尔拥抱了他们两人，接着当我将手机递过去时，他也拥抱了我。虽然只是短暂相拥，但能够真正拥抱在近 10 年的大部分时间里我报道最多、想得最多的这个人是件多么美好的事啊！这一刻的触觉联系也有一丝怪异，因为在此之前，我们一直是口头交流，在出庭期间则是非口头的视线交流。我想起了迈克尔被单独监禁的那几个月（当时狱警错误地认为迈克尔的艾滋病病毒会对其他人构成危险，所以将其单独监禁），还想到了他应该已有很久没有与人相拥、被拍后背或其他任何类似接触。

后来，我常常想起那一刻是多么的奇妙。这与我在记叙弗格森的迈克尔·布朗、雅典的扎克·科斯托普洛斯、巴黎的奥利维尔·勒博涅，或者我一直在追踪的许多其他人的遭遇时的情况是完全不同的。

在离开监狱停车场之前，我们做的第一件事就是检查迈克尔的抗艾滋病病毒药物。令我感到惊讶的是，多年来，我们每个人都对抗逆转录病毒药物以及 T 细胞计数了解颇深，包括迈克尔本人。有人告知我们，迈克尔在出狱后将拿到 30 天的药量，但他仅有 11 天的药量。我们记下了这一点，立即让等待帮助迈克尔进行艾滋病治疗的团队知晓他药物短缺。

这一状况虽令人不安，但并不稀奇。监狱不仅会将大量有艾滋病病毒感染风险的黑人集中于一处，并且大多数监狱也不会对因染艾入狱的人进行艾滋病病毒检测。这些监狱最终会释放那些艾滋病病毒感染者（甚至是艾滋病患者），让他们携带高传染性的病毒回到自己的社区。即使有些监狱对他们进行了艾滋病病毒检测并提供了阻止病毒传播的药物，也有可能在病毒携带者仅服用 3 天药物后就让其回归社区。特别是考虑到监狱服刑者或假释者会存在住房困难和难以就业的问题，迈克尔很幸运，有人帮助他渡过难关。

检查完药品后，我们给迈克尔的假释官打了电话，上车逃离了道奇（Dodge）。梅雷迪斯已经给车加满了油，这样我们在离开密苏里州前就无须停留了。

当我们开车离开时，迈克尔告诉我们，狱警对他说，"不要回来得太早"，而他的一些被监禁的熟人告诉他，"你来是度假，你离开是缓刑"。（辗转于各种设施近 6 年之久，迈克尔觉得在那些地方没有任何朋友可以告别。）

我看到沐浴在阳光之下的迈克尔，看到他强壮的右臂既没有被手铐禁锢，也没有抓着监狱玻璃后面的黑色电话听筒，而是悠闲地搭在梅雷迪斯的车窗外，这一幕真的十分美好。即使有 7 小时都是在赶路，但一整天都能待在一起的确是件快意之事。此时的我们无须在意监狱电话倒计时，也不会受到荷枪实弹狱警的怒目而视和无言威胁，这感觉如释重负，轻松无比。

当我们在 70 号州际公路上快速驶过圣查尔斯时，迈克尔说："来这里上学是我这一生中犯过的最大错误。"也许，他告诉我们的最为荒谬的事情是，他听说他的公设辩护人现在在他的母校林登伍德大学教法律。我用手机在谷歌上快速搜索了一下，发现竟当真如此：当年将一名证人扔在法庭上离席的希瑟·多诺万，现在正为新一代密苏里州律师讲授法律课程。[12]

我们开车经过了弗格森的西弗洛里桑特大道（West Florissant Boulevard）的出口。如果我们走这条路，就会直接去往坎菲尔德绿色公寓，在那里，另一位与迈克尔同名的年轻黑人同样卷入了一起令世界瞩目的刑事案件。我们开车驶近我曾报道过的这个地方，我曾在此度过了许多个空气中弥漫着催泪瓦斯的夜晚——我也是在此首次开始注意到种族主义、警察暴力和病毒传播的重叠地图——此时的我想起了几周前在坎菲尔德绿色公寓周围散步的场景。那天天气闷热，我去吊唁迈克尔·布朗，如同我每次去圣路易斯都要去看望迈克尔·约翰逊一样。

在努力寻找他生前最后所处的确切地点时，我偶然发现人行道上嵌着一块全新的青铜纪念牌，所在位置与布朗被杀害的街道地点平行。纪念牌不大，上面印着一首小诗。若是稍不留神，你便会直接从它上面一步跨过——你也就明白坎菲尔德大道有多么狭窄。一切都显得如此渺小——建筑、街道、达伦·威尔逊的警车和迈克尔·布朗鲜血流淌的身体之间的距离皆是如此。

在这样一个小地方，如此私密的互动是如何在该州、该国和全世界引发如此大规模的运动的呢？这一悲剧事件揭开了很多黑人在美国的生活方式，但其后果同样也对白人产生影响。

病毒亦是如此。小小病毒占据着我们生活中最私密的领域，然而它们却能影响人们的政治意识并彻底扰乱这个世界，它们还能完全颠覆全球数十亿人的生活方式。

* * *

然而，尽管病毒可以引发激进政治，但也可以点燃对激进政治的强大抵抗——一种由白人至上幻想导致的抵抗。

反疫苗和反口罩抗议活动便来源于此。尽管疫苗犹豫＊跨越了种族
界限，但在美国，这种人们引以为豪的反疫苗意识形态是在白人免疫的
神话中衍生出来的。这可以追溯至 21 世纪初期，当时加州的一些父母
决定停止为其孩子接种安全可靠、长期有效且久负盛誉的疫苗。这些父
母大多数是生活富裕、受过高等教育的白人。他们未接种疫苗的孩子现
在面临感染麻疹等病毒的风险。（而对于工人阶层的孩子来说，他们更
有可能选择接种疫苗。）因此，在 21 世纪的前 20 年里，[13] 美国未接种
疫苗的儿童人数是之前的 4 倍，而在南加州的一些贵族学校，其疫苗接
种率甚至低于南苏丹这样的贫穷国家。[14]

当然，接种疫苗所保护的是群体，而不仅仅是个人。因此，每当
加州上层社会的父母决定不给他们的孩子接种疫苗时，他们就将病毒下
层社会出身的孩子置于更高的风险中。（倘若病毒下层社会的孩子感染
麻疹，则可能无法获得良好的医疗保障，其家人当然也无法获得任何免
疫。）与种族主义科学家认为头骨测量可以展现智商优劣如出一辙，白
人父母也一致认为其后代的"天生免疫力"意味着他们无须接种疫苗，
这实则是一种生物学层面的白人至上主义。

但所谓的至上主义就是无稽之谈。2021 年夏天，许多白人政客、
媒体人物和宗教领袖都反对疫苗和口罩，并引以为豪。然而，那年夏
末，三位著名的白人电台主持人死于新冠肺炎，其中一位被称为"反
疫苗先生"（Mr. Anti-Vax），[15] 另一位被称为"反口罩先生"（Mr. Anti-
Mask）。[16] 看来，他们的白人身份并不能护其周全。

＊　"疫苗犹豫"是指在疫苗服务可及的情况下拒绝或延迟接种疫苗。——译者注

241

　　这并不是说白人身份并非一种有效的预防措施。身为白人确实在社会上可获得抵御病毒和其他伤害的结构性保护，所以通常来说，白人身份能赋予他们更长的寿命。尽管如此，像各种形式的免疫一样，白人所享有的防护措施并不是绝对的，这可能会导致白人走上一条自我欺骗的不归路，作家乔纳森·M. 梅茨尔在其 2019 年出版的著作《白人之死：种族仇恨的政治如何杀死美国的心脏地带》（ Dying of Whiteness: How the Politics of Racial Resentment Is Killing America's Heartland ）中如是描述。[17]

　　当我思考为何迈克尔的一些性伴侣会认为他们即使在没有保护措施的性行为中也不会感染艾滋病病毒，琢磨为何白人福音派教徒认为他们无须佩戴口罩或接种疫苗就可以免受新冠病毒侵扰时，我想起了我亦师亦友的导师、种族批判理论家和法学教授肯德尔·托马斯（Kendall Thomas）曾讲过的话。2003 年，他在艾滋病联合力量协会口述史项目（ ACT UP Oral History Project ）中讲述了他在 20 世纪八九十年代目睹的艾滋病肆虐纽约的故事。作为一名黑人同性恋者，他惊叹于看到白人男性经历着"被标记为酷儿身份并遭受排斥政治的冲击……而他们不愿意承认自己对社会、经济、性别和种族权力结构的投入（即使正是这种结构正在将他们置于死地），看到这一切对我来说是世界上最痛苦的事情之一，因为这些人都聪明睿智"。[18]

　　大多数时候，那些在经济和种族上已处于社会底层的人构成了病毒下层社会，但情况并不总是如此，对白人免疫的神话深信不疑甚至会使富有的白人也坠入万丈深渊。正如肯德尔所观察到的那样，他们"故意拒绝承认他们在这个世界上的所作所为也在将他们自己赶尽杀绝，因为这遮蔽了唯一一种足以应对当前危机的政治视野。直到今天，对我来说，这种有意回避仍然是白人至上主义作为一种意识形态和制度力量的最强力证之一，它可以成功地让白人以这种白人至上的名义自我了断，而他们甚至对此浑然不觉"。[19]

白人免疫的神话可以欺骗白人，使他们无法看到自己也在劫难逃，与其他种族的人受到同等伤害，也无法意识到他们实则命运与共。

242

* * *

过了密西西比河之后，我们在一家汉堡连锁店停下来。我们告诉迈克尔要请他吃午餐，但当他走到柜台前看着视频墙上的移动图像菜单时，似乎有些不知所措。他在监狱里没有机会选择自己的食物，而且他上一次去快餐店还是在 6 年前，那时还没有这种技术。

就像电视剧《黄金女郎》（The Golden Girls）中在厨房吃芝士蛋糕的角色一样，我们 4 个人之间的谈话不可避免地转向了性话题。迈克尔因染艾入狱，那么他获释后的性生活又该如何应对呢？

这个问题一言难尽。虽然白人免疫的神话并没有予以白人充分保护，但却给予了他们更多的容错自由，白人在犯错误时不会受到同样的严厉惩罚。在假释期间，迈克尔几乎没有什么自由；大多数离开监狱的人不出 5 年便会再次入狱。[20]性是生活中不可或缺的一部分，但在病毒下层社会的人群中，性行为却受到法律上的污名化。他是否需要向未来的性伴侣证明他的身份呢？如果是的话，他该如何证明呢？我们都在以我们各自的方式建议他小心提防与他有亲密关系的人，并且要确保他们是对迈克尔·约翰逊本人感兴趣，而不仅仅是他们从新闻中认识的卡通形象"老虎曼丁哥"。

数小时后，我们到达梅雷迪斯家，迎接我们的是一面欢迎迈克尔回家的巨大横幅。在多人牢房里囚禁数年后，他终于拥有了自己的卧室。不到一小时，两名来自印第安纳波利斯的艾滋病组织"兄弟联盟"（Brothers United）的黑人男子也前来迎接迈克尔，帮助他做好艾滋病日常防护措施。在离别之际，我和迈克尔相互致谢。记者和消息来源者之间的关系复杂而微妙，这就需要一种细腻的信任。当记者和消息来源者都拥有少数族裔的身份，但有着不同的艾滋病病毒感染状况时，两者的关系也很难处理。多年来，我们一起协商构建起了一种和谐关系，我将一直为之感到自豪。

那晚，阿基尔和我住在印第安纳波利斯国际机场附近的一家经济型汽车旅馆，隔天一早我们分别搭乘早班飞机前往不同的城市。自2014年春季我第一次飞抵圣路易斯兰伯特国际机场（St. Louis Lambert International Airport）以来，我一直感觉自己住在机场跑道尽头的廉价旅馆里。有时候，从我房间里听到的飞机轰鸣声比在机场航站楼里听到的还要大得多。糟糕的地毯，花哨的霓虹灯，似乎不顾一切想要逃跑的前台服务员（他们经常在前台做自己计划好的家务活）——廉价旅馆的所有这些邋遢玩意儿给我的感觉都是类似的。

这家位于印第安纳州的糟糕透顶的汽车旅馆在另一方面与其他旅馆并无不同：里面住满了那些似乎在与冰毒做斗争的瘾君子，且大多数为白人。众多迷失的灵魂中似乎有不少是长期租户，他们漫无目的地徘徊于旅馆大厅里，仿佛在寻找下一场吸毒的极致快感，而对现实世界几乎无感。谁能责怪他们想要逃避现实呢？生活迫使他们"蜗居"于与机场跑道近在咫尺的廉价汽车旅馆里，每隔几分钟，就让人感觉仿佛有架飞机将从窗外撞进来。他们的白人身份并没有使他们免受病毒下层社会的影响。与我不同的是，他们并没有办理退房，也不会搭乘其中任何一架噪音巨大的飞机前往另一座大城市。毒品，可能是他们暂时逃脱现实世界的唯一途径。有些人眼睛发黄，看起来就像丙型肝炎病毒已经侵袭了他们的肝脏并致使其患上了黄疸。

这些瘾君子的周围没有邻居，没有学校，也没有公园。透过房间窗户，目光所及之处只有铁丝网、办公楼和机场跑道。这里几乎没有家的舒适感。

有一天晚上，我想静下来感受一番由迈克尔获释带来的轻松惬意——这是我多年来一直梦寐以求的——但我转念想到，在这个国家，我们总是与悲伤和衰败相伴。汽车旅馆内的嘈杂之声不绝于耳，我难以入眠，此时我感到，美国的方方面面有多么令人着迷，就有多么让人心碎。

迈克尔自由了（至少在假释中）。但他也只是逃脱囹圄的个别人罢了。在美国，有数百万人仍遭受着不公平监禁，还有数百万人被禁锢于形形色色的其他牢笼之中，比如那些被困在养老院的人，他们将在数月后成为新冠病毒的攻击对象，再如那些住在这家糟糕汽车旅馆里被毒瘾困扰的迷失灵魂。对于大多数迷途之人来说，他们没有像阿基尔或梅雷迪斯这样能在穷途末路之际向其伸出援助之手的亲朋好友。

迈克尔的故事向我们展示了这个国家如何惩罚那些迫使我们挑战白人免疫局限性的人。并且，这个故事还会影响到这个社会将如何对待那些生活同样动荡不安的白人。它告诉我们，面对严峻的公共卫生预算削减和日益严重的毒瘾现象，白人至上主义（或所谓的白人至上主义）并

244

没有为身陷密苏里州立监狱的白人提供免疫保障，没有为那些囿于印第安纳州机场跑道旁汽车旅馆的白人提供免疫保障，也没有为斯科特县（其中白人占 97%）的居民提供免疫保障。

* * *

我不禁自忖：倘若 2020 年迈克尔仍身陷囹圄，那又该是如何一番光景呢？我一定会忧心如焚，担心他因传播某种可治愈的病毒而受到的严厉惩罚，会让他置身于感染新冠病毒的危险中。2020 年 4 月，密苏里州立监狱系统中的首位新冠病毒检测结果呈阳性的人已因该病毒死亡。[21] 到了 7 月，在迈克尔最后关押的布恩维尔惩教所，有 40 个人的新冠病毒检测结果呈阳性。[22] 与此同时，尽管密苏里州立监狱系统内部有数百人的新冠病毒检测结果呈阳性，甚至监狱内的被奴役劳动力正在制作供监狱外公众使用的口罩，但密苏里州是该地区为数不多的没有强制要求监狱工作人员佩戴口罩的几个州之一。[23]

245　　如果迈克尔在监狱中再待一年且最终死于新冠，那又会怎么样？

但这一切并没有发生。迈克尔获得了重启人生的机会。随着全球艾滋病大流行在美国各监狱中影响黑人、棕色人种和白人的身体，迈克尔却终于获释出狱、重见天日。他的故事无疑是值得庆贺的。对一名记者来说，很少有机会写到一个故事的结局，更难得的是这一结局还带来了一个充满希望的新开始。

迈克尔并未受困于过渡教习所或破旧不堪的汽车旅馆，而是被送到了一个充满爱意的温馨家庭。他得到了一个强大而长期存在的社区健康团体的帮助，开始接受药物治疗。他得到了住房援助，在短短几个月内便找到了自己的公寓。他在一家咖啡厅和一个仓库里找到了工作，并等待假释期结束，在此期间他不可重返校园。

他进监狱时，世界各地的博客文章对其大肆诋毁："老虎曼丁哥"就是一个传播艾滋病病毒的怪物。而当他出狱时，《纽约时报》平静地写道，他的"出狱成为艾滋病病毒刑事定罪的有力象征"。[24]

也许，自迈克尔首次受到圣查尔斯县检察官蒂莫西·洛马尔的追诉以来，这世界发生的最具戏剧性的变化就是洛马尔本人的变化。在迈克尔获释之际，他已经成为密苏里州检察官协会（Missouri Association of Prosecuting Attorneys）的主席。就在迈克尔出狱前的数月，洛马尔在密苏里州立法机构的委员会面前发表证词，游说该委员会废除密苏里州艾滋病法，并以现代科学为基础制定新法律。

洛马尔表示，他曾"在某种意义上受到妨碍，因为我是被迫按照我们现有法律行事的"，他"几年前办理的一桩案件曾引起全国的广泛关注，但那可不是什么好的影响"，这暗指密苏里州诉约翰逊一案。[25]"说实话，这很尴尬。"他承认。洛马尔说，在案件结束后，他"了解了一些科学知识"，并意识到自己"有些无知"。[26]在我看来，这似乎有些惺惺作态。他的团队在审判前及审判过程中都已经接收到了与这些科学知识相关的资料。然而，他在审判后不久撰写的一篇专栏文章对此却只字不提。[27]尽管如此，看到他终于吸取教训，并在视频中喊话密苏里州立法机构，"代表全州检察官，我们不想再利用该法来指控某人"因感染艾滋病病毒而获罪，这一幕还是令人欢欣鼓舞的。

2021年，密苏里州的共和党州长和立法机构30年来首次将该州的艾滋病法进行现代化修订，洛马尔在这一过程中发挥了重要作用。更新

246

内容包括只对那些"故意"使他人暴露于艾滋病病毒下的人进行起诉，而不是仅仅对那些"不计后果地"做出这种行为的人进行起诉，并且将所有罪行的强制性最低刑期从 10 年降至 3 年。[28] 这一更新还远远不够，完全废除这类法律才是减轻对病毒下层社会人士伤害的最佳方式。尽管如此，这一修订为密苏里州的传播艾滋病病毒的被告人创造了减少监禁时间的可能性，并使检察官承担更多的举证责任。这也构成了鼓舞人心的全国趋势的一部分，即各州部分地或在极少数情况下（如 2021 年的伊利诺伊州）完全取消艾滋病病毒刑事定罪。[29]

洛马尔身为白人，其自我意识不可避免地得到了增强。同样，在一个以白人为主的州，那些对一项法律和一种病毒进行重新评判的白人立法者，也意识到了这项法律和这一病毒极大影响了非白人群体。

偶尔也会有人像迈克尔·约翰逊那样逃脱束缚，尽管只是部分地逃脱。他们逃脱了牢笼，而关押他们的人也看到了曙光。然而，确实有人像迈克尔这样获得重生的机会，但还有鲜为人知的成千上万的人依然受困于牢笼之中，或早亡于此，比如洛雷娜·博尔哈斯等，他们继续深陷美国病毒泥沼，直至生命尽头。

12

多重损失
集体惩罚

新冠疫情暴发初期，纽约市每天都笼罩在一片愁云之中，而 2020年 3 月 30 日这一天尤其难熬。当天，与前些日子别无二致，远处的阵阵警笛声开始将我从又一个不安之夜中唤醒。随后，我从社交媒体上得知洛雷娜·博尔哈斯因感染新冠肺炎而与世长辞。

数月前，迈克尔·约翰逊顺利出狱，如果说此事给我所关心的病毒下层社会中的同性恋者和黑人圈子带来了极大鼓舞的话，那么我可以说，洛雷娜的离世给跨性别群体和移民圈则带来致命一击。

他们的痛，我感同身受。

洛雷娜是那天清晨 5 点至 6 点间去世的。当晚 7 点，蔡斯·斯特兰吉奥和塞西莉亚·根蒂利为洛雷娜组织了网络追悼会。这是我首次参加"Zoom 葬礼"，这也是我在随后一年里参加和组织过的众多葬礼中的第一个。

这些年来纽约市为逝去的有色人种跨性别女性和黑人酷儿举行了众多追悼会，我参加此次追悼会并非因为我对死者了解甚多。更确切地讲，我前去参加只因我想与其他哀悼者在一起，并向他们提供支持。

通知发布数小时后，就有 200 多人通过 Zoom 视频电话参加了网络追悼会，大家一起深切缅怀洛雷娜的传奇人生。追悼会上（用英语和西班牙语讲述的）洛雷娜的故事感人至深，但面对视频里我无法拥抱或抚慰的朋友，我不禁黯然神伤。不过至少我们可以看到视频里的参会成员，事后可以通过电话联系。

248 但是，随着 Zoom 主屏幕的切换，画面中可以醒目地看到痛哭流涕、悲痛欲绝的人，此刻，我的疏离感不由地转变成了一种怨恨感。

我讨厌处理这些多样化的复合抽象流，因为在那里，我们中的所有人都被缩减成一个个微小的数字立方体，呈扁平状，就像《脱线家族》（ The Brady Bunch ）的开场或《好莱坞广场》（ Hollywood Squares ）中的某一幕所展示的那样：我们每个人都形单影只。

我想，病毒迫使人类忍受的疏离感是层层叠加的。在那一刻，我压根没想过病毒会如何将我们紧密相连。相反，即使是在一场数字葬礼上，我也不禁想起米歇尔·福柯曾如是描述 17 世纪欧洲瘟疫暴发期间那些被封控的群体，“每个人都被固定在自己的位置上，只要谁移动，谁就有可能面临感染、惩罚甚至殒命的风险”。[1]

在追悼会的好几个小时里，人们都在讲述着洛雷娜的善举，谈论她如何为他人出庭作证，以及她那“臭名远扬”的手推车。我很想知道那晚她的手推车在哪里。当人们去世时，往往会留下生前使用过的平凡之物：永远无法再为主人清洁臼齿的牙刷，永远无法再让主人重现清晰视野的眼镜，永远无法读完的书。它们在徒劳地等待着主人的归来，它们是何其的孤独啊！

听着数十人在 Zoom 视频电话里共同缅怀洛雷娜的传奇人生，我对镜头前的哭泣声感到很不自在，这是我在参加现场葬礼时从未有过的感觉。我想起在葬礼上与吊唁者的相互拥抱，我一直视之为理所当然。我还记起，在 20 世纪 80 年代，当男同性恋者因感染艾滋病而遭到其原生家庭抛弃时，女同性恋者和其他男同性恋者对其关怀备至、嘘寒问暖，并创造性地给予他们亲密抚慰和归属感。或者，这些人的葬礼往往被视为政治抗议的平台，让丧亲者有机会共同哀悼，发泄愤怒，以及为其早逝的亲友讨回公道。但在这场新的疫情中这些酷儿之间的心理或身体抚慰方式都无法实现，因为这样做会助长病毒的进一步传播，造成更多的疾病和死亡。

在接下来的一年里，类似的网络追悼会数不胜数，其中包括缅怀那些英年早逝但并非死于新冠肺炎的同性恋朋友。为了纪念逝者，我们最起码应该在"玛丽的危机"（Marie's Crisis）这样的钢琴酒吧举行守灵仪式，然后在某一阁楼里举行舞会，其最终会变成同性恋者的纵欲派对。而现在，网络追悼会上的跨性别群体不仅失去了身体上的相互慰藉，还失去了社群最强大的支柱之一——洛雷娜。

当病毒下层社会的领袖从这一群体中被抹杀后，这究竟会造成何种损失呢？

新冠病毒让洛雷娜死亡，这对其他病毒有何影响？它们是否会更自由地传播？如果没有洛雷娜发放安全套和无菌注射器，会有多少人感染艾滋病和丙型肝炎病毒？如果没有她在法庭上为陷入困境的年轻女性争取支持，她们中有多少人会被长期监禁在她们更有可能感染流感或新冠病毒的监狱中？

当扎克·科斯托普洛斯在奥莫尼亚广场遇害，也即这位变装皇后从雅典的变装舞台上陨落后，这一损失是如何加剧希腊病毒下层社会的不稳定性的？如果没有扎克坦然微笑地公开谈论自己的染艾事实，那么雅典酷儿、跨性别群体和性别认同障碍者会受到何种伤害？网络流传的视频显示一位店主在警察的庇护下将瘦弱的扎克活活踢死，随着这段视频的疯传，极右翼的"金色黎明党"是如何被授权对酷儿、移民、性工作者和无家可归者实施私刑暴力的？杀害扎克的凶手不仅仅对他造成了致命的身体伤害。就像美国警察谋杀黑人的视频让美国黑人群体夜不能寐一样，杀害扎克的凶手也让希腊酷儿下层社会夜梦惊魂。"有些人本该睡不好觉，"扎克自己写道，然而"这些暴徒却让本该安睡如山之人彻夜难眠"。[2]

1990 年，电影档案管理员维托·鲁索因艾滋病去世，这使美国的男同性恋政治朝着保守主义转型并开始抛弃病毒下层社会，而不是"把国家体系中的搅局者踢出去"（就像维托曾嘱咐我们做的那样）。那维托的离去对于上述种种有何作用呢？1992 年，被监禁的黑人女权主义者卡特琳娜·哈斯利普（Katrina Haslip）也因艾滋病去世，终年33 岁。[3] 她的逝去对其他染艾者，以及对被监禁、早已饱受多种病原体威胁（而世界上很多人却忽视了这一点）的黑人女性究竟会产生何种影响呢？在 1993 年比尔·克林顿就任总统后不久，鲍勃·拉夫斯基死于艾滋病。这位搅局者的遗憾离世是如何影响民主党的监禁政策，从而使艾滋病病毒、流感和新冠病毒能在牢笼里更自由地传播的呢？

2020年秋，密西西比州乔克托族的81名成员（超过该部落人口的10%）死于新冠肺炎，这对于该部落会造成何种不可估量的损失啊。[4] 失去了长者代代相传的优良传统和精神引领，这不仅伤害了乔克托人的心灵，还将削弱该部落在美国国内形成社群并进行反抗的能力。

当新冠肺炎夺去年仅33岁的亚裔美国作家基玛李·阮（Kimarlee Nguyen）的生命后，这对她所在的柬埔寨移民社群有多大影响呢？她的写作课教授、作家凯斯·莱蒙（Kiese Laymon）曾对我描述说，阮是一位"爱意满满"的老师。失去阮的爱护，这对亚裔美国学生又有多大影响呢？这群学生此前一直是通过阮来了解自身健康、文化、艺术和世界观的。并且，上述损失又是如何让这群学生更易遭受健康差异影响的呢？

我的朋友、《乡村之声》编辑沃德·哈卡维在72岁时死于新冠肺炎。作为一名患有口吃的记者，他的离去对那些他一直支持的、被边缘化的残障人士和口吃患者群体会造成何种损失呢？他无法再继续培养新闻界的后起之秀，那么这对病毒下层社会未来的报道及命运会产生何种影响呢？

就像切尔诺贝利核电站周围生长的植物受到放射性废料半衰期的影响一样，这些美丽鲜活的生命也本不该死于非命。他们的逝去不仅仅意味着从此世上再无此人，还会造成一系列病毒般的影响，给更多下层社会人士带来严重的伤害。就像不受控制的病毒感染一样，他们的死亡也会造成附带伤害，比如在社群内四处蔓延的悲伤情绪。这不仅会减少早已被边缘化群体的预防措施，还会增加其脆弱性。

这样一来，当病毒夺走某位病毒下层社会领袖人物的生命后，其影响就会向外辐射。因此，对于已受到边缘化伤害的整个社群而言，死亡便成为对该社群的集体惩罚。

很难预测洛雷娜的逝去最终会带来多少严重的影响，因为当涉及理解领导者在他们圈子中的重要性时，死亡往往揭示了其重要性是如何长期被忽视或不被承认的。洛雷娜的死提醒我们：她所承受的一切及其对社群的重大意义，已经被许多人忽视了。

* * *

在新冠疫情暴发的最初几个月，许多作家都明白疫情将加剧下层社会成员已面临的其他病原体的危险。甚至在任何新冠疫苗投产之前，注射器等医疗资源供应链的紧张状况就已影响到全球数百万名结核病、艾滋病和疟疾患者。[5] 研究人员估计，新冠疫情造成的艾滋病医疗护理中断将导致 2020 年全球新增艾滋病死亡人数 40 万人。[6] 与此同时，正如扎卡里·西格尔在《新共和》（New Republic）杂志上所报道的那样，在美国，新冠疫情已成为一个借口，用来中断为全力应对阿片类药物成瘾危机所提供的资金。[7] 牙医和理疗师由于获得了必要资源可以亲自为患者诊疗，而成瘾健康专家往往并未获得此类支持，这便造成更多社会孤立、更多艾滋病及丙肝病例，以及更多过量用药死亡案例。

2020 年 4 月，在洛雷娜·博尔哈斯去世后不久，美国国家过敏和传染病研究所主任安东尼·福奇博士谈到了新冠病毒的各种指标。在衡量确诊、感染、患病和住院人数的指标中，有一个指标"远远落后于所有其他指标，那就是死亡率"。在那一刻，福奇的话听起来略显乐观，但他还解释说，未来"在新感染病例和疫情得到较好控制之时，我们可能还会看到有人死亡"。[8]

死亡与大流行病的其他症状并不同步，它往往在其他令人担忧的病况之后出现。在美国，新冠怀疑论者未能理解这一点，甚至无法理解住院人数为什么落后于新增病例数。他们想知道为何住院率并未随着感染率的增加而上升？他们不明白潜伏期如何影响时间线。果不其然，在确诊率激增的一周后，住院率也相应上升，[9] 几周后，死亡率也随之上升——正如美国疾病控制与预防中心预测的那样。[10]（这种情况在德尔塔和奥密克戎变异毒株引起的疫情中再次发生。）因此，正如死亡是人们了解疫情的不完美指标一样，它也是人们了解社群边缘化和脆弱性的一个不完全指标。

"我总是对任何事情都说好，结果却把自己搞得很累，"扎克·科斯托普洛斯曾不无遗憾地说，"过去我的曝光度很高，争取关注度对我来说十分重要。"[11] 扎克的关注度对雅典人来说也很重要，就像洛雷娜对于杰克逊高地的重要性一样。但在他们去世之前，两人都曾有段时间处于危险之中，就像许多病毒下层社会人士一样。

然而，这种危险直到他们死了才显露出来。对他们来说，死亡是他们抗争生涯中所面临的一系列挫折和创伤中的最后一幕，其意义远远超过病毒本身。曾几何时，他们都是各自社群内充满希望的光芒。但是，直到他们的光芒被熄灭，人们才完全意识到他们的光芒在引领群众方面发挥了多么重要的作用。

2020 年加州将老年群体视为无足轻重的群体，但在 2021 年加州推出新冠疫苗接种计划时，是按人们的年龄确定接种优先次序的，将相对健康的老年人置于免疫功能严重低下的年轻人之前。虽然其优先为老年人接种疫苗，但其方式仍具残障歧视性。该州对任何年龄段的人都几乎不加区别对待，并且为年龄较小、严重残疾或无法步行前往接种点的人提供很少的便利。正如活动家王美华当年早些时候告诉新闻媒体的那样，她担心"婴幼儿、残疾人士、危重病人和免疫功能低下者可能会在轮到他们接种疫苗之前就已去世"。[12]

王美华在残障社群中就是精神支柱，于我而言亦如是。如果她在接种疫苗之前就因感染新冠病毒而逝去，那么由此造成的损失将无法估量。的确有其他残疾人活动家在接种疫苗前就已撒手人寰。

痛失少数族裔社群领导者所带来的潜在及实际损失，具有造成复合损失的强大力量。除了像迈克尔·约翰逊这样幸运提前出狱的人，还有更多像洛雷娜和扎克这样的人——他们与一种病毒共存，但生命却因另一种病毒、警察或毒瘾而过早终结。洛雷娜的离世受到《纽约时报》[13]、《纽约客》（ New Yorker ）和《华盛顿邮报》[14]的广泛关注，这表明人们对她的离去是多么的痛惜，甚至那些在其生前忽视其活动的新闻媒体也纷纷深表遗憾。[15] 尽管"洛雷娜"们都得到了公众认可，然而还有许许多多的活动家和组织领导者从未得到过公众的认可，但他们所在的社群仍然深切感受到失去他们的损失。如果一个人历经的磨难直到死后才被人们认可，那么在其生前又能做些什么来帮助他们呢？

失去了洛雷娜，她所在社群将何去何从呢？毕竟，在新冠疫情肆虐之前，该社群早已笼罩在艾滋病病毒、美国移民和海关执法局突袭及跨性别恐惧症的阴影下。常常使用未经消毒的注射器注射违禁激素的跨性别者会对失去洛雷娜感触很深。在皇后区法院接受传讯的移民也会对失去洛雷娜感触很深，没有人会为她们出席作证了，在她们被带回看守所等待审判的数月或数年里，她们将反复暴露在感染流感病毒和其他病原体的风险中。

即使失去洛雷娜的损失能够被完全清算和充分理解，那也将需要很长时间。

＊　＊　＊

当我写完这本书时，无意中发现扎克·科斯托普洛斯在多年前的2013年制作的一段视频。此前，我曾看过一部由扎克主演的非语言短片，名为"U"（意为"测不到＝不感染"），还有很多扎克对口型演唱流行歌曲的视频〔比如《洛基恐怖图片秀》（*The Rocky Horror Picture Show*）中的歌曲《甜蜜的变性人》（*Sweet Transvestite*）〕，以及扎克用我完全听不懂的希腊语讲话的视频。然而，我从未以一种我能完全理解的方式真正听到过他的声音。

在这段 YouTube 视频中，扎克说的是他的母语，这是他在美国童年时代学会的美式英语。在我多年设法了解他的过程中，我竟不知道有这样一段视频。

"大家好啊，我是扎克·科斯托普洛斯，我在希腊给你们录制这段视频。"他直视镜头说道。[16]

我想，这怕是从大分水岭（Great Divide）的另一边发来的吧。

在这段面向新确诊染艾患者的视频中，扎克笑容温和。与电影 *U* 或其著作《社会对我不仁，小黑裙却让我神采奕奕》的风格截然相反，视频里的扎克似乎更加轻松坦然，在谈及自身染艾情况时，他表示自己

254

染艾已有一段时间了，"而且一路走来，这段旅程极不寻常，但并非毫无乐趣"。

他平静地与那些可能刚被确诊染艾的患者交谈。他对这群患者深表同情，突如其来的确诊消息可能一开始会让人恐惧，会让人不知所措，但他希望这些朋友知道，他们可以处理好这个问题，"只要你不让它影响到你，只要你不放弃，感染艾滋病病毒的人也可以过上充实而幸福的生活"。朋友们可以提供支持，因为任何人都不应该独自承受。

"而且，我知道被确诊为艾滋病病毒携带者会带来很多你必须得直面的羞辱、歧视和成见，"他继续说道，"但这没什么好羞耻的，不要在意别人的看法，染上艾滋病并不意味着你从此失去价值，或者肮脏不堪，或者需要产生任何其他负面认知。"

"它只是让你成为人。"他说。这句话简洁有力地传达了一种情感：我希望所有人都要相信自己，也要相信所有感染病毒的其他人。

我们每个人都需要与他人建立关系来了解自身，没有什么能比直视或抚摸对方脸庞更能了解身为人类的自己。也许，这是人类与病毒的关系中最有价值的方面，它在我们的日常呼吸之时、翩翩起舞之时、相互拥抱之时、甜蜜亲吻之时、缠绵悱恻之时提醒着我们：我们是人。

正是这些活动使我们成为人！我祈祷奥利维尔在生命的最后时刻领悟到了这一点。

我们永远无法根除所有病毒，我们星球上病毒的数量比宇宙中的星星还要多得多。[17] 但是，如果我们接受人类自身的弱点，如果我们作为一个物种学会与病毒共存，那么我们就不会让它们造成的最严重后果在病毒下层社会中集聚。事实上，如果我们能够学会以负责任的态度与病毒共处，那么病毒便可教会我们创造一个没有阶层或其他等级制度的世界。

扎克在 YouTube 上向新确诊的染艾者保证，他们最终确实会找到这样一群人，他们"永远爱着你、支持你，因为你始终坚持真我"。他还告诉未染艾者，如果他们身边最近有人确诊染艾，他们也没有必要"改变自己的行为方式。你不必改变你对待他们的方式。没有什么可害怕的"。这段视频如此暖心且充满人性关怀，与扎克在其文字作品中的怒嚎以及变装表演中的神气活现不同，此时的扎克温情脉脉地向人们发出号召。

"所以，总结起来，我想说的就是：永不言弃，保持微笑，消除污名，打破成见，坚持真我，还要永葆爱心。"

他面露微笑，眉梢轻挑。

当那群暴徒在满是碎玻璃的地上将扎克活活踢死时，他们不仅仅从他和深爱他的人那里夺走了他的生命。他们还消灭了这位忠诚的守护者，从此扎克再也无法随时迎接任何抵达雅典的新移民。此外，他们还让本可在线与其联系的新确诊的病毒下层社会成员在现实生活中永远无法与扎克相见。

看着视频中的他，我陷入沉思：痛失这样一份难以估量的上帝的赠礼所造成的损失该如何估量呢？

"我就说这些，"他亲吻着空气说道，"谢谢大家，再见了！"

我们所有人已被相互感染，我们的身体相互联系、相互渗透，在这种联系所产生的生命历程（生命力、活力、昌盛、衰败、归于尘土）中时而被注入活力，时而濒临灭绝。

——托马斯·斯特朗（Thomas Strong）

结　语
何必分你我

2020 年 4 月，塞尔吉奥·弗洛雷斯（Sergio Flores）在得克萨斯州奥斯汀市的集会活动中拍摄的一张照片在网络上疯传。[1]照片中，一名戴着鼻环和有色眼镜的年轻抗议者举着一块大大的标牌，上面写着"我的身体我做主"，这是自由派生殖正义政治的一个主要口号。

但抗议者此次集会的目的并非争取堕胎权。他们的标牌上画着一个红色禁令标志，画中是一个口罩图案，下方赫然写着几个大字"特朗普 2020"（TRUMP 2020）。在得克萨斯州议会大厦前参与这场反口罩集会的有数百人之多（其中许多人带着武器），这名抗议者只是其中之一。[2]他们向州里的政客大声疾呼，对新冠疫情期间所有强制口罩令都持反对意见，尽管孤星州*公民有着悠久的佩戴大手帕的历史传统。

---

* 美国得克萨斯州的别名。——译者注

　　该标语使用自由派的措辞来反讽他们自己，但它既未歪曲自由派使用时的本意，也并未篡改其意图。事实上，它采用了自由派用来思考人体的政治逻辑，且与自由派使用该逻辑的方式如出一辙。大约一年后，许多保守派开始使用此标语，并对自己拒绝接种疫苗引以为豪，即使这最终意味着其工作行将不保。"我的身体我做主"是美国政界中的两党信条，而且许多人认为这与站在原地持枪保卫财产的权利一样神圣不可侵犯。

　　20世纪70年代，自由主义者意欲将生殖正义载入美国法律，尽管当时他们希望将免费堕胎纳入全民医保，但却并未就此事提出任何观点。自那以后的数十年里，他们很少将其表达为堕胎的意愿，也鲜少提及堕胎途径。相反，他们将堕胎归为个人隐私和个人选择，并鼓励社会以同样的新自由主义逻辑来考虑私密健康问题，该逻辑正将现代生活的诸多领域变得市场化。

　　该逻辑断言：如果我拥有自己的身体，我就应该可以用它做任何我想做的事。在所有权观念下，如果一个人拥有自己的身体，也就摆脱了对他人和他人对自己的所有社会义务。所以，按照"我的身体我做主"的逻辑，那么任何人都可以这样想：是的，我可以堕胎，因为这是出于个人健康的考虑。

　　但同样的逻辑也会引人思考：我不必加入工会；我的命运掌握在自己手里，别人管不着。

　　该逻辑甚至还会让人相信：我不想交税，也不想被迫为别人孩子的学费买单。

　　或者进而产生这样的想法：如果我买的是瓶装水，或者在明知其风险的前提下仍勇敢地选择喝自来水，那么为何我还需被迫为密歇根州弗林特市的水处理机构买单呢？

该逻辑还可能意味着：我有权选择不戴口罩或拒绝接种疫苗，至于这会对我身边的人群造成何种影响，概与我无关。在整个政治领域，"我的身体我做主"可以用来唤起个人所有权至上的美国意识。这种个性化的理念尽管是构成美国社会的核心元素，但它却只是一种幻想；我们每个人都是自己独特命运的主宰者，这同样是一种幻想；在育儿、流行病和气候变化过程中所包含的风险永远不应由所有人共同承担，这仍然是一种幻想。而且，该理念会导致人们认为，与自身健康有关的行为及其后果都完全是个人的选择和负担（无论是在经济方面还是在其他方面）。

该幻想的逻辑只有在我们刻意忽略权力等级、阶层和美国历史的情况下才行得通。不要介意这样一个事实：该幻想通常来自那些分裂组织或瓶装水公司老板。请忘记如下事实：在美国诞生之前形成的个人身体所有权观念在北美大陆就已祸患无穷。毕竟，如果人体可以被恣意占有，那么其所有权也可以被随意转让，比如通过奴役手段就可实现。

但请务必想想，我们是多么频繁地被鼓励以某种形式构建我们的内在思维，并遵循如下思路：无论何时，我想做什么就做什么，因为这是我的身体、我的选择！认为我有一个身体和认为我是一个身体，这两种概念截然不同。这种分歧不仅使我们很难感觉到自己是完整的个体，而且也很难理解我们与其他人的联系有多么紧密——我们所有人的命运是如此紧密相连、不可分割。

260

病毒向如下理念发起挑战：我们任何人都"拥有"一个身体。当病毒在我们不同人体的肺部、血液和生殖器官之间自由传播时，它们揭示了"我们"一词的概念比"你"或"我"更加重要。

我们任何一人怎能"独享"众人共享之躯的某一部分呢？

我们不能！然而，我们的许多想法都与"我的身体"这个概念紧密相关，就好像它可以独立存在一样。

我认为孕妇应该可以随时终止妊娠，而且她们不应独自处理或支付相关费用。相反，作为全民医保的一部分，这应该是政府支持的免费项目。而且我认为，一旦有人有了孩子，那么孩子未来几十年所需的一切花销并不应由其独自承担。

同理，我认为每个跨性别者都应得到他们需要的医疗保健服务，包括性别确认手术。但相关压力不应由他们独自承受，因为他们也是社交关系网中的一员，其周围的顺性别人群应为他们提供性别确认的关怀。

261　放弃这种所有权观念并不一定意味着放弃个人欲望，但这可能意味着放弃一切都必须独自承受的负担。这当然需要摒弃这样的错觉，即我们都是漂浮在宇宙中的尘埃，彼此之间毫无联系。在美国，许多经济和政治力量迫使我们将自己视为孤立和疏离的个体。与之不同的是，病毒让我们更深入地理解如何从伦理学角度思考彼此之间的关系，也让我们感受到其赋予我们的巨大力量。

对于任何人来说，要享受较低的社区病毒载量、可呼吸的空气以及造成群体免疫的公平疫苗接种所带来的好处，就需要有集体思维。但真正的集体思维并非民族主义思维。到2021年年中，美国免费提供的疫苗数量比有意愿接种者的数量还要多；到2021年底，许多美国人如果愿意，甚至可以接种第三针加强针。然而，在许多一"苗"难求的国家，人们甚至都无法接种第一针，成千上万的人正挣扎在死亡的边缘，但许多趾高气扬的美国公民自诩自己拒绝接种任何疫苗，尽管这些疫苗唾手可得。而时至 2022 年，美国的疫苗接种率却落后于其他几十个国家。

我们大多数美国人都被社会化了，认为自己是消费者，而不是一个有集体健康责任的社会的公民，甚至我也是这样认为的。例如，在新冠疫情之前，我可以轻松登上飞机，飞到我能支付得起机票费用的世界上的任何地方，而我很少考虑这种选择会如何影响住在我出发和到达的机场附近的患有哮喘的黑人和棕色人种儿童，他们的肺可能吸入了运送我的喷气式飞机排出的废气。[3] 我也很少考虑我旅行的碳足迹会如何影响美国加州或希腊的野火。

为什么我在计划飞行时需要考虑他们的身体呢？只要我支付得起自己的机票费用，我就可以随心所欲用我的身体去做想做的事。

但是还记得在本书"序"中，我邀你踏上一段聚焦病毒下层社会的旅程，用他们的故事来帮助你重新思考根深蒂固的主观臆断吗？在美国，有一个最基本但很少被审视的前提：我是我，你是你，每个人都是自己英雄之旅的主角。

如果病毒教会我们，世上本就不分"我"和"你"，并且我们还同属一个整体，这将会如何呢？它还教会我们，这种个人主义的思想不仅创造了下层社会，还导致了阶层间的疏离，那又将会如何呢？

回想一下病毒如何提取某个人的部分基因代码，然后进行传递，将其编入另一个人的基因代码中，从而改变这个人，并且改变他们的子孙后代。正如诗人及医学博士西玛·亚斯明（Seema Yasmin）所说，"你的基因组中有 8% 受过病毒感染——我们是古代病原体的表亲，也是各种疫情可怜的后代"。[4]

如果我们所有人只有一个身体——一个不仅跨越自我、政治哲学和国家边界，甚至跨越物种界限的身体，那将会如何呢？

在我寻问残疾人活动家王美华关于反对佩戴普通面罩的抗议活动的问题时，她（透过多年来每天 24 小时都佩戴着的呼吸机面罩）告诉我，她只是想"弄清楚为什么人们没有意识到这不仅仅是为了你自己，还为了别人。这又回到了美国一塌糊涂的个人主义文化上"。

"因为，如果你把目光转向亚洲，这并不被视为对自由的侵犯。"她提醒我说，那里的人早在新冠疫情之前就用佩戴口罩来应对 2003 年首次暴发的非典疫情，还将之用来预防季节性流感，甚至只是为了避免吸入雾霾。[5]

如果我们人类想要从一场又一场的任何病毒大流行中幸存下来——更不用说我们还要面对早已存在的气候问题——我们就万万不能将我们每个人的命运视作互不相关的。

263 "我们相互依存并不是件坏事。"王美华继续说道，这一观念对许多美国人来说非常陌生。新冠病毒向人类展示了王美华所说的"我们同处水深火热之中——完全相同的水深火热之中，所以我们同呼吸共命运"。要承认这一点，需要我们鼓起极大的勇气并接受人类的脆弱性。我们之间的联系不仅是生物物理学层面的，还是文化层面的，"这关乎环绕在我们周围的无形条件，在我们呼吸的空气中，在我们的大气中，在我们的一言一语之中"。

* * *

在治疗艾滋病的抗逆转录病毒药物于 20 世纪 90 年代研发问世之后，纽约许多白人同性恋男子在那场疫情中幸存下来，并将这种新药用作脱离不久前才掉落其中的病毒下层社会的出场券。

虽然艾滋病病毒常见于穷人、黑人以及那些无法获得药物的人身上，但许多刚接受药物治疗的幸存者很快将艾滋病抛之脑后。其中一些幸存的同性恋男子在距纽约市几小时车程的地方买下了周末度假房。多亏大声疾呼的同性恋活动人士，他们仍幸存于世，开始在恬静的小村庄过起了周末，平静地把"古董"一词变成动名词。

2020 年 9 月，我踏上了解封后我所谓的首次报道之旅，前往他们居住的其中一个城镇——位于宾夕法尼亚州、人口为 1172 人的米尔福德（Milford）。[6] 我租车到达此地，在下车前佩戴 KN95 口罩和面罩时，我发现旁边停着一辆 SUV，其后窗上用油漆潦草地涂写着愤怒的字迹，"独自一人在车里戴口罩和橡胶手套，就像你孤身一人还戴安全套上床一样！！！"米尔福德是这样一个地方，镇上坐落着一些男同性恋夫妇精心修复的乡间别墅，在修剪得整整齐齐的草坪上挂着"特朗普—彭斯 2020"的标志。与此同时，看似异性恋者的白人男子却在当地餐馆里公然向他人挥舞枪支。

我曾去采访过米尔福德镇同性恋者中最知名的人士——肖恩·斯特鲁布。但尽管肖恩是该镇的民主党镇长，但他并没有成为抛弃病毒下层社会的白人同性恋者之一。他绝非那样的人。相反，他不仅早在 2011 年就提出了"病毒下层社会"这个概念，而且从那以后，他还将自己生

264

命中的大部分时间都奉献给了生活在其中的人。[7]

肖恩是 Sero 项目的执行董事，这是一个非营利组织，致力于帮助因艾滋病病毒刑事定罪而受到伤害的人群。Sero 项目在 2018 年组织了会议，在该会议上我首次听到了"病毒下层社会"这个词（尽管该词在这次会议上的使用与肖恩最初的用法有所差别）。最近，Sero 项目努力参与相关组织工作，以平抑全球范围内的新冠肺炎刑事定罪量不断上升的曲线。

6 年前，我开始与肖恩有了联系，当时我正受命撰写迈克尔·约翰逊的故事。多年来，我注意到 Sero 项目与我职业生涯中报道过的许多民权组织有一点不同：它不要求其公开支持者对自己"毕恭毕敬"。从法律宣传到组织为身陷囹圄者写信的活动，Sero 项目支持任何因艾滋病而被监禁并向其寻求帮助的人——几乎所有的宣传组织和记者都忽视这些人。

我到达后，肖恩与我一同去波科诺山（Pocono Mountains）远足。疫情让我被封在城里达数月之久，所以我很感激有机会不必再通过 Zoom 视频电话采访他人，而是在安全的户外，在一片阳光明媚、风景如画的森林中一边漫步一边采访。

在新冠疫情时代，一些人对艾滋病联合力量协会有些许的了解，该协会的力量是外向型的。其目标对象是美国食品药品监督管理局这样的组织，它与该机构的成功合作是在那年夏天已经开始对潜在的新冠疫苗进行药物试验的原因之一。

肖恩曾认为"艾滋病行动主义和同性恋行动主义这二者毫无区别"，但甚至在说这番话之前，肖恩就已是一名活动家了。[8] "我认为真正的

艾滋病行动主义，"他告诉我，"实际上始于艾滋病人群开始寻找彼此、
组织起来并形成支持团队，对不听我们意见的同性恋组织勃然大怒之
时。"这项工作是在内部展开的，也可称为一种互助，在 2020 年这对许
多人来说都是一个全新概念。

　　肖恩是数十年前就开始从事这种活动的同性恋者之一。在世界各地
的政府放任我们在新冠疫情下自生自灭之时，许多人都以肖恩这样的活
动家为榜样，他们建立谷歌文档（Google Docs）以安排对老年邻居的
定期检查，他们为免疫力低下的朋友采购食品杂货，他们在社区中汇集
各种资源，他们还通过宣讲会共同学习病毒知识。

　　我问肖恩，为什么在得到特效药后他还一直坚持做这个工作？为何
许多与他情况相同的人早已不在下层社会中浪费自己的时间了？

　　讲到他自己并不"嫉妒那些病情好转、回归生活正轨的人"时，他
对我说，"这从来都不是我的一种选择。最重要的是，我深深沉迷其
中"。他运营着一本关于艾滋病病毒感染者的杂志，他和很多人关系
密切，这些人不仅受到艾滋病病毒的伤害，而且还受到致其染艾的其
他条件的伤害。[在洛雷娜·博尔哈斯于今年春天死于新冠肺炎后，
我在网上看到我社交圈里的其他两位死者分别名叫德洛里斯·多克雷
（Deloris Dockrey）[9]和埃德·肖（Ed Shaw），他们都是肖恩的非裔美
国人艾滋病活动家朋友。][10]

　　肖恩自己不愿说出口的话，我可以替他说：与许多人不同，肖恩
不想让自己的生活中存在一条病毒分界线，即认为自己高人一等，而
那些受引发艾滋病病毒或艾滋病的社会媒介折磨的人，则突然变得可
有可无。他是极少数享有特权却利用特权来代表社会底层的人，我指

的是社会最底层的人。甚至监狱铁窗也无法妨碍他努力与其他染艾者建立完整社区的意识。2014 年，当人权运动组织、美国公民自由联盟（ACLU）以及全国有色人种协进会（NAACP）甚至不接我关于迈克尔·约翰逊案的询问电话时，肖恩曾花费数月时间一直积极为迈克尔·约翰逊争取支持。和许多拿到特效药就跑路的人的观点不同，肖恩认为携带病毒的人不应该被送进监狱，因为他们仍然是全体国民的一部分，应该得到关怀。

我们讨论这个问题时，当天艳阳高照，我们在灿烂的阳光下徒步，一路来到特拉华山谷（Delaware Valley）高处，俯瞰着汹涌而浑浊的特拉华河的一个弯道。乔治·华盛顿于 1776 年圣诞之夜越过这条河，伊曼纽尔·勒茨 1851 年的油画《华盛顿穿越特拉华河》[*Washington Crossing the Delaware*，该画中有一位华盛顿的黑人奴隶，即普林斯·惠普尔（Prince Whipple）] 为该故事蒙上一层神秘的色彩。但在那天，它让我回想起同样汹涌而浑浊的密苏里河，它是从我去拜访迈克尔·约翰逊的圣查尔斯县惩教所附近奔流而下、蜿蜒而出的。不过，与我采访迈克尔时不同的是，肖恩和我可以在阳光下自由交谈并享受周围美不胜收的自然风景。

虽然他的工作是围绕病毒展开的，但肖恩告诉我，他的旅程让他"更深入地了解我们社会和系统中的系统性缺陷。我们所做的最令人满意的工作就是监狱工作。换句话说，在某种程度上，我觉得我们在系统改变任何事情方面都是最低效的，但在影响个人生活方面却是最高效的"。

Sero 项目与之保持联系的某些人（因没能透露他们感染了 3000 万人都感染过的病毒而被监禁）可能永远无法出狱，他们自己对此也无能为力。虽然我报道过的那位因传播艾滋病病毒而被监禁的人已出狱（尽管6年多以来付出了无比艰辛的努力），但对于那些可能永远无法逃脱下层社会、病毒威胁或其他麻烦的人，我还将继续撰写他们的故事并为之潜心工作。

肖恩是如何应对此事的？

他告诉我，你"可以从简单的承认开始，让他们知道有人倾听并同情他们。这就是你所能做的一切，你需要这么做，不能忽视它"。

即使感觉没有办法解决他们的危机，"如果你所能做的就只有见证，你就需要那么做，不要贬低那么做的价值"。

267

* * *

新冠疫情让数百万人甚至数十亿人，第一次认识到与普通病毒共存是如何让人感觉自己像被遗弃之人的。

在接种疫苗之前，我并未感染新冠病毒。然而，在我接种前，尽管我绝不会给别人贴上这样一个污名化的标签，但我自己却非常恐惧成为传播病毒的媒介，尽管我一直宣扬社会结构（而非人）才是传播媒介。我非常害怕感染他人，以至于我甚至产生了自杀念头，这种扭曲的逻辑认为，如果有人必须死，那么在我成为病毒传播媒介并意外致他人死亡之前，最好是我死。

对我来说，其中一些感触颇为熟悉。作为一名单身黑人同性恋者，我的内心早就有一种恐惧感，担心自己是一个未确诊的"二分之一"，可能会在不知不觉中将艾滋病病毒传染给他人。我对此的担忧程度甚至超过了对自己是否染艾的担心。当我开始无意中听到异性恋白人谈论所在社群的阳性率，以及试图理解病毒检测窗口期，甚至彼此询问"你上次检测是什么时候"等问题时（这些都是同性恋男性几十年来老生常谈的话题），我可以看出，疫情中的许多人突然开始努力应对长期困扰我这样的酷儿群体的恐惧。

人类历史上第一次，地球上的所有人类几乎同时经历着同一事的某一变体，而且人类能够在全球范围内就此相互交流，这当中蕴含的能量巨大，不容小觑。人类学家及艾滋病活动人士托马斯·斯特朗在观察后表示："我们中的一些人已经在此生活多年。在这里，你会被视为'疾病传染源'（即使你并非如此），且人际关系受到限制，人们不会与你接触或交谈。"[11] 现如今，数十亿人可能对此深有体会。托马斯又问道："'普罗大众'现在是否能够体会到这种形式所带来的屈辱与落魄，并因此而对其加以拒绝呢？我们又将如何解决这一问题呢？耽于免疫的幻想吗？竖立起更多的隔离墙吗？是否还会对如下事实进行审慎的反省对话呢？事实上，我们所有人已被相互感染，我们的身体相互联系、相互渗透，在这种联系所产生的生命历程（生命力、活力、昌盛、衰败、归于尘土）中时而被注入活力，时而濒临灭绝。"

倘若新冠病毒最终使我们能够摒弃"零号病人"的替罪羊叙事，丢弃媒体强塞给我们的"老虎曼丁哥"和"新冠派对"的道德剧本，抛开"超级传播者"和"个人责任"以及对一切宣"战"的措辞，最终接受共同责任和集体关怀的观念，那又将会是如何一番景象呢？

新冠病毒的出现迫使我们停下来重新考虑为何我们从一开始就自以为与众不同，并让我们在摒弃此种假设的情况下扪心自问截然不同的问题。

也许到那时，病毒会促使我们扪心自问的一个最根本问题便是：为什么我是"我"，而你是"你"？如果我们相信"你""我"个体之间并非此疆彼界，而是面临共同挑战，那么我们中的等级制度可能就会土崩瓦解。

那么，种族主义将彻底消亡，残障歧视将不复存在。

性别歧视、恐同症和顺性别优越主义将全部灰飞烟灭。美国优越论也无须以现代大国沙文主义的形式存在，因为美国将变得无关紧要、不值一提。

还需要通过资本主义来囤积资源吗？大可不必如此。经济紧缩将被无政府主义和丰盈富足取代。

如果我们接受了王美华的观点，认为世界是"一个巨大的培养皿"，那么就连物种歧视主义也将消亡，这或许是人类应对气候危机的最佳时机。

病毒不断激励我学习并反思这些经验教训，尽管在此过程中它们带来了种种创伤，但病毒一直是我最伟大的良师之一。或者更确切地说，病毒有可能成为我们人类最伟大的良师。它们为我们提供了一种全新的关怀伦理的最佳可能性，这种伦理并非基于谋求私利，而是基于我们彼此照顾，共同保护地球家园。

269

如此一来，病毒有望助力人类构建一个基于众生互爱互敬的世界，这不仅限于此时此地，更要横贯时空、绵延千古。

致 谢

衷心感谢在此列出的每一位（以及众多其他人），是你们让我分享美国病毒下层社会的冰山一角成为可能。

鹰眼（Eagle eyes）：感谢你们多年来如此尽心尽力地为我编辑，包 括 Mark Schoofs, Ben Smith, Megan Carpentier, Laura Helmuth, Michael Lemonick, Tom Scocca, John Cook, Shani Hinton, Saeed Jones, Steve Kandell, Julia Furlan, Jenée Desmond-Harris, Tyler Coates, Kath Viner, David Taylor, Ashley Clark, Alex Needham, Lanre Bakare, Philip Cohen，尤其是我的第一双鹰眼（及我们的三头水怪的 2/3）和来自 *The Buzz* 的 Amber Winans 和 Nancy Lin。

黄夹克（Yellowjackets）：我们的内线很强大，包括 Reginé Gilbert, Ryan Rafaelli, Kathy Rafaelli, Jory Harfouche, Stacie Thurman, Kimi Walrod, Anderson .Paak, Vincente Torres, Jeri Philbrick Daniels, Boyd Cothran,

Daniele Lasher, Catherine Marie Lewis, Carol Cannon, Janet Lindquist, Stan Beal, Caroline Lee Howard 和 Cynthia Bentsen。

音乐制作人：由衷感谢你们为我心灵所做的一切，Philip Glass, Gordon Beeferman, Greg Saunier (plus all of Deerhoof), Riz Ahmed, Enid 和 Gary Press，尤其是 Michael R. Jackson。

紫罗兰，第一轮（Violets, Round I）：我的电影制作伙伴，舞美们，感谢你们出现在我生命的美好岁月中，包括 Peter Frintrup, Ted Kho, Katrina Markel, Lois Spangler, Tatiana Bryan Christensen, Sasha Motalygo, Brian Edward Hill, Laiza N. Otero Garcia, Mirla Otero, Gabrielle Pietrangelo Brown, Matthew Bosica, Christina Johnson, Imoye Francis, Jason Lee, Jason Pattan, Elena Pinto Simon, David Betances 和 Arnie Baskin (Rest in Comedy)。

272

信仰守护者：谢谢你们在我几乎一无所有之时为我守护信仰，你们是来自圣保罗联合卫理公会、泰泽社团、格莱德纪念教堂和中学院教堂的所有善良的人，因为你们教会了我作为同性恋者、作为社区一员的意义和"基督自己没有身体，但却拥有你的身体"，特别是 Marcia Gordon (Rest in Smiles), Sue Odgers, Reverend Al Gorsline, Gloria Knapstad (Rest in Music), B. J. Boone, Dave Gattey, Paul Murdock, Sarah Gessler, Marta Narlesky, Sigmund Knapstad, Denise Camp, Hope Peale, Rev. Freeman Palmer, Brunilda Pabon, Stu Cohen, Denis Gawley, Ericka Mays, Jan Fisher, Mats Christiansen, Arlene Gottfried (Rest in Hallelujah), Rev. Adriene Thorne,

Rev. Mike Hegeman, Lisa Masotta, Rev. Ann Kansfield, Rev. Jennifer Aull, Dana Anthony Belmonte, Wendy Silverthorn, EmilyBallance, Tanya Cothran, Sally "Fish Friday" Rosen, Christine Dick, BelindaJohnson 和 Stephan Thimme。

新闻媒体守护者：能与 Jeb Lund, Matt Sullivan, Syreeta McFadden, Amana Fontanella-Khan, Erin McCann, Nicky Woolf, Julia Carrie Wong, Lois Beckett, Jessica Reed, Dave Schilling, Roxane Gay, Jessica Valenti, Gary Younge, Hari Ziyad, Sabrina Siddiqui 和 Mae Ryan 一起执笔写作，真是个奇迹，难道不是吗？

关怀：我非常感谢 Aaron Skinner，Paul Evora 和 Rosey Puloka 对我的身心的关照。

指路明灯：在密苏里州，我永远感激圣路易斯艾滋病防治工作中的每一个人，尤其是 Carolyn Guild Johnson（谁能想到一种病毒能让我发现猴面包、《内裤超人》和我深爱的家庭呢？），还有 Johnetta Elzie, Kimber Mallett, Tony Rothert, Diane Burkholder, Jefrey Q. McCune, Molly Pearson, Justin Phillip Reed 和 Maurice Tracy。

世界上最好的调酒师和侍者：感谢斯克拉彻（Scratcher）酒吧（纽约市）、公鸡（Rooster）咖啡厅（雅典）和斯皮加（Spiga）餐厅（圣胡安）的侍者，是你们让我的体态不断丰盈起来。

我的纽约作家们：如果没有你们，Samhita Mukhopadhyay, Michael Arceneaux, Gabriel Arana, Arun Venugopal, Tim Murphy, Steven Valentino 和 Meera Nair，我会在哪里呢？我至少肯定不会出现在斯克拉彻酒吧。

湾区乡亲们：谢谢你们，Kyoko Sato, Jef Chang, Eric Talbert, Elizabeth Travelslight, Brooke Oliver, Elba Rivera, John Basile 和 Christian L. Frock，你们让我对旧金山（和奥克兰）念念不忘。

意气风发者们：噢，你们那激扬的方式改变了我的写作、思想和生活，包括 Alexander Heilner, Amy Scott, Alex Goldmark, Liza Stark, L.T., Nick "Honeyshot" Powers, Comfort & Joy, Que Viva! Camp, Tyra Fennell, Favianna Rodriguez, Michelle Shireen Muri, Megan Wilson, "Crispy," "Tiger" Mike Eros, Kyle DeVries, Thor Young, Cream Puf, Brooke Oliver 和 Elba Rivera。

话语伙伴：Jill Blackford 和 Jonathan Washburn，你们的深刻谈话对我来说比你们所想象的重要得多。

艾滋病病毒防治司：感谢你们仔细思考并教导我有关艾滋病和艾滋病病毒（及生活相关）的事情，包括 Sarah Schulman, Matt Brim, Alexander McClelland, Stephen Molldrem, Richard T. D'Aquila, Gregg Gonsalves, Julia Marcus, Greg Millet, Julio Capó Jr., Theodore Kerr, Jason Rosenberg, Linda Villarosa 和 Jennifer Brier，我们就相关话题分享观点，感谢 Melissa Gira Grant, Mariame Kaba, Amin Ghaziani, Patrick Blanchfield, Lewis Raven Wallace,

Chase Strangio, Laleh Khalili, Lisa Hajjar, George Chauncey, Alicia Schmidt Camacho 和 Michael Luongo。

274　　　**多利斯镇（Doylestown）**：Ann Norris Pattan，"我还以为这是关于机器人的！？"

　　评论家们：谢谢你们让我大声表达观点，也谢谢你们大声分享你们的观点，Camille Dodero, Jen Doll, Jesus Diaz, Harry Siegel, Albert Samaha, Adam Weinstein, Tom Robbins, Roy Edroso, J. Hoberman, Sam Levin, John Surico, Myles Tanzer, Ruby Cramer, Michael Musto, Nick Pinto, Jessica Lustig, Sharyn Jackson, Weldon Berger, Joan Morgan 和已故的伟大的 Greg Tate（在永无休止的恐惧中安息）。

　　黑人朋友们：你们的言行和心意对我的意义难以言表，Robert Jones Jr., Kiese Laymon, Chanda Prescod-Weinstein, Imani Perry, Brittney Cooper, Ben Carrington, Gene Demby, Jafari Allen, Jean Beaman, A. Michael Vermy, Nicole Fleetwood, Darien Alexander Williams, Kia Penso 和 Racquel Gates。

　　戈尔格斯（Gorgers）：感谢你们总是让我在人生低谷有家的感觉，Mostafa Minawi, Sam Queen, Sam Dwinnel, Sharon Dittman, Ann Palmer Stephenson, Riché Richardson, Ed Baptist, Roz Kenworthy 和 Yvette Rubio。

紫罗兰，第二轮：感谢你们让我再次以老混蛋研究生身份参加牛仔竞技表演，让我的生活更加轻松，Emma Shaw Crane, Betts Brown, Jackson Smith, Maya Wind, Sam Markwell, Michelle Pfeifer, Daniel Aldana Cohen, Emily Rogers, Alondra Nelson, Andrew Ross, Lisa Duggan, Gayatri Gopinath, Emmaia Gelman, Eman Abdelhadi, Amrit Trewn, Jose Díaz, Kingsley Row, Aman Gabe, Minh-Ha T. Pham, Jen Ayres, Elliott Powell, Justin Leroy, Nikhil Pal Singh 和 Kevin Murphy。

亲爱的：Demosthen Kouvidis, John Davis, Cara Hofman, Stathis Kyrillidis, Δέσποινα Μιχαηλίδου, Sophocles Chanos, Maria Arettines, Grigoris Gkougkousis 和 Dimitris Papanikolaou。

Farai Chideya，谢谢你在 1995 年题为《不要相信炒作：对抗关于非裔美国人的文化错误信息》的演讲，这激励了我。有你这样的朋友是我一生的荣幸，你在福特基金会给予我的支持是无价的。

故事团队：工作条件很艰苦，但讲故事的人很棒，我遇到了你们，亲爱的 Daniel Littlewood, Mitra Bonshahi 和 Rachel Falcone。

野猫队（Wildcats）：感谢西北大学同事们的支持，包括 E. Patrick Johnson, Charles Whitaker, Douglas Foster, Brian Mustanski, Kathryn Macapagal, Francesca Gaiba, Hefize Luttoli, Jagadīśa-devaśrī Dācus, Mei-Ling Hopgood, Patty Loew, Patti Wolter, Mary Weismantel, Steve Epstein, Héctor Carrillo, Greg Ward, Celeste Watkins-Hayes, Malú Machuca Rose, Derrick Clinton,

以及西北大学性和性别少数群体健康和福利研究所、梅迪尔新闻学院、第三海岸艾滋病研究中心和布费特研究所的教职员工。

城市探索者：J Saxon-Maldanaldo，你是一个了不起的朋友和向导。

残疾学者们：谢谢你们在作品和文字中教给我的一切，Catherine Kudlick, Sandy Sufian, Krishna Washburn 和 Sunaura Taylor。

读者：感谢这本书的读者，特别是 Zachary Siegel, Jef Sebo, Monica H. Green, Victor Ray, E. Tammy Kim, Diana Iwanski, Paul David Wadler，亲爱的 Brian Goldstone，还有最棒的 Katy O'Donnell。

我们五次心跳的 4/5：Anthony Torres, Michael Premo, Tejasvi Nagaraja 和 A. J. Bauer。感谢你们帮我们度过 2020 年的夏天，一直到第二年在大军团广场。

276

同性恋网友们：感谢 Chris Geidner, Alex Abad-Santos, Rich Juzwiak, Scott Wooledge, Garth Greenwell, Jonathan Rosa, Mo Torres, Mike McCabe, Michael Galván 和 Francisco Duarte Pedro 让我的笔锋更加锐利，生活更有乐趣。

我的学生团队及老师们：感谢在我的课程"弗格森之前：警察暴力史"（纽约大学，2016 年）、"性与美国"（西北大学，2019 年）、"阅读和报道性少数群体健康"（西北大学，2020 年）和"病毒下层社会"
（西北大学，2020 年）中与我一起研究本书思想的学生（尤其是 Andrés
Rosero）。

米斯波查的家人们：感谢你们努力抚养我，尽管抚育我对你们来说
很有挑战性，Jinger Dixon, James Schmitz, Sharron Thrasher（在笑声中安
息），Catherine Thrasher-Carroll, James Thrasher, Maria Thrasher 和 Karen
Thrasher Russell。

感谢 Anwar Uhuru, André Bideau 和 Kyoko Sato，谢谢你们让我在读
研的时候认识了你们。

我 的 图 书 团 队：Harrison McQuinn, Alex Chun, Tanya McKinnon,
Carol Taylor, Cecily van Buren-Freedman 和 Jamie Raab，感谢你们信任我，
让我来负责写这本书。

格里奥们[*]：最后，我无比感谢那些信任我将他们故事中的一部分描
绘出来的讲述者（以及他们选择的近亲），其中我最想感谢的人是迈克
尔·约翰逊和肖恩·斯特鲁布。

---

[*] 格里奥 (Griots) 是非洲世代相传的诗人、口头文学家、艺术家和琴师的总称。古代格里
奥一部分进入宫廷，担任相当于国王、诸侯的史官、顾问、传话人的职务；另外一部分
格里奥为行吟艺人，他们带着简单乐器周游四方，传授知识。——译者注

277　**支持声明**

本书研究的成功展开，主要得益于 2015 年甘尼特基金会（Gannett Foundation）阿尔·诺伊哈特（Al Neuharth）对调查性报道的资助金、纽约大学麦克拉肯奖学金（NYU MacCracken Fellowship，2014-2019）、福特基金会（Ford Foundation）2018 年和 2020 年的创造力和自由表达赠款，以及希腊雅典纽约大学全球研究所（New York University's Global Research Institute in Athens, Greece）2018 年奖学金。

第 1 章"曼丁哥"和第 4 章"有罪推定"分别于 2014 年和 2015 年由 BuzzFeed News 网以不同的形式发布。

笔者感谢这些机构多年来对研究的大力支持。

注 释

序

1. Jonathan M. Metzl, Aletha Maybank, and Fernando De Maio, "Responding to the COVID-19 Pandemic: The Need for a Structurally Competent Heath Care System," *JAMA* 324, no. 3 (2020): 231–32.

一封请柬

1. Dan Kopf, "Traffic Collisions Are Plummeting in Several US Cities," Quartz, March 24, 2020, https://qz.com/1822492/ traffic-accidents-are-plummeting-because-of-the-pandemic/.
2. Akshay Syal, "COVID-19's Death Toll in New York City Was Similar to the 1918 Flu," NBC News, August 13, 2020, https:// www.nbcnews.com/health/health-news/covid-19-s-death-toll-new-york-city-was-similar-n1236591.
3. Chase Strangio (@chasestrangio), tweet, Twitter, March 28, 2020, 5:35 p.m., https://twitter.com/chasestrangio/status/ 1244060622620426240.
4. Chad Davis, "12 People Have Died of COVID-19 in St. Louis—All Were Black," St. Louis Public Radio, April 8, 2020, https://news.stlpublicradio.org/health-science-environment/2020–04–08/12-people-have-died-of-covid-19-in-st-louis-all-were-black.
5. Akilah Johnson and Talia Buford, "Early Data Shows African Americans Have Contracted and Died of Coronavirus at an Alarming Rate," ProPublica, April 3,

2020, https://www.propublica.org/article/early-data-shows -african-americans-have-contracted-and-died-of-coronavirus -at-an-alarming-rate.

6. Julian Mark and Lydia Chavez, "PreliminaryResults of Mission Covid-19 Tests Show 95 Percent of Positive Cases Were Latinx," Mission Local, May 4, 2020, https://missionlocal.org/2020/05/preliminary-results-of-mission-covid-tests-show-95-percent-of-positive-cases-were-latinx/.

7. Rebecca Nagle, "Native Americans Being Left Out of US Coronavirus Data and Labeled as 'Other,'" *Guardian*, April 24, 2020, https://www.theguardian.com/us-news/2020/apr/24/us-native-americans-left-out-coronavirus-data.

8. Avie Schneider, "40.8 Million Out of Work in the Past 10 Weeks—26% of Labor Force," NPR, May 28, 2020, https://www.npr.org/sections/coronavirus-live-updates/2020/05/28/863120102/ 40–8-million-out-of-work-in-the-past-10-weeks.

9. Meg Anderson, "Amid Pandemic, Hospitals Lay Of 1.4M Workers in April," NPR, May 10, 2020, https://www.npr.org/2020/05/10/853524764/amid-pandemic-hospitals-lay-of-1–4m-workers-in-april.

10. Bob Herman, "Coronavirus Likely Forced27 Million of Their Health Insurance," Axios, May 13, 2020, https://www.axios.com/coronavirus-27-million-lost-employer-health-insurance-c77fe46a-691d-49b3–9cd2–3ad6d19df159.html.

11. Emily Benfer et al., "Eviction, Health Inequity, and the Spread of Covid-19: Housing Policy as a Primary Pandemic Mitigation Strategy," *Journal of Urban Health* 98, no. 1 (2021): 1–12.

12. Stephanie Pappas, "HIV Laws That Appear to Do More Harm Than Good," *Monitor on Psychology*, October 2018, https://www.apa.org/education/ce/hiv-laws.pdf.

13. Eugene McCray, "Viral Suppression, Linkage to Care Still Lagging in Blacks with HIV/AIDS," Healio, February 2, 2017, https://www.healio.com/news/primary-care/20170202/viral-suppression-linkage-to-care-still-lagging-in-blacks-with-hiv-aids#.

14. Kinna Thakarar et al., "Homelessness, HIV, and Incomplete Viral Suppression," *Journal of Health Care for the Poor and Underserved* 27, no. 1 (February 2016): 145–56.

15. Steven Thrasher, "An Uprising Comes from the Viral Underclass," *Slate*, June 12, 2020, https://slate.com/news-and-politics/2020/06/black-lives-matter-viral-underclass.html.

16. Rupert Neate, "Billionaires' Wealth Rises to $10.2 Trillion amid Covid Crisis," *Guardian*, October 7, 2020, https://www.theguardian.com/business/2020/oct/07/covid-19-crisis-boosts-the-fortunes-of-worlds-billionaires.

17. David Pride, "Viruses Can Help Us as Well as Harm Us," *Scientific American*, December 1, 2020, https://www.scientificamerican. com/article/viruses-can-help-us-as-well-as-harm-us/.

18. Adia Benton (@Ethnography 911), "I'm revising my position on viruses living *in* bodies; they live briefly in spaces where bodies interface, making the war against the virus also a war against moments and spaces of connections," tweet, Twitter, March 26, 2020, 10:58 a.m., https://twitter.com/Ethnography911/status/1243235938895093761.

19. "Update: Trends in AIDS Incidence, Deaths, and Prevalence—United States, 1996," CDC, updated February 28, 1997, https://www.cdc.gov/mmwr/preview/mmwrhtml/00046531.htm#:~:text=The%20 estimated%20number%20of%20 deaths,1995%20.

20. Morgan Keith, "Over the Last Four Decades, HIV/ AIDS Has Killed at Least 700,000 Americans: COVID-19 Has Killed More in Two Years," *Business Insider*, October 30, 2021, https://www.businessinsider.com/covid-19-deaths-americans-hiv-aids-united-states-2021–10.

21. Sam Roberts, "David Graeber, Caustic Critic of Inequality, Is Dead at 59," *New York Times*, September 4, 2020, https://www.nytimes.com/2020/09/04/books/david-graeber-dead.html.

22. The School of Life, "SARTRE ON: Bad Faith," YouTube video, 3:37, October 30, 2015, https://www.youtube.com/watch?v=xxrmOHJQRSs&feature=emb_logo&ab_channel=TheSchoolof Life.

23. Combahee River Collective, *The Combahee River Collective Statement*, 1977, https://www.blackpast.org/african-american-history/combahee-river-collective-statement-1977/.

24. Dr. Martin Luther King Jr., "I've Been to the Mountain-top," transcript, AFSCME, https://www.afscme.org/about/history/mlk/mountaintop.

25. John Irving, *The World According to Garp* (New York: Ballantine Books; reissue edition, 1990), 609.

第一幕：罪魁祸首

01　曼丁哥

1. "Clerk Who Took Counterfeit $20 Bill from George Floyd Says He Feels Guilty," CBS News, March 31, 2021, https://www.cbs17.com/news/national-news/clerk-who-took-counterfeit-20-bill-from-george-floyd-says-he-feels-guilty/.

2. David Leonhardt, "A Very Rare Conviction," *New York Times*, April 21, 2021, https:// www.nytimes.com/2021/04/21/briefing /chauvin-verdict-super-league-dementia. html.

3. "George Floyd Was Infected with COVID-19, Autopsy Reveals," Reuters, June 4, 2020, https://www.reuters.com/article/us-minneapolis-police-autopsy/george-floyd-was-infected-with-covid-19-autopsy-reveals-idUSKBN23B1HX.

4. Aaron Barker, "Harris County DA Requests Posthumous Pardon for George Floyd in 2004 Drug Conviction," Click-2Houston, April 29, 2021, https:// www.click2houston.com/news/local/2021/04/29/harris-county-da-requests-posthumous-pardon-for-george-floyd-of-2004-drug-conviction/.

5. Maya Rao, "George Floyd's Search for Salvation," *Star Tribune*, December 27, 2020, https://www.startribune.com/george-floyd-hoped-moving-to-minnesota-would-save-him-what-he-faced-here-killed-him/573417181/.

6. Steven Thrasher, "An Uprising Comes from America's Viral Underclass," *Slate*, June 10, 2020, https://slate.com/news-and-politics/2020/06/black-lives-matter-viral-underclass.html.

7. Sherman James, "John Henryism and the Health of African Americans," *Culture, Medicine and Psychiatry* 18 (June 1994): 163–82.

8. "Race and Ethnicity," graph, Data USA, January 2013, https://datausa.io/profile/geo/st-charles-county-mo#category_race-and-ethnicity.

9. Anonymous, telephone interview with Steven Thrasher, May 5, 2014.

10. Reba Chenoweth, "Indianapolis Native Accused of Failing to Disclose HIV Status," WXIN, October 11, 2013, https://fox59.com/news/indiana polis-native-accused-of-failing-to-disclose-hiv-status/#axzz34AupYs21.

11. News Corp Australia Network, "HIV-Positive Student Michael Johnson aka Tiger Mandingo 'Filmed Sex Victims' at Lindenwood University," News.com. au, January 21, 2014, https://www.news.com.au /world/hiv-positive-student-michael-johnson-aka-tiger-mandingo-filmed-sex-victims-at-lindenwood-university/news-story/f56614ebae4ca1307aad7f875e5 bb489.

12. Lindenwood University, "Campus Announcement Important," email message to Lindenwood University students and faculty, October 10, 2014, https://www. documentcloud.org/documents/1201562-lindenwood-campus-announcement.html.

13. Nick Delmacy, "The Curious Case of Michael Johnson and the Unhealthy Fear of HIV Shaming," Cypher Avenue, January 2014, https://cy pheravenue.com/the-curious-case-of-michael-johnson-and-the-unhealthy-fear-of-hiv-shaming/.

14. Armani Valentino, "Men Intentionally Spreading HIV/AIDS," ArmaniValentino.

com, January 24, 2014, https:// armanivalentino.webs.com /apps /blog / show/41021484 -men -intentionally-spreading-hiv-aids.

15. "Down Low AIDS Wrestler Sharing the Love," Chimpmania, October 11, 2013, forums, http://chimpmania.com/forum/show thread.php?39410-Down-low-AIDS-wrestler-sharing-the-love.

16. "More Than Half of Young HIV-Infected Americans Are Not Aware of Their Status," CDC, November 17, 2012, https://www.cdc.gov/nchhstp/ newsroom/2012/vital-signs-pressrelease.html.

17. R. J. Wolitski et al., "HIV Serostatus Disclosure Among Gay and Bisexual Men in Four American Cities: General Patterns and Relation to Sexual Practices," *AIDS Care: Psychological and Socio-medical Aspects of AIDS/HIV* 10, no. 5 (October 1998): 599–610.

18. Michael Evangeli and Abigail L. Woe, "HIV Disclosure Anxiety: A Systematic Review and Theoretical Synthesis," *AIDS and Behavior* 21 (July 12, 2016): 1–11.

19. Scott Burris and Matthew Weait, "Criminalisation and Moral Responsibility for the Sexual Transmission of HIV," Global Commission on HIV and the Law, August 9, 2012, http://www.hivlawcommission.org/index.php/working-papers?task=document. viewdoc&id=89.

20. CDC, "Health Disparities in HIV/AIDS, Viral Hepatitis, STDs, and TB," National Center for HIV/AIDS, Viral Hepatitis, STD, and TB Prevention, February 7, 2019, https://www.cdc.gov/nchhstp/healthdisparities/africanamericans.html.

21. CDC, "Health Equity Considerations and Racial and Ethnic Minority Groups," National Center for Immunization and Respiratory Diseases, August 3, 2020, https://www.cdc.gov/coronavirus/2019-ncov/community/health-equity/race-ethnicity.html.

22. Dorothy Roberts, *Fatal Invention: How Science, Politics, and Big Business Re-create Race in the Twenty-First Century* (New York: New Press, 2011), 82.

23. Harriet Washington, *Medical Apartheid: The Dark History of Medical Experimentation on Black Americans from Colonial Times to the Present* (New York: Doubleday, 2006).

24. BBC World Service Online, s.v. "The Story of Africa," last modified 2014, https://www.bbc.co.uk/worldservice/specials/1624_story_of_africa/page53.shtml.

25. Elise Mitchell, "The Shortages May Be Worse Than the Disease," *Atlantic*, March 11, 2020, https://www.theatlantic.com/ideas/archive/2020/03/humanitys-long-history-of-making-epidemics-worse/607780/.

26. Brynn Holland, "The 'Father of Modern Gynecology' Performed Shocking Experiments on Enslaved Women," History.com, updated December 4, 2018,

https://www.history.com/news/the-father-of-modern-gynecology-performed-shocking-experiments-on-slaves.

27. Linda Villarosa, "Why America's Black Mothers and Babies Are in a Life-or-Death Crisis," *New York Times Magazine*, April 11, 2018, https://www.nytimes.com/2018/04/11/magazine/black-mothers-babies-death-maternal-mortality.html.

28. Kathryn Olivarius, "The Dangerous History of Immunoprivilege," *New York Times*, April 12, 2020, https:// www.nytimes.com/2020/04/12/opinion/coronavirus-immunity-passports.html.

29. CDC, "The U.S. Public Health Service Syphilis Study at Tuskegee," National Center for HIV/AIDS, Viral Hepatitis, STD, and TB Prevention, April 22, 2021, https://www.cdc.gov/tuskegee/timeline.htm.

30. Jeneen Interlandi, "Why Doesn't the United States Have Universal Health Care? The Answer Has Everything to Do with Race," *New York Times Magazine*, August 14, 2019, https://www.nytimes.com/interactive/2019/08/14/magazine/universal-health-care-racism.html.

31. Roger Ebert, "Mandingo," *Chicago Sun-Times*, July 25, 1975, https://www.rogerebert.com/reviews/mandingo-1975.

32. Ann duCille, "The Unbearable Darkness of Being," in *Birth of a Nation' hood: Gaze, Script, and Spectacle in the O.J. Simpson Case*, ed. Toni Morrison and Claudia Brodsky (New York: Pantheon, 1999).

33. Carol Galletly and Zita Lazzarini, "Charges for Criminal Exposure to HIV and Aggravated Prostitution Filed in the Nashville, Tennessee Prosecutorial Region 2000–2010," *AIDS and Behavior* 17 (January 22, 2013): 2624–36, https://www.ncbi.nlm.nih.gov/pmc/articles/PMC4060526/.

34. Matthew Weait, "Criminalisation of HIV Exposure and Transmission: A Global Review," United Nations Global Commission on HIV and the Law, July 2011, https://hivlawcommission.org /wp -content /uploads /2017/06 / Criminalisation-of-HIV-Exposure -and-Transmission.pdf; Sarah Schulman, *Conflict Is Not Abuse: Overstating Harm, Community Responsibility, and the Duty of Repair* (Vancouver: Arsenal Pulp Press, 2016); and Amira Hasenbush et al., "HIV Criminalization in California: Penal Implications for People Living with HIV/AIDS (2015)," The Williams Institute, School of Law, University of California, Los Angeles, June 2016, https://williamsinstitute.law.ucla.edu/publications/hiv-criminalization-ca-penal/.

35. Michael Johnson, interview with Steven Thrasher, St.Louis, May 7, 2014.

36. Michael Johnson, "Championship's-state, nationals," post, Facebook, May 27, 2013,

https://www.facebook.com/photo.php?fbid=523788437658949&set=a.144359628
935167&type=1&theater.

37. In the early 2010s, ballroom drag was very much a subculture in the Midwest. When Johnson began walking balls, the FX show *Pose* was still many years away, and if people in the Midwest outside the scene knew much about it, it would have been from the 1990 film *Paris Is Burning*.

38. Ballroom Throwbacks Television—Brtbtv, "BQ BODY @ ST LOUIS AWARDS BALL 2013," YouTube video, 0:40, September 24, 2013, https://www.youtube.com/watch?v=ylg5uUfOCGo.

39. Azeen Ghorayshi and Sri Ray, "Grindr Is Letting Other Companies See User HIV Status and Location Data," BuzzFeed News, April 2, 2018, https://www.buzzfeednews.com/article/azeenghorayshi/grindr-hiv-status-privacy.

40. Catherine Kramarczuk Voulgarides, Edward Fergus, and Kathleen A. King Thorius, "Pursuing Equity: Disproportionality in Special Education and the Reframing of Technical Solutions to Address Systemic Inequities," *American Journal of Health Promotion* 41, no. 1 (March 2017): 200–204.

41. Andrew Hipps, "Labette Runs Away with NJCAA Team Title," InterMat, February 26, 2012, https://intermatwrestle.com/articles/9852?.

42. 当我请求林登伍德大学证实对约翰逊在校学习情况的相关描述时，该大学以联邦隐私法律条款为由，拒绝向我透露约翰逊的在校成绩。至于他的阅读能力，林登伍德大学法律顾问埃里克·斯图勒（Eric Stuhler）在一封电子邮件中写道，"我们认为约翰逊是功能性文盲的说法毫无依据"，因为"显然他是高中毕业后在社区大学完成了两年学业。如果这两个机构中的任何一个伪造了他的学历和成绩单，对我们的大学实施了欺诈，也许你们应该对他们进行调查"。

43. Associated Press (@AP), tweet, Twitter, June 2, 2001, 8:49 p.m., https://twitter.com/ap/status/1400162696478265344.

44. Anonymous, telephone interview with Steven Thrasher, April, 24, 2014.

45. "The AMA Adopts a Resolution Opposing HIV Criminalization," The Center for HIV Law and Policy, June 10, 2014, https://www.hivlawandpolicy.org/news/ama-adopts-a-resolution-opposing-hiv-criminalization.

46. "Forward Through Ferguson: A Path Toward Racial Equity," The Ferguson Commission, September 27, 2016, https:// forwardthroughferguson.org/report/executive-summary/overview/.

47. "1.5 Million Missing Black Men," interactive graphic, Justin Wolfers et al., *New York Times*, April 20, 2015, https://www.nytimes.com/interactive/2015/04/20/upshot/

missing-black-men.html.

02　零的无穷重

1. Bill Hutchinson, "Alabama Students Throwing 'COVID Parties' to See Who Gets Infected: Officials," ABC News, July 1, 2020, https://abcnews.go.com/US/alabama-students-throwing-covid-parties-infected-officials/story?id=71552514.

2. In a separate example of a COVID party moral panic in 2020, a local TV station retracted their reporting on COVID parties. See Neil Fischer (@NeilFischerTV), tweet, Twitter, May 7, 2020, 8:46 p.m., https://twitter.com/NeilFischerTV/status/1258558984522350593. But with the Tuscaloosa story, major news organizations did not address its holes, even after media critics like me, on Twitter and in *Wired*, pointed out the lack of evidence. See Steven Thrasher, tweet, Twitter, July 2, 2020, 10:55 a.m., https://twitter.com/thrasherxy/status/1278703871053963269?lang=en; and Giled Edelman, " 'Covid Parties' Are Not a Thing," *Wired*, July 2, 2020, https://www.wired.com/story/covid-parties-are-not-a-thing/.

3. Faith Karimi and Jamiel Lynch, "Young People Are Throwing Coronavirus Parties with a Payout When One Gets Infected, Official Says," CNN, July 2, 2020, https://www.cnn.com/2020/07/02/us/alabama-coronavirus- parties-trnd/index.html.

4. "Officials: Students in Alabama Threw COVID Contest Parties," Associated Press, July 2, 2020, https://apnews.com/article/virus-outbreak-tuscaloosa-alabama-us-news-al-state-wire-888ed17ac0e048ba8fdbe248e90 cc877.

5. "Retail Jobs Among the Most Common Occupations," United States Census, updated September 8, 2020, https:// www.census.gov/library/stories/2020/09/profile-of-the-retail-workforce.html.

6. Justin Fox, "Telling Us to Go Shopping," *Time*, January 19, 2009, http://content.time.com/time/specials/packages/article/0,28804,1872229_1872230_1872236,00.html.

7. City of Chicago (@chicago), "We all know we can do some stupid things in college but . . ." tweet, Twitter, July 2, 2020, 2:11 p.m., https://twitter.com/chicago/status/1278798372091166722.

8. Steven Thrasher (@thrasherxy), "This an OUTRAGEOUS feedback of propaganda!!! City officials in Alabama make unsubstantiated claims without evidence; 'journalists' at @CNN @abcnews @ RobinRoberts repeat with no

reporting as 'news'; city of Chicago repeats it. ARGGGGH!!!" tweet, Twitter, July 2, 2020, 2:19 p.m., https://twitter.com/thrasherxy/status/1278800524050120707.

9. Noam Chomsky and Edward Herman, *Manufacturing Consent: The Political Economy of the Mass Media* (New York: Vintage, 1995).

10. Harry Atkins, "How Many People Died in the Hiroshima and Nagasaki Bombings?" History Hit, August 9, 2018, https:// www.historyhit.com/how-many-people-died-in-the-hiroshima-and-nagasaki-bombings/.

11. "Pathogen Research Databases," Los Alamos National Laboratory, 2018, https://www.lanl.gov/collaboration/pathogen-database/index.php.

12. Donna Lu, "The Hunt to Find the Coronavirus Pandemic's Patient Zero," *New Scientist* 245, no. 3276 (April 4, 2020): 9.

13. Gaëtan Dugas is sometimes written as "Gaétan Dugas" or "Gaetan Dugas."

14. Michael Worobey et al., "1970s and 'Patient 0' HIV-1 Genomes Illuminate Early HIV/AIDS History in North America," *Nature* 539 (2016): 98–101.

15. Brian Johnson, "How a Typo Created a Scape-goat for the AIDS Epidemic," *Maclean's Magazine*, April 17, 2019, https://www.macleans .ca /culture /movies/ how-a-typo -created-a-scapegoat-for-the -aids-epidemic/.

16. Richard A. McKay, *Patient Zero and the Making of the AIDS Epidemic* (Chicago: University of Chicago Press, 2017), 375–76.

17. Randy Shilts, *And the Band Played On: Politics, People and the AIDS Epidemic* (New York: St. Martin's Press, 1993), 439.

18. Steven Thrasher, "Why Did It Take So Long for Science to Debunk the AIDS 'Patient Zero' ?" *Guardian*, November 1, 2016, https://www.theguardian.com/society/ commentisfree/2016/nov/01/patient-zero-aids-hiv-gaetan-dugas.

19. Rich Barlow, "How the AIDS Crisis Became a Moral Debate," *BU Today*, December 3, 2015, http://www.bu.edu/articles/2015/anthony-petro-after-the-wrath-of-god.

20. Steven Epstein, *Impure Science: AIDS, Activism, and the Politics of Knowledge* (Berkeley: University of California Press, 1996), 376–86.

21. Richard A. McKay, "'Patient Zero' : The Absence of a Patient's View of the Early North American AIDS Epidemic," *Bulletin of the History of Medicine* 88, no. 1 (Spring 2014): 161–94.

22. Johnson, "How a Typo Created a Scapegoat for the AIDS Epidemic."

23. McKay, "'Patient Zero,'" 3.

24. Donald McNeil Jr., "H.I.V. Arrived in the U.S. Long Before 'Patient Zero,'" *The New York Times*, October 26, 2016, https://www.nytimes.com/2016/10/27/health/ hiv-patient-zero-genetic-analysis.html?_r=0.

25. Henry Jenkins et al., *Spreadable Media: Creating Value and Meaning in a Networked Culture* (New York: NYU Press, 2013).

26. Richard Dawkins, *The Selfish Gene* (Oxford: OxfordUniversity Press, 1976), 254.

27. "Countries: France," HIV Justice Network, November 2020, https://www. hivjustice.net/country/fr/.

28. John Crewdson, "Case Shakes Theories of AIDS Origin," *Chicago Tribune*, October 25, 1987, https://www.chicagotribune.com/news/ct-xpm-1987–10–25–8703200167-story.html.

29. Crewdson, "Case Shakes Theories of AIDS Origin."

30. Ivanka Temelkova et al., "A Series of Patients with Kaposi Sarcoma (Mediterranean/ Classical Type): Case Presentations and Short Update on Pathogenesis and Treatment," Open Access, *Macedonian Journal of Medical Sciences* 6, no. 9 (September 25, 2018): 1688–93.

31. Steve Hendrix, "A Mystery Illness Killed a Boy in 1969: Years Later, Doctors Believed They'd Learned What It Was: AIDS," *Washington Post*, May 15, 2019, https://www.washingtonpost.com/history/2019/05/15/mystery -illness-killed-boy-years-later-doctors-learned-what-it-was-aids/.

32. Carl Zimmer, "Most People with Coronavirus Won't Spread It: Why Do a Few Infect Many?" *New York Times*, June 30, 2020, https://www.nytimes. com/2020/06/30/science/how-coronavirus-spreads.html.

33. C-SPAN, "1996: Hillary Clinton on 'Superpredators' (C-SPAN)," YouTube video, 2:02, February 25, 2016, https://www.youtube.com/watch?v=j0uCrA7ePno&ab_channel=C-SPAN.

34. Crewdson, "Case Shakes Theories of AIDS Origin."

35. Theodore Kerr, video interview with Steven Thrasher, July 21, 2020.

36. Betty Williams, interview by Sarah Schulman, "ACT UP Oral History Project," August 23, 2008, http://www.actuporalhistory.org/interviews/ images/bwilliams. pdf.

37. "Robert Rayford," National Park Service, October 2017, https://www.nps.gov/ people/robert-rayford.htm.

38. Yann Ruffieux et al., "Mortality from Suicide Among People Living with HIV and the General Swiss Population: 1988–2017," *Journal of International AIDS Society* 22, no. 8 (2019), https://www.ncbi.nlm.nih.gov/pmc/articles/PMC6698675/.

39. Hillary Hofower, "A Family Feud over a $400 Million Trust Fund, a Massive Fortune That Left One Heiress with an Inferiority Complex, and a Sprawling Media Empire: Meet the Disney Family," *Business Insider*, December 16, 2020, https://www.

businessinsider.com/disney-family-net-worth-fortune-media-walt-2019–6.

40. Dominic-Madori Davis, "Bob Iger Will Forgo His Entire Salary This Year as Disney Risks Losing Billions in Revenue: Here's How the Media Titan Makes and Spends His $690 Million Fortune," *Business Insider*, March 31, 2020, https://www.businessinsider.com/disney-ceo-bob-iger-net-worth-life-career-family.

41. Steamboat Ventures is the venture capital arm of the Walt Disney Company (steamboatvc.com). See also Ryan Lawler, "With Digital Media on the Rise, Disney Investment Arm Steamboat Ventures Raises $85 Million Fund," TechCrunch, December 21, 2012, https://techcrunch.com/2012/12/21/steamboat-ventures-85m-fund/.

42. Megan Graham, "Oscars Sells Out Ad Inventory Despite Awards Show Ratings Declines," CNBC, April 22, 2021, https://www.cnbc.com/2021/04/22/oscars-sells-out-ad-inventory-despite-awards-show-ratings-declines.html.

43. Youjin Shin, Bonnie Berkowitz, and Min Joo Kim, "How a South Korean Church Helped Fuel the Spread of the Coronavirus," *Washington Post*, March 25, 2020, https://www.washingtonpost.com/ graphics/2020/world/coronavirus-south-korea-church/.

44. "Wild Celebration in Tuscaloosa After Alabama's National Championship Win," WVTM, January 12, 2021, https://www.wvtm13.com/article/massive-crowd-swarms-the-strip-after-alabama-s-national-championship-win/35191070#.

45. "Number of deaths due to HIV/AIDS," World Health Organization, October 11, 2021, https://www.who.int/data/gho/data/indicators/indicator-details/GHO/number-of-deaths-due-to-hiv-aids.

03　寄生虫

1. Philip Bump, "The difference in How the Pandemic Has affected the U.S. and South Korea Remains Staggering," *Washington Post*, December 4, 2020, https://www.washingtonpost.com/politics/2020/12/04/ difference-how-pandemic-has-affected-us-south-korea-remains-staggering/.

2. E. Alex Jung, "Bong Joon-ho's Dystopia Is Already Here: The Korean Director's Ruthless, Bleak New Film *Parasite* Is the Most Fun You'll Have in Theaters This Fall," *Vulture*, October 7, 2019, https://www.vulture.com/2019/10/bong-joon-ho-parasite.html.

3. Erin Blakemore, "The Korean War Never Technically Ended: Here's Why," *National Geographic*, June 24, 2020, https://www.nationalgeographic.com/history/article/

why-korean-war-never-technically-ended.

4. "The Black List Interview: Bong Joon-ho on *Parasite*," interview by Alci Rengifo, Karen Patterson, and Kate Hagen, Medium, last modified October 11, 2019, https:// blog.blcklst.com/the-black-list-interview-bong-joon-ho-on-parasite-5fd0cb0baa12.

5. Mark Harrison and Sung Vin Yim, "War on Two Fronts: The Fight Against Parasites in Korea and Vietnam," *Medical History* 61, no. 3 (June 2017): 401–23.

6. Times Wire Services, "Seoul Police Firing Tear Gas Halt Protests over Student's Torture Death," *Los Angeles Times*, May 24, 1987, https:// www.latimes.com/archives/ la-xpm-1987–05–24-mn-2581-story.html; and Max Balhorn, "How South Korea's Pro-Democracy Movement Fought to Ban 'Murderous Tear Gas,'" *Jacobin*, June 28, 2020, https://jacobinmag.com/2020/06/south-korea-democracy-movement-protests-tear-gas.

7. K. K. Rebecca Lai et al., "Here Are the 100 US Cities Where Protesters Were Tear-Gassed," *New York Times*, June 18, 2020, https://www.nytimes.com/ interactive/2020/06/16/us/george-floyd-protests-police-tear-gas.html.

8. Hilary Brueck, "China Is Sending Trucks to Spray Bleach on Entire Cities as the Country Struggles to Contain the Wuhan Coronavirus," *Business Insider*, February 6, 2020, https://www.businessinsider.com/wuhan-coronavirus-china-dispatches-bleach-trucks-to-spray-down-cities-2020–2.

9. Karl Marx, "The Working-Day," in *Das Kapital* (Germany: Verlag von Otto Meisner, 1867).

10. "Prevalence and Predictors of SARS-CoV-2 Infection Among Farmworkers in Monterey County, CA: Summary Report," UC Berkeley School of Public Health, July–November 2020, https:// cerch.berkeley.edu/sites/default/files/ucb_csvs_ white_paper_12 _01_ 20 _final_compressed.pdf.

11. "UNAIDS Calls for Greater Urgency as Global Gains Slow and Countries Show Mixed Results Towards 2020 HIV Targets," UNAIDS, July 16, 2019, https:// www.unaids.org /en/resources/presscentre/pressreleaseandstatementarchi ve/2019/july/20190716_PR_UNAIDS_global_report_2019.

12. Zak Kostopoulos et al., *Society Doesn't Fit Me but My Little Black Dress Does* (Athens: Onassis Stegia, 2019), 57.

13. "Smallpox Vaccines," World Health Organization, May 31, 2016, https://www.who.int/ news-room/feature-stories/detail/smallpox-vaccines.

14. "Dmitry Ivanovsky," *Encyclopedia Britannica*, November 5, 2020, https://www. britannica.com/biography/Dmitry-Ivanovsky.

15. R. M. Krug and Robert R. Wagner, "Virus," *Encyclopedia Britannica*, November 12,

2020; L. Prono, "Martinus W. Beijerinck," *Encyclopedia Britannica*, January 1, 2021, https://www.britannica.com/biography/Martinus-W-Beijerinck.

16. Sade Strehlke, "Most of the World Has Herpes——Here's How to Protect Yourself," *Teen Vogue*, October 30, 2015, https://www.teenvogue.com/story/two-third-world-infected-herpes.

17. Victor Cha, "A Timeline of South Korea's Response to COVID-19," Center for Strategic and International Studies, March 27, 2020, https://www.csis.org/analysis/timeline-south-koreas-response-covid-19; "CDC Museum COVID-19 Timeline," time line, CDC, August 14, 2021, https://www.cdc.gov/museum/timeline/covid19. html#:~:text=January%2020%2C%202020%20CDC,18%20in%20Washington%20 state.

18. Hyonhee Shin, "South Korea Reports Fewest New Coronavirus Cases Since February 29 Peak," Reuters, March 22, 2020, https:// www.reuters.com/article/us-health-coronavirus-southkorea-toll/south-korea-reports-fewest-new-coronavirus-cases-since-february-29-peak-idUSKBN21A043.

19. "South Korea Coronavirus Cases," graph, Worldometer, n.d., https://www.worldometers.info/coronavirus/country/south-korea/.

20. "Coronavirus Disease 2019 (COVID-19) Cases in the US," CDC, https://covid.cdc.gov/covid-data-tracker/#cases_casesper100klast 7days.

21. Kate Gibson, "12 Million Have Lost Employer-Sponsored HealthInsurance During Pandemic," CBS News, August 26, 2020, https://www.cbsnews.com/news/health-insurance-coronavirus-pandemic-12-million-lost-employer-sponsored/.

22. E. Tammy Kim, "How South Korea Solved Its Face Mask Shortage," *New York Times*, April 1, 2020, https://www.nytimes.com/2020/04/01/opinion/covid-face-maskshortage.html.

23. Julie Mazziotta, "Trump Administration Shut DownUS Postal Service Plan to Mail Masks to Every American: Reports," *People*, September 18, 2020, https://people.com/health/trump-administration-shut-down-usps-plan-mail-free-masks/.

24. Patrick Strudwick, "LGBTQ People Have Become the New Scapegoats for the Coronavirus," BuzzFeed, May 13, 2020, https://www.buzzfeed.com/patrickstrudwick/coronavirus-lgbtq-scapegoats-south-koreauganda-hungary.

25. Victoria Kim, "One of South Korea's Most Reviled Criminal Defendants: A College Student with Covid Who Lied to Contact Tracers," *Los Angeles Times*, August 28, 2020, https://www.latimes.com/world-nation/story/2020–08–28/jailed-for-a-coronavirus-lie-south-korea-brings-the-hammer-down-on-coronavirus-prosecutions.

26. Josh Smith, "S Korean Accused of Lying to Covid-19 Investigators Sent to Jail," Al Jazeera, October 8, 2020, https://www.aljazeera.com /news /2020 /10 /8 /s -korean accused-of-lying-to-covid-19-investigators-sent-to-jail.

27. Bae Ji-sook, "AIDS Fear Spreads in Jecheon County," *Korea Times*, March 15, 2009, http://www.koreatimes.co.kr/www/news/nation/2009/03/117_41317.html.

28. "South Korea," HIV Justice Network, updated March, 2020, https://www. hivjustice.net/country/kr/.

第二幕　法律与秩序

04　有罪推定

1. Tim Stelloh, "Video Shows NYPD Officer Punching Man After Alleged Social Distancing Violation," NBC News, May 3, 2020, https:// www.nbcnews.com/ news/us-news/video-shows-nypd-officer-punching-man-after-alleged-social-distancing-n1199141.

2. Ashley Southall, "Scrutiny of Social-Distance Policing as 35 of 40 Arrested Are Black," *New York Times*, May 7, 2020, https://www.nytimes. com/2020/05/07/ nyregion/nypd-social-distancing-race-coronavirus.html.

3. Trevor Hoppe, *Punishing Disease: HIV and the Criminalization of Sickness* (Minneapolis: University of Minnesota Press, 2017), 10.

4. Michael Foucalt, "'Panopticism' from *Discipline & Punish: The Birth of the Prison*," *Race/ Ethnicity: Multidisciplinary Global Contexts* 2, no. 1 (2008): 1–12.

5. Trevor Hoppe, *Punishing Disease*, 9.

6. Filio Marineli et al., "Mary Mallon (1869–1938) and the History of Typhoid Fever," *Annals of Gastroenterology* 26, no. 2 (2013): 132–34.

7. "A History of Chinese Americans in California: The 1900s," History, November 17, 2004, http://npshistory.com/publications/california/5views/5views3g.htm.

8. Roger Pebody, "HIV Criminalisation Cases Recorded in 72 Countries, Including 49 in the Last Four Years," NAM AIDSmap, June 3, 2019, https://www.aidsmap. com/news/jun-2019/hiv-criminalisation-cases-recorded-72-countries-including-49-last-four-years#:~:text=HIV%2Dspecific%20laws%20continue%20to,and%20 Central%20Asia%20(18).

9. Amira Hasenbush et al., "HIV Criminalization and Sex Work in California," The Williams Institute, Los Angeles, October 2017, https://williamsinstitute.law.ucla. edu/wp-content/uploads/HIV-Criminalization-Sex-Work-CA-Oct-2017.pdf.

10. State of Missouri v. Michael L. Johnson, 2016 S.W. ED103217 (2016). Unless otherwise noted, all further quotations from the *State of Missouri v. Michael L. Johnson* are from this same transcript.

11. "Missouri: Excerpt from CHLP's Sourcebook on HIV Criminalization," The Center for HIV Law and Policy, updated August 2021, https://www.hivlawandpolicy. org/sites/default/files/Missouri%20-%20Excerpt%20 from%20CHLP%27s%20 Sourcebook%20on%20HIV%20Criminalization%20 in%20the%20U.S._0.pdf.

12. In November 2015, Groenweghe told me he was just being "precise" about medical terminology.

13. "Lack of Adequate Funding Forces Missouri Public Defenders to Shortchange Constitutional Rights," ACLU Missouri, May 17, 2018, https://www.aclu-mo.org/ en/news/lack-adequate-funding-forces-missouri-public-defenders-shortchange-constitutional-rights.

14. "Probable Cause Statement," PDF, St. Charles Police Department, St. Charles County Prosecuting Attorney, 2013, https://www.documentcloud.org/ documents/2580257-police-report-dylan-king-lemons.html# document/p6/ a263305.

15. "HIV Undetectable = Untransmittable (U = U), or Treatment as Prevention," National Institute of Allergy and Infectious Diseases, May 21, 2019, https://www. niaid.nih.gov/diseases-conditions/treatment-prevention.

16. David Heitz, "Life Expectancy for People with HIV Continues to Improve," Healthline, April 24, 2020, https://www.healthline.com/health-news/hiv-life-expectancy-for-americans-with-hiv-reaches-parity-121813.

17. Hasina Samji et al., "Closing the Gap: Increases in Life Expectancy Among Treated HIV-Positive Individuals in the United States and Canada," *PLOS One* 8, no. 12 (December 18, 2013).

18. 为了清楚起见，迈克尔·约翰逊的朋友梅雷迪斯（Meredith）在整本书中都被称为梅雷迪斯·罗文（Meredith Rowan），这是她的现名。然而，在约翰逊 2013 年被捕和 2015 年受审时，她也叫梅雷迪斯·米尔斯（Meredith Mills），在一些早期的法庭文件和庭审记录中，她也被记录为梅雷迪斯·米尔斯。

19. "QuickFacts: St. Charles County, Missouri," United States Census, https://www. census.gov/quickfacts/fact/table/stcharlescountymissouri/PST 120219.

20. "QuickFacts: St. Charles County, Missouri."

21. "The Criminalization of HIV and Hepatitis B and C in Missouri," Report, Williams Institute, School of Law, UCLA, https://williamsinstitute.law.ucla.edu/publications/

hiv-criminalization-mo/.

22. Steven Thrasher, "A Black Body on Trial," *BuzzFeed News*, December 1, 2015, https://www.buzzfeednews.com/article/steventhrasher/a-black-body-on-trial-the-conviction-of-hiv-positive-tiger-m.

23. Michelle Friedrich, "Dexter Man Gets 30 Years in HIV-Exposure Case," *Southeast Missourian*, July 23, 2015, https://www.semissourian.com/story/2215743.html.

24. Southall, "Scrutiny of Social-Distance Policing."

25. Joseph Choi, "43 Percent of NYPD Employees Vaccinated: Report," *Hill*, July 22, 2021, https://thehill.com/homenews/state-watch/564392–43-percent-of-nypd-employees-vaccinated-report.

26. Craig McCarthy, "New York's Largest Police Union Vows to Sue over Possible COVID Vaccine Mandate," *New York Post*, August 25, 2021, https://nypost.com/2021/08/25/pba-president-patrick-j-lynch-to-sue-nyc-over-covid-19-vaccine-mandate/.

27. Richard Winton and Hannah Fry, "Coronavirus Scofflaws Arrested, Criminally Charged as California Cracks Down," *Los Angeles Times*, April 4, 2020, https://www.latimes.com/california/story/2020–04–04/coronavirus-violators-arrested-criminally-charged-california-cracks-down.

28. Phillip Jackson, "Baltimore Police Received 128 Calls for Illegal Gatherings This Weekend as City Extends Coronavirus Restrictions," *Baltimore Sun*, May 18, 2020, https://www.baltimoresun.com/coronavirus/bs-md-ci-cr-stay-at-home-violations-20200518–6mcixyw52jejpofgbq wdmsw7ku-story.html.

29. Dini Harsono et al., "Criminalization of HIV Exposure: A Review of Empirical Studies in the United States," *AIDS and Behavior* 21 (September 7, 2016): 27–50.

05　从雅典到阿巴拉契亚

1. Roberto Perotti, "The Human Side of Austerity: Health Spending and Outcomes During the Greek Crisis," *National Bureau of Economic Research*, working paper 24909 (August 2018): E62. Migration was *not* the cause of viral increase, but the expanded size of the viral underclass due to the legacy of European colonialism coinciding with European sanctioned austerity was a disaster.

2. Niki Kitsantonis, "Greece, 10 Years into Economic Crisis, Counts the Cost to Mental Health," New York Times, February 3, 2019, https://www.nytimes.com/2019/02/03/world/europe/greece-economy-mental-health.html.

3. Perotti, "The Human Side of Austerity," E62.

4. Alexander Kentikelenis et al., "Greece's Health Crisis:From Austerity to Denialism," *Lancet*, February 22, 2014, https://www.thelancet.com/action/showPdf?pii=S0140–6736%2813%2962291–6#articleInformation.

5. Kentikelenis et al., "Greece's Health Crisis: From Austerity toDenialism."

6. Angelos Hatzakis et al., "Design and Baseline Findings of a Large-Scale Rapid Response to an HIV Outbreak in People Who InjectDrugs in Athens, Greece: The Aristotle Programme," *Society for the Study of Addiction* 110, no. 9 (September 2015): 1,453–67.

7. Scott L. Miley, "HIV Cases Down, but Stigma Remains in Scott County," Associated Press, https://apnews.com/article/public-health-health-indiana-indianapolis-archive-d26bf2bd70444154b804fcc3789f9e0f.

8. Steven Thrasher, "Mike Pence Is Still to Blame for an HIVOutbreak in Indiana—but for New Reasons," *Nation*, October 4, 2018, https://www.thenation.com/article/archive/mike-pence-is-still-to-blame-for-an-hiv-outbreak-in-indiana-but-for-new-reasons/.

9. Gregg Gonsalves and Forrest Crawford, "Dynamics of the HIV Outbreak and Response in Scott County, IN, USA, 2011–15:A Modelling Study," *Lancet HIV* 5, no. 10 (September 2018): E569–E77.

10. Blythe Bernhard, "St. Charles County Shuts Down Its STD Clinic," *St. Louis Post-Dispatch*, November 30, 2017, https://www.stltoday.com/lifestyles/health-med-fit/health/st-charles-county-shuts-down-its-std-clinic/article_bcbad111–72b5–5b20–a6a0–9f25c4fd3fb9.html.

11. James Baldwin and Raoul Peck, *I Am Not Your Negro* (New York: Vintage Books, 2017), 88.

12. Helena Smith, "'Zak's an Icon': The Long Fight for Justice over Death of Greek LGBT Activist," *Guardian*, December 20, 2020, https://www.theguardian.com/world/2020/dec/20/long-fight-for-justice-over-death-of-greek-lgbt-activist-zak-kostopoulos.

13. Sofia Lotto Persio, "Four Cops Charged for Inflicting Fatal Harm on Gay Activist Zak Kostopoulos," PinkNews, December 5, 2018, https:// www.pinknews.co.uk/2018/12/05/four-cops-charges-death-zak-kostopoulos/.

14. David Graeber, "Ferguson and the Criminalizationof American Life," Gawker, March 13, 2015, https://gawker.com/ferguson-and-the-criminalization-of-american-life-1692392051.

15. Dean Spade, *Mutual Aid: Building Solidarity During This Crisis (and the Next)* (London: Verso, 2020), 1.

16. Niki Kitsantonis and Iliana Magra," Golden Dawn Found Guilty of Running Criminal Organization in Greece," *New York Times*, October 7, 2020, https://www.nytimes.com/2020/10/07/world/europe/golden-dawn-guilty-verdict-greece.html.

17. Maria Margaronis, "How Police Shooting of a Teenage Boy Rallied the ' € 700 Generation,'" *Guardian*, December 12, 2008, https://www.theguardian.com/world/2008/dec/13/athens-greece-riots.

18. Lori Ioannou, "Imagine a Country Losing All of Its College Grads," CNBC, February 25, 2015, https://www.cnbc.com/2015/02/25/the-real-greek-tragedy-the-worlds-biggest-brain-drain.html.

19. Ioannou, "Imagine a Country Losing All of Its College Grads."

20. "IMF Paves Way for New Era of Austerity Post-COVID-19," Oxfam International, October 12, 2020, https://www.oxfam.org/en/press-releases/imf-paves-way-new-era-austerity-post-covid-19.

21. "Clashes, Pepper Spray at Rally for South Korea Ferry Disaster," *The Straits Times*, April 16, 2015, https://www.straitstimes.com/asia/east-asia/clashes-pepper-spray-at-rally-for-south-korea-ferry-disaster.

22. Lauren Gambino, "New York City Settles Occupy Wall Street Pepper Spray Lawsuit for $50,001," *Guardian*, July 21, 2015, https://www.theguardian.com/us-news/2015/jul/21/occupy-wall-street-new-york-pepper-spray-lawsuit.

23. Alexandros Katsis, Nikos Kostopoulos, and Maria Louka, interview with Steven Thrasher, Athens, Greece, February 27, 2020. Unless otherwise noted, all quotations in this chapter from Alexandros Katsis, Nikos Kostopoulos, and Maria Louka are from this interview.

24. Kostopoulos, *Society Doesn't Fit Me*, 21.

25. Kostopoulos, *Society Doesn't Fit Me*, 21.

26. Kostopoulos, *Society Doesn't Fit Me*, 21.

27. Kostopoulos, *Society Doesn't Fit Me*, 95.

28. Kostopoulos, *Society Doesn't Fit Me*, 75.

29. Kostopoulos, *Society Doesn't Fit Me*, 25.

30. Kostopoulos, *Society Doesn't Fit Me*, 25.

31. Kostopoulos, *Society Doesn't Fit Me*, 25.

32. Kostopoulos, *Society Doesn't Fit Me*, 25.

33. Kostopoulos, *Society Doesn't Fit Me*, 91.

34. Kostopoulos, *Society Doesn't Fit Me*, 31.

35. Kostopoulos, *Society Doesn't Fit Me*, 29.

36. Kostopoulos, *Society Doesn't Fit Me*, 40.

37. Eyal Weizman et al., "The Killing of Zak Kostopoulos," Forensic Architecture, September 4, 2019, https:// forensic-architecture.org/investigation/the-killing-of-zak-kostopoulos.

38. Kostopoulos, *Society Doesn't Fit Me*, 91.

39. Daniel Trilling, "Migrants Aren't Spreading Coronavirus—but Nationalists Are Blaming Them Anyway," *Guardian*, February 28, 2020, https://www.theguardian. com/commentisfree/2020/feb/28/coronavirus-outbreak-migrants-blamed-italy-matteo-salvini-marine-le-pen.

40. Shannon Power, "Homophobic Arsonists Torch HIV Testing Center in Athens," Gay Star News, March 13, 2019, https://www.gaystarnews.com/article/ homophobic-arsonists-torch-hiv-testing-center-in-athens/.

41. Dmitriy Tumanova et al., "The Origin of a Jury in Ancient Greece and England," *International Journal of Environmental and Science Education* 11, no. 11 (2016): 4154–63.

42. Smith, "'Zak's an Icon.'"

43. "Mining in West Virginia: A Capsule History," West Virginia Office of Miners' Health & Safety Training, https://minesafety.wv.gov/historical-statistical-data/ mining-in-west-virginia-a-capsule-history/#:~:text=Coal%20 is%20reported%20 to%20have,in%20the%20following%20two%20decades.

44. "United Mine Workers," National Coal Heritage Area & Coal Heritage Trail, https://coal h-eritage.wv.gov/coal_history/Pages/United-Mine-Workers. aspx#:~:text=West%20Virginia%20miners%20first%20went,UMWA)%20 was%20 formed%20in%201890.

45. Gonsalves and Crawford, "Dynamics of the HIV Outbreak and Response in Scott County," E569–77.

46. "Drug Overdose Deaths," CDC, March 19, 2020, https://www.cdc.gov/ drugoverdose/da-ta/statedeaths.html.

47. Eric Eyre, "Drug Firms Shipped 20.8M Pain Pills to WV Town with 2,900 People," *Charleston Gazette-Mail*, January 29, 2018, https:// www.wvgazettemail.com/news/ health/drug-firms-shipped-m-pain-pills-to-wv-town-with/article_ef04190c-1763–5a0c-a77a-7da0f06455b.html.

48. Dee Carden and Christina Carrega, "West Virginia Lands $37M Settlement Against Pharmaceutical Distributor for 'Massive' Pill Dumping," ABC News, May 2, 2019, https://abcnews.go.com/US/west-virginia-lands-37m-settlement-pharmaceutical-distributor-massive/story?id=62781219.

49. Nabarun Dasgupta et al., "Opioid Crisis: No Easy Fix to Its Social and Economic Determinants," *American Journal of Public Health* 108, no.2 (2018): 182–86.

50. Walt Bogdanich and Michael Forsythe, "McKinsey Proposed Paying Pharmacy Companies Rebates for OxyContin Overdoses," *New York Times*, November27, 2020, https://www.nytimes.com/2020/11/27/business/mckinsey-purdue-oxycontin-opioids.html.

51. Michael Kilkenny, video interview with StevenThrasher, October 7, 2020.

52. "West Virginia Ranked Poorest State in Country," WVNS TV, October 12, 2018, https://www.wvnstv.com/news/west-virginia-ranked-poorest-state-in-country/.

53. "Donald Trump and Coal Mining Jobs: How Far Back Does He Want to Take West Virginia?" Center for Economic and Policy Research, August 20, 2016, https://cepr.net/donald-trump-and-coal-mining-jobs-how-far-back-does-he-want-to-take-west-virginia/.

54. Kurt G. Larkin, "West Virginia Becomes the 26th Right-to-Work State," Hunton Andrews Kurth, March 7, 2016, https://www.huntonlabor-blog.com/2016/03/articles/employment-policies/west-virginia-becomes-the-26th-right-to-work-state/.

55. "H.B. 2643," West Virginia Legislature, https://www.wvlegislature.gov/Bill_Status/bills_t-ext.cfm?billdoc=hb2643%20intr.htm&yr=2015&sesstype=RS&i=2643.

56. Barry Meier, "Origins of an Epidemic: Purdue Pharma Knew Its Opioids Were Widely A-bused," *New York Times*, May 29, 2018, https://www.nytimes.com/2018/05/29/health/purdue-opioids-oxycontin.html.

57. Zachary Siegel (@ZachWritesStuff), "I've been asked multiple times 'what's the best OD prevention policy' and my answer typically has nothing directly to do with drugs or drug use. It's about how we live our lives: Do people feel valued? Jobs, unions, communities—decent life conditions can go a long way," tweet, Twitter, October 25, 2020, 3:18 p.m., https://twitter.com/ZachWritesStuff/status/1320489843391016960.

58. Chicago Recovery Alliance, "A Tribute to Dan Bigg," September 27, 2018, https://anypositivechange.org/a-tribute-to-dan-bigg/.

59. Kris Clarke et al., "The Significance of Harm Reduction as a Social and Health Care Intervention for Injecting Drug Users: An Exploratory Study of a Needle Exchange Program in Fresno, California," *Social Work in Public Health* 31, no. 5 (2016): 398–407.

60. "QuickFacts: Cabell County, West Virginia," United States Census, July 1, 2019, https://www.census.gov/quickfacts/cabellcountywestvirginia; "QuickFacts: Huntington City, West Virginia," United States Census, July 1, 2019, https://www.census.gov/quickfacts/huntingtoncitywestvirginia.

61. Joel Massey et al., "Opioid Overdose Outbreak—West Virginia, August 2016,"

Morbidity and Mortality Weekly Report (September 22, 2017): 975–80.

62. Hayley Brown, video interview with Steven Thrasher, October 7, 2020.

63. C. K. Babcock, video interview with Steven Thrasher, October 7, 2020.

64. John Raby, "West Virginia Governor Signs Needle Exchange Program Regulations," Associated Press, April 16, 2021, https://apnews.com/article/legislature-legislation-west-virginia-charleston-c26f19aca070b88f8e5f95fd59c01aaf.

65. Brown, video interview.

66. Corey Peak et al., "Homelessness and Hepatitis A—San Diego County, 2016–2018," *Clinical Infectious Diseases* 71, no. 1 (July 2020):14–21.

67. Dennis Culhane et al., "The Co-occurrence of AIDS and Homelessness: Results from the Integration of Administrative Databases for AIDS Surveillance and Public Shelter Utilization in Philadelphia," *Journal of Epidemiology and Community Health* 55, no. 7 (July 2001): 515–20.

68. Tristia Bauman et al., "No Safe Place: The Criminalization of Homelessness in US Cities," National Law Center on Homelessness and Poverty, 2014, https://nlchp.org/wp-content/uploads/2019/02/No_Safe_Place.pdf.

69. Ayae Yamamoto et al., "Association Between Homelessness and Opioid Overdose and Opioid-Related Hospital Admissions/ Emergency Department Visits," *Social Science and Medicine* 242 (December 2019).

70. Ingrid Binswanger et al., "Release from Prison—A High Risk of Death for Former Inmates," *New England Journal of Medicine* 356(2007).

71. City of Huntington, West Virginia, "Code of Ordinances," in Part Eleven: Health and Sanitation Code, 2014, https://library.municode.com/wv/huntington/codes/code_of _ordinances?nodeId=CO_PTELEVENHESACO_ART1111CAPUPR.

72. Hatzakis et al., "Design and Baseline Findings of a Large-Scale Rapid Response to an HIV Outbreak," 1453–67.

73. Molly Crabapple, "The Attack on Exarchia, an Anarchist Refuge in Athens," *New Yorker*, January 20, 2020, https://www.newyorker.com/news/dispatch/the-attack-on-exarchia-an-anarchist-refuge-in-athens.

06　边缘地带

1. Adam Kaufman and Aaron Wolfe, "Block by Block: Jackson Heights," *New York Times*, November 17, 2015, https://www.nytimes.com/2015/11/17/realestate/block-by-block-jackson-heights.html.

2. Cecilia Gentili, video interview with Steven Thrasher,August 11, 2020.

3. Amanda Arnold, "A Guide to the 'Walking While Trans' Ban," *Cut*, July 22, 2020, https://www.thecut.com/2020/07/walking-while-trans-law-in-new-york-explained.html.

4. Jennicet Gutiérrez, video interview with Steven Thrasher, August 3, 2020.

5. "South Dakota Tribe Sues Feds to Keep COVID-19 Checkpoints," Associated Press, June 24, 2020, https://apnews.com/article/9b9fd6f0bd1d4d944ae3b35015d76f05.

6. Nadja Sayej, "'Forgotten by Society': How Chinese Migrants Built the Transcontinental R-ailroad," *Guardian*, July 18, 2019, https://www.theguardian.com/artanddesign/2019/jul/18/fo-rgotten-by-society-how-chinese-migrants-built-the-transcontinental-railroad.

7. Antonio De Loera-Brust, "As the US Exports Coronavirus, Trump Is Blaming Mexicans," *Foreign Policy*, July 14, 2020, https://foreignpolicy.com/2020/07/14/as-the-u-s-exports-coronavirus-trump-is-blaming-mexicans/.

8. Masha Gessen, "Chase Strangio's Victories for Transgender Rights," *New Yorker*, October 12, 2020, https://www.newyorker.com/magazine/2020/10/19/chase-strangios-victories-for-transgender-rights.

9. R. G. & G. R. Harris Funeral Homes Inc. v. Equal Employment Opportunity Commission, No. 18–107 (6th Cir. 2020).

10. Chase Strangio, video interview with StevenThrasher, July 21, 2020.

11. Strangio, video interview.

12. Salome Charalambous and Kavindhran Velen, "Tuberculosis in Prisons: An Unintended Sentence?" *Lancet Public Health* 6, no. 5 (May 1, 2021): E263–64.

13. Maria Corcorran and Lara B. Strick, "Treatment of HCV in a Correctional Setting," PDF, Hepatitis C Online, https://www.hepatitisc.uw.edu/pdf/key-populations-situations/treatment-corrections/core-concept/all.

14. L. M. Maruschak et al., "Pandemic Influenza and Jail Facilities and Populations," *American Journal of Public Health* 99, Suppl. 2 (2009): S339–44.

15. Jerusalem Demsas, "80 Percent of Those Who Died of COVID-19 in Texas County Jails We-re Never Convicted of a Crime," *Vox*, November 12, 2020, https://www.vox.com/2020/11/12/21562278/jails-prisons-texas-covid-19-coronavirus-crime-prisoners-death.

16. Daniel Slotnik, "Lorena Borjas, Transgender Immigrant Activist, Dies at 59," *New York Times*, April 1, 2020, https://www.nytimes.com/2020/04/01/obituaries/lorena-borjas-dead-coronavirus.html.

17. Kate Sosin, "New Video Reveals Layleen Polanco's Death at Rikers Was Preventable, Family Says," NBC News, June 13, 2020, https://www.nbcnews.com/feature/nbc-out/new-video-reveals-layleen-polanco-s-death-rikers-was-preventable-n1230951.

18. Rosa Goldensohn, "Rikers Population Falls Below 10,000 for First Time in Decades," D-NAinfo, June 18, 2015, https://web.archive.org/web/20151222162907if/http://www.dnainfo.com/new-york/20150618/east-elmhurst/rikers-population-falls-below-10000-for-first-time-decades.

19. The *New Yorker* reported this as well. See Masha Gessen, "Remembering Lorena Borjas, the Mother of a Trans Latinx Community," *New Yorker*, April 2, 2020, https://www.newyorker.com/news/postscript/remembering-lorena-borjas-the-mother-of-a-trans-latinx-community.

20. Ryan P. Westergaard, Anne C. Spaulding, and Timothy P. Flanigan, "HIV Among Persons Incarcerated in the US: A Review of Evolving Concepts in Testing, Treatment, and Linkage to Community Care," *Current Opinion in Infectious Diseases* 26, no. 1 (February 2013): 10–16.

21. Lynly Egyes, video interview with Steven Thrasher, August 2020.

22. Slotnik, "Lorena Borjas, Transgender Immigrant Activist,Dies at 59."

23. Queens Public Television, "Queens Stories: The Story of Lorena Borjas: The Transgender Latina Activist," Vimeo video, October 5, 2018, at 10:41, https://vimeo.com/293602593.

24. Zaira Cortés, "Activista mexicana iniciará nueva vida gracias a indulto de Cuomo," *El Diario*, December 28, 2017, https://eldiariony.com/2017/12/28/activista-mexicana-iniciara-nueva-vida-gracias-a-indulto-de-cuomo/.

25. Kris Clarke et al., "The Significance of Harm Reduction as a Social and Health Care Intervention for Injecting Drug Users: AnExploratory Study of a Needle Exchange Program in Fresno, California," *Social Work in Public Health* 31, no. 5 (2016): 398–407.

26. "TLC Wins Rare Governor's Pardon for Celebrated Trans Advocate Lorena Borjas," Transgender Law Center, December 17, 2017, https://transgenderlawcenter.org/archives/14175.

27. Madeline Holcombe and Dakin Andone, "At Least 13 Patients Died from Coronavirus over 24 Hours at a New York Hospital," CNN, March 27, 2020, https://www.cnn.com/2020/03/26/health/elmhurst-hospital-new-york-13-deaths/index.html.

28. "NYC Setting Temporary Morgues for Surge in Coronavirus Deaths," Fox 5 New York, March 27, 2020, https://www.fox5ny.com/news/nyc-setting-temporary-morgues-for-surge-in-coronavirus-deaths.

29. Arun Venugopal, "One Worker's Experience on the Morgue Overflow Shift," WNYC News, April 16, 2020, https://www.wnyc.org/story/one-mans-experience-morgue-overflow-shift/.

30. Ryan Grim, "Rikers Island Prisoners Are Being offered PPE and $6 an Hour to Dig Mass Graves," *Intercept*, March 31, 2020, https:// theintercept.com/2020/03/31/rikers-island-coronavirus-mass-graves/.

31. Jan Ransom, "Virus Raged at City Jails, Leaving 1,259 Guards Infected and 6 Dead," *New York Times*, May 20, 2020, https:// www.nytimes.com/2020/05/20/nyregion/rikers-coronavirus-nyc.html.

32. Jonathan Martin, "Trump to Governors on Ventilators: 'Try Getting It Yourselves,'" *New York Times*, March 16, 2020, https://www.nytimes.com/2020/03/16/us/politics/trump-coronavirus-respirators.html.

33. "Coronavirus Disease New York, NY Statistics," graph, from the *New York Times*, Google News, March 30, 2020, https://news.google.com/covid19/map?hl=en-US&mid=%2Fm%2F02_286&gl=US&ceid=US%3Aen; archived screenshot of the March 30, 2020, graph, https://drive.google.com/file/d/1z-sRXIi4xkDxZvX6YatiNwf TE7ZLEEyz/view.

34. Alexandria Ocasio-Cortez, "On International Transgender Day of Visibility, we honor our transgender siblings and celebrate our heroes," post, Facebook, March 31, 2020, https://www.facebook.com/repAOC/posts/on-international-transgender-day-of-visibility-we-honor-our-transgender-siblings/694870914594780/.

35. Bonnie Bertram et al., "Forever Prison," PBS, February 21, 2017, https://www.pbs.org/wgbh/frontline/film/forever-prison/.

36. Cathy Hannabach, "Technologies of Blood: Asylum, Medicine, and Biopolitics," *Cultural Politics* 9, no. 1 (March 2013): 1–2, https://read.dukeupress.edu/cultural-politics/article-abstract/9/1/22/25908/Technologies-of-BloodAsylum-Medicine-and.

37. "Convention Relating to the Status of Refugees, Geneva, July 28, 1951," UNHCR, Treaty Series 189, p. 137, https://www.unhcr.org/en-us/5d9ed32b4.

38. Hannabach, "Technologies of Blood," 4.

39. Tina Vasquez, "Exclusive: Georgia Doctor Who Forcibly Sterilized Detained Women Has Been Identified," Prism, September 15, 2020, https://www.prismreports.org/article/2020/9/15/exclusive-georgia-doctor-who-forcibly-sterilized-detained-women-has-been-identified.

40. Melissa del Bosque and Isabel Macdonald, "Exporting the Virus: How Trump's Deportation Flights Are Putting Latin America and the Caribbean at Risk,"

Intercept, June 26, 2020, https://theintercept.com/2020/06/26/coronavirus-ice-detention-deportation-haiti-guatemala/.

41. Claire Parker and Emily Rauhala, "Twin Epidemics in Haiti, Violence and Coronavirus, Usher in 'Critical Phase' in Wake of Assassination," *Washington Post*, July 8, 2021, https://www.washingtonpost.com/world/2021/07/08/haiti-health-crisis/.

42. Jim Wyss, "Haiti Is the Only Country in the Western Hemisphere Without Vaccines," *Bloomberg*, June 8, 2021, https://www.bloomberg.com/news/articles/2021–06–08/haiti-is-the-only-country-in-western-hemisphere-without-vaccines.

43. Mary Biekert, "Title 42: The Law Removing Haitians from U.S. Border," Quick Take, *Bloomberg*, September 24, 2021, https://www.bloomberg.com/news/articles/2021–09–24/title-42-the-law-removing-haitians-from-u-s-border-quicktake.

44. Julian Borger, "Haiti Deportations Soar as Biden Administration Deploys Trump-Era Health Order," *Guardian*, March 25, 2021, https://www.theguardian.com/us-news/2021/mar/25/haiti-deportations-soar-as-biden-administration-deploys-trump-era-health-order.

45. Jacob Soborof and Ken Dilanian, "DHS Seeks Contractor to Run Migrant Detention Facility at Gitmo, Guards Who Speak Haitian Creole," NBC News, September 21, 2021, https://www.nbcnews.com/politics/immigration/biden-admin-seeks-contractor-run-migrant-detention-facility-gitmo-guards-n1279886.

46. Kostopoulos, *Society Doesn't Fit Me*, 37.

07　牢笼

1. Patrick Grant, *Imperfection* (Alberta, Canada: AU Press, 2012), 82.

2. Bill Clinton and Bob Rafsky, "The 1992 Campaign: Verbatim; Heckler Stirs Clinton Anger: Excerpts from the Exchange," verbal exchange, Manhattan, New York, March 28, 1992, in the *New York Times* archive, https://www.nytimes.com/1992/03/28/us/1992-campaign-verbatim-heckler-stirs-clinton-anger-excerpts-exchange.html.

3. "Update: Mortality Attributable to HIV Infection Among Persons Aged 25–44 Years—United States, 1991 and 1992," CDC,September 19, 1998, https://www.cdc.gov/mmwr/preview/mmwrhtml/00022174.htm#:~:text=In%201992%2C%20an%20estimated%2033%2C590,or%20equal%20to%2045%20years.

4. Brett Simpson, " 'Governor Newsom, Save Our Lives: We're Dying in Here' ;

Demonstrators Plea for San Quentin Inmates' Release," *San Francisco Chronicle*, July 10, 2020, https://www.sfchronicle.com/crime/article/San-Quentin-coronavirus-outbreak-Former-inmate-15398062.php.

5. Anna Bauman, "Protesters Stage 'Die-In' Outside SF Mayor's Home over Hotel Rooms for Homeless," *San Francisco Chronicle*,May 1, 2020, https://www.sfchronicle.com/bayarea/arti-cle/Protesters-hold-die-in-outside-Mayor-15239121.php.

6. Nick Pinto, "If Coronavirus Deaths StartPiling Up in Rikers Island Jails, We'll Know Who to Blame," *Intercept*, March 23, 2020, https://theintercept.com/2020/03/23/coronavirus-rikers-jail-de-blasio-cuomo/.

7. Naomi Murakawa, *The First Civil Right: How Liberals Built Prison America* (New York: Oxford University Press, 2014).

8. Elizabeth Hinton, *From the War on Poverty to the War on Crime: The Making of Mass Incarceration in America* (Cambridge, MA: HarvardUniversity Press, 2016).

9. ACT UP, last modified 2019, https://actupny.org/.

10. Philip Hilts, "Clinton's Director of Policy onAIDS Resigns Under Fire," *New York Times*, July 9, 1994, https://www.nytimes.com/1994/07/09/us/clinton-s-director-of-policy-on-aids-resigns-under-fire.html.

11. "Update: Trends in AIDS Incidence, Deaths, and Prevalence—United States, 1996," CDC, September 19, 1998, https://www.cdc.gov/mmwr/preview/mmwrhtml/00046531.htm#:~:text=The%20estimated%20number%20of%20deaths,1995%20(approximately%2050%2C000%20deaths).

12. Niall McCarthy, "How Much Do US Cities SpendEvery Year on Policing?" *Forbes*, August 7, 2017, https://www.forbes.com/sites/niallmccarthy/2017/08/07/how-much-do-u-s-cities-spend-every-year-on-policing-infographic/#12681d7ce7b7.

13. Avram Finkelstein, *After Silence: A History of AIDS Through Its Images* (Oakland, CA: University of California Press, 2017), 3.

14. Epstein, *Impure Science*.

15. Michelle Alexander, "Why Hillary ClintonDoesn't Deserve the Black Vote," *Nation*, February 10, 2016, https://bit.ly/29zrbAC.

16. Todd Purdum, "The Crime Bill Debate Shows HowShort Americans' Memories Are," *Atlantic*, September 12, 2019, https://www.theatlantic.com/politics/archive/2019/09/joe-biden-crime-bill-and-americans-short-memory/597547/.

17. Serena Marshall, "Obama Has Deported More People Than Any Other President," ABC News, August 29, 2016, https:// abcnews.go.com/Politics/obamas-deportation-policy-numbers/story?id=41715661.

18. Alexander, "Why Hillary Clinton Doesn't Deserve the Black Vote."

19. Alexander, "Why Hillary Clinton Doesn't Deserve the Black Vote."

20. Alexander, "Why Hillary Clinton Doesn't Deserve the Black Vote."

21. Alexander, "Why Hillary Clinton Doesn't Deserve the Black Vote."

22. Alexander, "Why Hillary Clinton Doesn't Deserve the Black Vote."

23. Alexander, "Why Hillary Clinton Doesn't Deserve the Black Vote."

24. Lois Davis et al., "Evaluating the effectiveness of Correctional Education," Rand Corporation, 2013, https://bit.ly/2O2HbL2.

25. Alexander, "Why Hillary Clinton Doesn't Deserve the Black Vote."

26. Nicholas Freudenberg, "Jails, Prisons, and the Health of Urban Populations: A Review of the Impact of the Correctional System on Community Health," *Journal of Urban Health: Bulletin of the New York Academy of Medicine* 78, no. 2 (June 2001): 316–34.

27. Ryan Westergaard et al., "HIV Among Persons Incarceratedin the USA: A Review of Evolving Concepts in Testing, Treatment, and Linkage toCommunity Care," *Current Opinion in Infectious Diseases* 26, no. 1 (June 2013): 10–16.

28. "Tuberculosis in Prisons," World Health Organization, December 18, 2020, https://www.who.int/tb/areas-of-work/population-groups/prisons-facts/en/.

29. Lauren Lambert et al., "Tuberculosis in Jails and Prisons: United States, 2002–2013," *American Journal of Public Health* 106, no. 12 (2016): 2231–37.

30. "Drug Testing of Public Assistance Recipients as a Condition of Eligibility," ACLU, last modified October 18, 2020, https://www.aclu.org/other/drug-testing-public-assistance-recipients-condition-eligibility.

31. Hannabach, "Technologies of Blood," 32.

32. Alexander, "Why Hillary Clinton Doesn't Deserve the Black Vote."

33. Bauman et al., "No Safe Place."

34. Jefrey Olivet et al., "SPARC Phase One Study Findings," Supporting Partnerships for Anti-racist Communities, 2018, https://bit.ly/2uS8odK.

35. "HIV/AIDS and Homelessness," National Coalition for the Homeless, July 2009, https://www.nationalhomeless.org/factsheets/hiv.html.

36. Jennifer Pellowski et al., "A Pandemic of the Poor: Social Disadvantage and the U.S. HIV Epidemic," *American Psychologist* 68, no. 4 (2013):197–209.

37. Culhane et al. "The Co-occurrence of AIDS and Homelessness," 515–20.

38. "The overall cumulative incidences for black and Hispanic adults were 3.1 and 3.4 times, respectively, that for whites (Table 1)." See "Epidemiologic Notes and Reports Acquired Immunodeficiency Syndrome (AIDS) Among Blacks and Hispanics—United States," *MMRW Weekly* 35, no. 42 (October 1986): 655–58, 663–66, https://bit.ly/2O3OceB.

39. CDC, "HIV Surveillance Reports," Division of HIV Prevention, National Center for HIV, Viral Hepatitis, STD, and TB Prevention, last modified January 14, 2021, https://www.cdc.gov /hiv/library/reports/hiv-surveillance.html.

40. Elizabeth Wrigley-Field, "US Racial Inequality May Be as Deadly as COVID-19," *Proceedings of the National Academy of Sciences of the United States of America* 117, no. 36 (September 8, 2020), https://www.pnas.org/content/117/36/21854.

41. Sophia Tesfaye, "I'm Not a Superpredator, Hillary!: Black Lives Matter Protestors Confront Clinton at South Carolina Fundraiser," *Salon*, February 25, 2016, https://www.salon.com/2016/02/25/im_not_a_superpredator _hillary_black_lives_matter_protestors_crash_clinton_south_carolina_fundraiser/.

42. "Coronavirus in the U.S.: Latest Map and Case Count," graph, *New York Times*, last modi-fied January 14, 2021, https://drive.google.com/file/d/12YyqzSOp5H8T nCsZ8QWqQl3crCui0Yc3/view?usp=sharing and https://www.nytimes.com/interactive/2020/us/coronavirus-us-cases.html#hotspots.

43. "Coronavirus in the U.S.: Latest Map and Case Count," *New York Times*, https://www.nytimes.com/interactive/2020/us/coronavirus-us-cases.html#hotspots.

44. Dale Kasler et al., "Can California Handle This Many Wildfires at Once? Crews and Equipment Already 'Depleted,'" *Sacramento Bee*, August 19, 2020, https://www.sacbee.com/news/california/fires/article245083025.html.

45. Alexander Sammon, "How Kamala Harris Fought to Keep Nonviolent Prisoners Locked Up," *American Prospect*, July 30, 2020, https://prospect.org/justice/how-kamala-harris-fought-to-keep-nonviolent-prisoners-locked-up/.

46. Nicole Flatow, "California Tells Court It Can't Release Inmates Early Because It Would Lose Cheap Prison Labor," ThinkProgress, November 17, 2014, https://archive.thinkprogress.org/california-tells-court-it-cant-release-inmates-early-because-it-would-lose-cheap-prison-labor-c3795403bae1/.

47. Antonia Farzan, "Inmates Are Manufacturing Hand Sanitizer to Help Fight Coronavirus: But Will They Be Allowed to Use It?" *Washington Post*, March 10, 2020, https://www.washingtonpost.com/nation /2020/03/10/hand-sanitizer-prison-labor/.

48. Aimee Picchi, "Texas Inmates Paid $2 an Hour to Move COVID-19 Victims' Bodies," CBS News, November 16, 2020, https://www.cbsnews.com/news/el-paso-covid-body-transport-county-inmates-2-dollars-per-hour/.

49. Vito Russo, "Why We Fight," transcript of speech, ACT UP, May 9, 1988, https://actupny.org/documents/whfight.html.

50. Russo, "Why We Fight."

51. Marshall, "Obama Has Deported More People Than Any Other President."

52. Democracy Now, "Undocumented Trans Activist Jennicet Gutiérrez Challenges Obama on Deportations at White House Event," YouTube video, June 25, 2015, at 4:16, https://www.youtube.com/watch?v=ER9_M002aQY&ab_channel=DemocracyNow%21.

53. Steven Thrasher, "Neil Munro of the Daily Caller: Here's the Only Clean Audio of What He Heckled at President Obama [EXCLUSIVE]," *Village Voice*, June 22, 2012, https://www.villagevoice.com/2012/06/19/neil-munro-of-the-daily-caller-heres-the-only-clean-audio-of-what-he-heckled-at-president-obama-exclusive/.

54. Tim Fitzsimons, "Transgender ICE Detainee Died of AIDS Complications, Autopsy Shows," NBC News, April 17, 2019, https://www.nbcnews.com/feature/nbc-out/transgender-ice-detainee-died-aids-complications-autopsy-shows-n994836.

55. Rebekah Entralgo, "A Trans Woman Died in ICE Custody on the First Day of Pride Month, Advocates Report," ThinkProgress, June 2, 2019, https://archive.thinkprogress.org/trans-woman-died-ice-custody-pride-2aec071828ae/.

56. Lisa Duggan, *The Twilight of Equality? Neo-liberalism, Cultural Politics, and the Attack on Democracy* (Boston: Beacon Press, 2004), 179.

57. Ilan H. Meyer et al., "Incarceration Rates and Traits of Sexual Minorities in the United States: National Inmate Survey, 2011–2012," *American Journal of Public Health* 107, no. 2 (2017): 267–73.

第三幕　社会性死亡

08　二分之一

1. State of Missouri v. Michael L. Johnson, 2016 S.W. ED103217 (2016).

2. State of Missouri v. Michael L. Johnson.

3. State of Missouri v. Michael L. Johnson.

4. Parker Yesko, "It's Over: Charges Against Curtis Flowers Are Dropped," APM Reports, September 4, 2020, https://www.apmreports.org/episode/2020/09/04/charges-against-curtis-flowers-are-dropped.

5. "Half of Black Gay Men and a Quarter of Latino Gay Men Projected to Be Diagnosed Within Their Lifetime," CDC, February 23, 2016, https://www.cdc.gov/nchhstp/newsroom/2016/croi-press-release-risk.html.

6. Linda Villarosa, "America's Hidden H.I.V. Epidemic," *New York Times Magazine*, June 6, 2017, https://nyti.ms/2rZzlKi.

7. Erin Bradley et al., "Disparities in Incidence of Human Immunodeficiency Virus Infection Among Black and White Women—United States, 2010–2016," *Morbidity and Mortality Weekly Report* 68, no. 18 (May 10, 2019): 416–18.

8. Gus Cairns, "Black Gay Men Run Higher Risk of HIV Infection Despite Fewer Partners," AIDSmap, March 6, 2013, https://www.aidsmap.com/news/mar-2013/black-gay-men-run-higher-risk-hiv-infection-despite-fewer-partners.

9. Stacey McKenna, "Vaccines Need Not Completely Stop COVID Transmission to Curbthe Pandemic," *Scientific American*, January 18, 2021, https://www.scientificamerican.com/article/vaccines-need-not-completely-stop-covid-transmission-to-curb-the-pandemic1/.

10. Lorie Konish, "137 Million Americans Are Struggling with Medical Debts: Here's What to Know If You Need Some Relief," CNBC, November 10, 2019, https://www.cnbc.com/2019/11/10/americans-are-drowning-in-medical-debt-what-to-know-if-you-need-help.html.

11. Kimberly Amadeo, "Medical Bankruptcyand the Economy," Balance, April 30, 2021, https://www.thebalance.com/medical-bankruptcy-statistics-4154729.

12. Rabah Kamal, Giorlando Ramirez, and Cynthia Cox, "How Does Health Spending in the U.S. Compare to Other Countries?" Health System Tracker, Peterson-KFF, December 23, 2020, https://www.healthsystemtracker.org/chart-collection/health-spending-u-s-compare-countries/#item-spendingcomparison_gdp-per-capita-and-health-consumption-spending-per-capita-2019.

13. Mandy Pellegrin, "How Medical Debt affects Health," The Sycamore Institute, May 19, 2021, https://www.sycamoreinstitutetn.org/how-medical-debt-affects-health/.

14. Gregg Gonsalves et al., "Reducing Sexual Violence by Increasing the Supply of Toilets in Khayelitsha, South Africa: A Mathematical Model," *PLOS One* 10, no. 4 (April 29, 2015): e012224.

15. James L. Franklin, "A Cold War Vaccine: Albert Sabin, Russia, and the Oral Polio Vaccine," *Hektoen International* 12, no. 3 (2020).

16. "How Much Money Did Jonas Salk Potentially Forfeit by Not Patenting the Polio Vaccine?" *Forbes*, August 9, 2012, https://www.forbes.com/sites/quora/2012/08/09/how-much-money-did-jonas-salk-potentially-forfeit-by-not-patenting-the-polio-vaccine/?sh=277e94a669b8.

17. Global Citizen, "Could You Patent the Sun?" YouTube,January 29, 2013, 1:02, https://www.youtube.com/watch?v=erHXKP386Nk&ab_channel=GlobalCitizen.

18. "How Much Money Did Jonas Salk Potentially Forfeit by NotPatenting the Polio Vaccine?"

19. "The Real Reason Why Salk Refused to Patent the Polio Vaccine," Bio, January 27, 2012, https://www.bio.org/blogs/real-reason-why-salk-refused-patent-polio-vaccine; Jane Smith, *Patenting the Sun: Polio and the Salk Vaccine* (New York: William Morrow and Company, 1990).

20. "Chairwoman Maloney Releases Staf Report Showing Pharmaceutical Industry Spends More on Buybacks, Dividends, and Executive Compensation Than on R&D," Press Release, House Committee on Oversight and Reform, July 8, 2021, https://oversight.house.gov/news/press-releases/chairwoman-maloney-releases-staf-report-showing-pharmaceutical-industry-spends.

21. Christopher Rowland, "Trump Administration Sues Drugmaker Gilead Sciences over Patent on Truvada for HIV Prevention," *Washington Post*, November 7, 2019, https://www.washingtonpost.com/business/economy/trump-administration-sues-drugmaker-gilead-sciences-over-patent-on-truvada-for-hiv-prevention/2019/11/06/68b1cc52–010c-11ea-8501–2a7123a38c58_story.html.

22. "Two Out of Three Wild Poliovirus Strains Eradicated," World Health Organization, October 24, 2019, https://www.who.int/news-room/feature-stories/detail/two-out-of-three-wild-poliovirus-strains-eradicated.

23. Bryce Covert, "No, the Unvaccinated Aren't All Just Being Difficult," *New York Times*, August 6, 2021, https://www.nytimes.com/2021/08/06/opinion/covid-delta-vaccines-unvaccinated.html.

24. "Tracking the COVID Vaccine: Doses, People Vaccinated by State," graph, *Washington Post*, last updated October 20, 2021, https://www.washingtonpost.com/graphics/2020/health/c-ovid-vaccine-states-distribution-doses/.

25. "How Rich Is Each US State?" Chamber of Commerce, n.d., https://www.chamberofcommerce.org/how-rich-is-each-us-state.

26. "2019 Poverty Rate in the United States," United States Census, September 17, 2020, https://www.census.gov/library/visualizations/interactive/2019-poverty-rate.html.

27. Jonah E. Bromwich, "The Vaccinated Class," *New York Times*, January 23, 2021, https://www.nytimes.com/2021/01/23/style/the-vaccinated-class.html.

28. ChiVaxBot (@ChiVaxBot), "Chicago is currently reporting 32,438 people fully vaccinated: 1.2% of the population," tweet, Twitter, January 25, 2021, 6:01 p.m., https://twitter.com/ChiVaxBot/status/ 1353885791676739585.

29. Brian Mustanski et al., "A Mixed-Methods Study of Condom Use and Decision Making Among Adolescent Gay and Bisexual Males," *AIDS and Behavior* 18 (2014): 1955–69.

30. "Sex Education Laws and State Attacks," Planned Parenthood, September 19, 2017, https://www.plannedparenthoodaction.org/issues/sex-education/sex-education-laws-and-state-attacks.

31. Sarah McCammon, "Abstinence-Only Education Is Ineffective and Unethical, Report Argues," National Public Radio, August 23, 2017, https://www.npr.org/sections/health-shots/2017/08/23/545289168/abstinence-education-is-ineffective-and-unethical-report-argues.

32. Brandon Stratford, "The Majority of Schools in 15 States and DC offer LGBTQ-Inclusive Sex-Ed Curricula," *Child Trends*, June 26, 2019, https://www.childtrends.org/blog/the-majority-of-schools-in-15-states-and-dc-offer-lgbtq-inclusive-sex-ed-curricula.

33. Stratford, "The Majority of Schools in 15 States and DC offer LGBTQ-Inclusive Sex-Ed Curricula."

34. Nico Quintana, "Poverty in the LGBT Community," Center for American Progress, July 1, 2009, https://www.americanprogress.org/issues/lgbtq-rights/reports/2009/07/01/6430/po-verty-in-the-lgbt-community/; Linda Carroll, "LGBT Adults in US Less Likely to Have J-obs, Health Insurance," Reuters, July 26, 2018, https://www.reuters.com/article/us-health-l-gbt-employment-insurance/lgbt-adults-in-u-s-less-likely-to-have-jobs-health-insurance-idUSKBN1KG36V; and Adam Romero et al., "LGBT People and Housing Afordability, Discrim-ination, and Homelessness," Williams Institute, April 2020, https://williamsinstitute.law.ucla.edu/wp-content/uploads/LGBT-Housing-Apr-2020.pdf.

35. Mark Hatzenbuehler et al., "Sexual Orientation Disparities in Cardiovascular Biomarkers Among Young Adults," *American Journal of Preventive Medicine* 44, no. 6 (June 1, 2013): 612–21; "Cancer in LGBT Communities," LGBT HealthLink, June 10, 2015, https://www.lgbthealthlink.org/Assets/U/Documents/FactSheets/cancer-lgbt-communities.pdf.

36. Henrietta D. v. Bloomberg, 331 F.3d 261 (2d Cir. 2003), The Center for HIV Law and Policy, https://www.hivlawandpolicy.org/resources/henrietta-d-v-bloomberg-331-f3d-261–2d-cir-2003.

37. Megan Cerullo, "Black and Hispanic Workers Less Able to Work from Home," CBS News, March 23, 2020, https://www.cbsnews.com/news/work-from-home-black-hispanic-workers/.

38. Conor Dougherty, "12 People in a 3-Bedroom House, Then the Virus Entered the Equat-ion," *New York Times*, August 1, 2020, https://www.nytimes.com/2020/08/01/business/econo-my/housing-overcrowding-coronavirus.html.

39. Benfer et al., "Eviction, Health Inequity, and the Spread of COVID-19."

40. J.-A. Mbembé and Libby Meintjes, "Necropolitics," *Public Culture* 15, no. 1 (Winter 2003): 11–40, muse.jhu.edu/article/39984.

09　用后即弃

1. Ward Harkavy (@WHarkavy), "Former Hot-Metal Printer and Former Newspaperman: Destroyed Both Industries," Long Beach, NY, joined July 2009.

2. Bernie Sanders (@SenSanders), "When Jonas Salk developed the polio vaccine 65 years ago, he understood its tremendous benefit to all of humanity and he refused to patent it. Today, we must put human life above corporate profit. Any coronavirus treatment must be made free for everyone," tweet, Twitter, March 25, 2020, 7:28 a.m., https://twitter.com/SenSanders/status/1242820633412722690.

3. Luis Ferré-Sadurní and Amy Julia Harris, "Does Cuomo Share Blame for 6,200 Virus Deaths in N.Y. Nursing Homes?" *New York Times*, July 8, 2020, https://www.nytimes.com/2020/07/08/nyregion/nursing-homes-deaths-coronavirus.html.

4. "Residents at Greater Risk During Flu Season," *Illinois Nursing Home Abuse Blog*, Levin and Perconti Attorneys at Law, October 30, 2018, https://blog.levinperconti.com/nursing-home-flu-season/.

5. Joaquin Sapien and Joe Sexton, " 'Fire Through Dry Grass' : Andrew Cuomo Saw COVID-19's Threat to Nursing Homes; Then He Risked Adding to It," ProPublica, June 16, 2020, https://www.propublica.org/article/fire-through-dry-grass-andrew-cuomo-saw-covid-19-threat-to-nursing-homes-then-he-risked-adding-to-it.

6. Avik Roy, "The Most Important Coronavirus Statistic: 42% of US Deaths Are from 0.6% of the Population," *Forbes*, May 26, 2020, https://www.forbes.com/sites/theapothecary/2020/05/26/nursing-homes-assisted-living-facilities-0–6-of-the-u-s-population-43-of-u-s-covid-19-deaths/.

7. Long-Term-Care COVID Tracker, The COVID Tracking Project, https://covidtracking.com/nursing-homes-long-term-care-facilities.

8. "Death Rates from Coronavirus (COVID-19) in the United States as of January 25, 2021, by State (per 100,000 People)," Statista, January 25, 2021, https://drive.google.com/file/d/1zhgTs7m7Q4oojkWmGD1Wdw4fZfvUfJT/view?usp=sharing.

9. Carl Campanile et al., "New York Has Thrown Away 20,000 Hospital Beds, Complicating Coronavirus Fight," *New York Post*, March 17, 2020, https://nypost.com/2020/03/17/new-york-has-thrown-away-20000-hospital-beds-complicating-coronavirus-fight/.

10. Ross Barkan, "Cuomo Helped Get New York into This Mess," March 30, 2020, *Nation*, https://www.thenation.com/article/politics/covid-ny-hospital-medicaid/.

11. Luis Ferré-Sadurní and Jesse McKinley, "N.Y. Hospitals Face $400 Million in Cuts Even as Virus Battle Rages," *New York Times*, March 30, 2020, https://www.nytimes.com/2020/03/30/nyregion/coronavirus-hospitals-medicaid-budget.html.

12. Jesse McKinley and Luis Ferré-Sadurní, "N.Y. Severely Undercounted Virus Deaths in Nursing Homes, Report Says," *New York Times*, January 28, 2021, https://www.nytimes.com/2021/01/28/nyregion/nursing-home-deaths-cuomo.html.

13. Jon Campbell, "Andrew Cuomo's COVID-19 Book Sells 11,800 Copies, Lands on Best Sellers List," *Democrat and Chronicle*, October 22, 2020, https://www.democratandchronicle.com/story/news/politics/albany/2020/10/22/andrew-cuomos-book-lands-new-york-times-best-sellers-list/3724407001/.

14. Dan Schindel, "Andrew Cuomo Got an Emmy for Literally Just Showing Up," *Hyperallergic*, December 8, 2020, https://hyperallergic.com/604761/andrew-cuomo-emmy-award-covid-briefings/.

15 Jeremy Laurence, "I Was There When Wakefield Dropped His Bombshell," *Independent*, January 29, 2010, https://www.independent.co.uk/life-style/health-and-families/health-news/i-was-there-when-wakefield-dropped-his-bombshell-1882548.html.

16. Brian Deer, "Andrew Wakefield: The Fraud Investigation," https://briandeer.com/mmr/lancet-summary.htm.

17. Jan Hofman, "How Anti-Vaccine Sentiment Took Hold in the United States," *New York Times,* September 23, 2019, https://www.nytimes.com/2019/09/23/health/anti-vaccination-movement-us.html.

18. Susan Mayor, "Authors Reject Interpretation Linking Autism and MMR Vaccine," *British Medical Journal* 328, no. 7440 (2004): 602, https://www.ncbi.nlm.nih.gov/pmc/articles/PMC381161/.

19. Gardiner Harris, "Journal Retracts 1998 Paper Linking Autism to Vaccines," *New York Times,*February2,2010,https://www.nytimes.com/2010/02/03/health/research/03lancet.html.

20. Saad B. Omer, "The Discredited Doctor Hailed by the Anti-vaccine Movement," *Nature*, October 27, 2020, https://www.nature.com/articles/d41586-020-02989-9.

21. Priya Chidambaram, Rachel Garfield, and Tricia Neuman, "COVID-19 Has Claimed the Lives of 100,000 Long-Term Care Residents and Staf," Kaiser Family Foundation, November 25, 2020, https://www.kf.org/policy-watch/covid-19-has-claimed-the-lives-of-100000-long-term-care-residents-and-staff/.

22. Ezekiel Emanuel, "Why I Hope to Die at 75," *Atlantic*, October 2014, https://www.theatlantic.com/magazine/archive/2014/10/why-i-hope-to-die-at-75/379329/.

23. Stephen Hall, "A Doctor and Medical Ethicist Argues Life After 75 Is Not Worth Living," *MIT Technology Review*, August 21, 2019, https:// www.technologyreview.com/2019/08/21/238642/a-doctor-and-medical-ethicist-argues-life-after-75-is-not-worth-living/.

24. Yasmeen Abutaleb and Laurie McGinley, "President-Elect Biden Announces Coronavirus Task Force Made Up of Physicians and Health Experts," *Washington Post*, November 9, 2020, https://www.washingtonpost.com/health/2020/11/09/biden-coronavirus-task-force/.

25. Clarisa Diaz, "Infographic: How Much of the NYC Subway Is Accessible?" Gothamist, March 5, 2020, https://gothamist.com/news/infographic-how-much-nyc-subway-accessible.

26. Jennifer Bronson, Laura M. Maruschak, and Marcus Berzofsky, "Disabilities Among Prison and Jail Inmates, 2011–12," Bureau of Justice Statistics, December 2015, https://bjs.ojp.gov/library/publications/disabilities -among-prison-and-jail-inmates-2011–12.

27. Erin Vinoski Thomas and Chloe Vercruysse, "Homelessness Among Individuals with Disabilities: Influential Factors and Scalable Solutions," JPMHP Direct, July 24, 2019, https://jphmpdirect.com/2019/07/24/homelessness-among-individuals-with-disabilities/.

28. Jim Hubbard, "ACT UP Kiss-In," Jim Hubbard website, April 29, 1988, https://www.jimhubbardfilms.com/unedited-footage/act-up-kiss-in.

29. Long-Term-Care COVID Tracker.

30. Alice Wong, video interview with Steven Thrasher, August 10, 2020.

31. Jack Healy and Serge F. Kovaleski, "The Coronavirus's Rampage Through a Suburban Nursing Home," *New York Times*, March 21, 2020, https://www.nytimes.com/2020/03/21/us/coronavirus-nursing-home-kirkland-life-care.html.

32. Healy and Kovaleski, "The Coronavirus's Rampage Through a Suburban Nursing Home."

33. E. Tammy Kim, "This Is Why Nursing Homes Failed So Badly," *New York Times*, December 21, 2020, https://www.nytimes.com/2020/12/31/opinion/sunday/covid-nursing-homes.html.

34. Felicia Sonmez, "Texas Lt. Gov. Dan Patrick Comes Under Fire for Saying Seniors Should 'Take a Chance' on Their Own Lives for Sake of Grandchildren During Coronavirus Crisis," *Washington Post*, March 24, 2020, https://www.washingtonpost.

com/politics/texas-lt-gov-dan-patrick-comes-under-fire-for-saying-seniors-should-take-a-chance-on-their-own-lives-for-sake-of-grandchildren-during-coronavirus-crisis/2020/03/24/e6f64858–6de6–11ea-b148-e4ce3fbd85b5_story.html.

35. Stephanie Innes, "'Do Not Let Your Guard Down': Arizona Hospital Leaders Warn Care May Be Rationed," *Arizona Republic*, January 13, 2021, https://www.azcentral.com/story/news/local/arizona-health/2021/01/13/medical-officers-governor-doug-ducey-rationing-care/4144224001/; Rhonda Fanning and Caroline Covington, "Rationing Care Is on Horizon if Texas Doesn't Solve Climbing COVID-19 Hospitalizations," *Texas Standard*, January 5, 2021, https://www.texasstandard.org/stories/rationing-care-is-on-the-horizon-if-texas-doesnt-solve-climbing-covid-19-hospitalizations/.

36. Marisa Martinez and Carla Astudillo, "Facing a Crush of COVID-19 Patients, ICUs Are Completely Full in at Least 50 Texas Hospitals," *Texas Tribune*, January 22, 2021, https://www.texastribune.org/2021/01/22/coro navirus-texas-hospital-capacity/.

37. James Tapper, "Fury at 'Do Not Resuscitate' Notices Given to Covid Patients with Learning Disabilities," *Guardian*, February 13, 2021, https://www.theguardian.com/world/2021/feb/13/new-do-not-resuscitate-orders-imposed-on-covid-19-patients-with-learning-difficulties?utm_term=Autofeed&CMP=twt _gu&utm _medium&utm _source =Twitter#Echobox=1613225875.

38. Sue Schweik, *The Ugly Laws: Disability in Public* (New York: NYU Press, 2009), 294.

39. Joe Sexton, "Not Mentioned in Cuomo's Coronavirus Book: How Many Nursing Home Residents Died in New York," ProPublica, October 23, 2020, https://www.propublica.org/article/not-mentioned-in-cuomos-coronavirus-book-how-many-nursing-home-residents-died-in-new-york.

40. Steven W. Thrasher, "Andrew Cuomo Should Resign," *Scientific American*, March 4, 2021, https://www.scientificamerican.com/article/andrew-cuomo-should-resign/.

41. *Report of Investigation into Allegations of Sexual Harassment by Governor Andrew M. Cuomo*, Office of the Attorney General, Letitia James, State of New York, August 3, 2021, https://ag.ny.gov/sites/default/files/2021.08.03_nyag_-_investigative_report.pdf.

42. "Statement from the International Academy of Television Arts & Sciences," International Emmy Awards, August 24, 2021, https://www.iemmys.tv/statement-from-the-international-academy-of-television-arts-sciences-2/.

43. Marina Villeneuve, "New NY Governor Adds 12,000 Deaths to Publicized COVID Tally," Associated Press, https://apnews.com/article/andrew-cuomo-health-coronavirus-pandemic-7312b49695e726eda8d598 48e82271c5.

44. Steven Thrasher, "The Pet-Death Business," *Village Voice*, November 10, 2009, https://www.villagevoice.com/2009/11/10/the-pet-death-business/.

10　顺风车

1. "QuickFacts: Bellevue City, Nebraska," United States Census, https://www.census.gov/quickfacts/bellevuecitynebraska.

2. Heather Smith, "Many Still Living in FE-MA's Toxic Trailers, Investigation Finds," *High Country News*, August 28, 2015, https://www.hcn.org/articles/people-are-still-living-in-femas-toxic-katrina-trailers-and-they-likely-have-no-idea.

3. Robert Hart, "Report Details 'Shocking' Outbreaks of Mumps, Influenza, and Chickenpox in ICE Detention Centers," *Forbes*, October 30, 2020, https://www.forbes.com/sites/roberthart/2020/10/30 /report-details-shocking-outbreaks-of-mumps-influenza-and-chickenpox-in-ice-detention-centers/?sh=1085cc8178f2.

4. Exec. Order No. 13917, 85 Fed. Reg. 26313 (April 28, 2020), https://www.federalregister.gov/documents/2020/05/01/2020–09536/delegating-authority-under-the-defense-production-act-with-respect-to-food-supply-chain-resources/.

5. Taylor Telford et al., "Trump Orders Meat Plants to Stay Open in Pandemic," *Washington Post*, April 29, 2020, https://www.washington post.com/business/2020/04/28/trump-meat-plants-dpa/.

6. "Coronavirus in the U.S.: Latest Map and Case Count," graph, *New York Times*, January 14, 2021, https://www.nytimes.com/interactive/2020/us/coronavirus-us-cases.html#hotspots.

7. Wong, video interview.

8. Sophie Lewis, "Farmers Will Have to Euthanize Millions of Pigs as Meat Plants Remain Closed," CBS News, May 15, 2020, https://www.cbsnews.com/news/farmers-euthanize-millions-pigs-meat-plants-close-coronavirus/.

9. RCWA & Jane Doe v. Smithfield, 2020 Mo. Ct. App. No. 5:20-CV-06063-DGK (2020).

10. Anonymous, "I Work at Smithfield Foods: I'm Suing Them over Putting Our Lives at Risk for Your Dinner," *Washington Post*, April 24, 2020 https://www.washingtonpost.com/outlook/2020/04/24/smithfield-foods-lawsuit-coronavirus/.

11. Fernandez v. Tyson Foods, Inc., 2020 Iowa Ct. App. No. 6:20-cv-02079 (2020).

12. Laurel Wamsley, "Tyson Foods Fires 7 Plant Managers over Betting Ring on Workers Getting COVID-19," National Public Radio, December 16, 2020, https://www.npr.org/sections/coronavirus-live-updates/2020/12/16/947275866/tyson-

foods-fires-7-plant-managers-over-betting-ring-on-workers-getting-covid-19.

13. Ruth Wilson Gilmore, "What Is to Be Done?" *American Quarterly* 63, no. 2 (June 2011): 245–65.

14. Chris Kirkham and Benjamin Lesser, "Special Report—U.S. Regulators Ignored Workers' COVID-19 Safety Complaints amid Deadly Outbreaks," Reuters, January 6, 2021, https://www.reuters.com/article/us-health-coronavirus-workplace-safety-s/special-report-u-s-regulators-ignored-workers-covid-19-safety-complaints-amid-deadly-outbreaks-idUSKBN29B1FQ? utm_medium=Social&utm_source=twitter.

15. Kirkham and Lesser, "Special Report."

16. Ann Gibbons, "Bonobos Join Chimps as Closest Human Relatives," The American Association for the Advancement of Science, June 13, 2012, https://www.sciencemag.org/news/2012/06/bonobos-join-chimps-closest-human-relatives.

17. Sunaura Taylor, *Beasts of Burden: Animal and Disability Liberation* (New York: New Press, 2017).

18. Londa Schiebinger, "Why Mammals Are Called Mammals: Gender Politics in Eighteenth-Century Natural History," *American Historical Review* 98, no. 2 (April 1993): 382–411.

19. Wulf D. Hund and Charles W. Mills, "Comparing Black People to Monkeys Has a Long, Dark Simian History," *Conversation*, February 29, 2016, https://theconversation.com/comparing-black-people-to-monkeys-has-a-long-dark-simian-history-55102.

20. Gianna Melillo, "Experts Warn of Child Flu Outbreak in Detention Centers," *American Journal of Managed Care*, February 5, 2020, https:// www.ajmc.com/view/experts-warn-of-child-flu-outbreak-in-detention-centers.

21. S. Lau et al., "Possible Bat Origin of Severe Acute Respiratory Syndrome Coronavirus 2," *Emerging Infectious Diseases* 26, no. 7 (2020): 1542–47.

22. George Arbuthnot et al., "Revealed: Seven Year Coronavirus Trail from Mine Deaths to a Wuhan Lab," *Times*, July 4, 2020, https:// www.thetimes.co.uk/article/seven-year-covid-trail-revealed-l5vxt7jqp.

23. Heather Pringle, "How Europeans Brought Sickness to the New World," *Science*, June 4, 2015, https://www.sciencemag.org/news/2015/06/how-europeans-brought-sickness-new-world.

24. Daniel Immerwahr, *How to Hide an Empire: A History of the Greater United States* (New York: Farrar, Straus and Giroux, 2019), 46.

25. Tim Philpott, "Swine-Flu Outbreak Could Be Linked to Smithfield Factory Farms,"

Grist, April 26, 2009, https://grist.org/article/2009–04–25-swine-flu-smithfield/.

26. Jacob Heller, "Rumors and Realities: Making Sense of HIV/AIDS Conspiracy Narratives and Contemporary Legends," *American Journal of Public Health* 105 (2014): e43–e50.

27. "Origin of HIV & AIDS," Avert, October 30, 2019, https://www.avert.org/professionals /history-hiv-aids/origin.

28. Craig Timberg and Daniel Halperin, "Colonialism in Africa Helped Launch the HIV Epidemic a Century Ago," *Washington Post*, February 27, 2012, https://www.washingtonpost.com/national/health-science/colonialism-in-africa-helped-launch-the-hiv-epidemic-a-century-ago/2012/02/21/gIQAyJ9aeR_story.html.

29. Jen Christensen, Artemis Moshtaghian, and Debra Goldschmidt, "Pig Poop and Coal Ash Are Real Concern in North Carolina Floods," CNN, September 18, 2018, https://edition.cnn.com/2018/09/17/health/hurricane-florence-pig-poop-and-coal-ash-health-concern/index.html.

30. Juarawee Kittisilpa, "Bat Guano Collectors in Thailand Undeterred by Possible Link to Coronavirus," Reuters, March 15, 2020, https://www.reuters.com/article/us-health-coronavirus-thailand-bats/bat-guano-collectors-in-thailand-undeterred-by-possible-link-to-coronavirus-idUSKBN2130L9.

31. World Bank South Asia (@WorldBankSAsia), tweet, Twitter, February 13, 2020, 9:00 a.m., https://twitter.com/WorldBankSAsia/status/1227865071164022784.

32. Tommy Andres, "Divided Decade: How the Financial Crisis Changed Housing," Marketplace, December 17, 2018, https://www.marketplace.org/2018/12/17/what-we-learned-housing/.

33. Nicholas Bakalar, "Patterns: First, Abandoned Pools. Then, West Nile," *New York Times*, November 10, 2008, https://www.nytimes.com/2008/11/04/health/research/04patt.html.

34. Perotti, "The Human Side of Austerity," E62.

35. Blake Thorkelson, "Smithsonian Scholar Examines Legacy of the U.S.-Mexico Bracero Program," Yale News, November 18, 2016, https://news.yale.edu/2016/11/18/smithsonian-scholar-examines-legacy-us-mexico-bracero-program.

36. Brandi Petersen, "Police Dogs Armed with Titanium Teeth," KETV, February 20, 2014, https://www.ketv.com/article/police-dogs-armed-with-titanium-teeth/7644760#.

37. *Investigation of the Ferguson Police Department*, PDF, March 4, 2015, United States Department of Justice Civil Rights Division, https://www.justice.gov/sites/

default/files/opa/pressreleases/attachments/2015/03/04/ferguson_police_
department_report.pdf.

38. Tyler Wall, "'For the Very Existence of Civilization': The Police Dog and Racial
    Terror," *American Quarterly* 68, no. 4 (December 2016): 861–82.

第四幕   清算

11   解脱

1.   "Number of People Shot to Death by the Police in the United States from 2017 to
     2021, by Race," Statista, May 3, 2021, https://www.statista.com/statistics/585152/
     people-shot-to-death-by-us-police-by-race/.

2.   "Lifetime Risk of HIV Diagnosis," CDC, February 23, 2016, https://www.cdc.
     gov/nchhstp/newsroom/2016/croi-press-release-risk.html.

3.   Kenneth Pass et al., "An Open Letter to Michael Johnson," *POZ*, May 11, 2015,
     https://www.poz.com/article/michael-johnson-27220–2596.

4.   Genesis 4:9.

5.   Sean Carroll, "At the Height of the Cold War, the US and Soviet Union Worked
     Together to Eradicate Smallpox," World Economic Forum, July 19, 2016, https://
     www.weforum.org/agenda/2016/07/at-the-height-of-the-cold-war-the-us-and-
     soviet-union-worked-together-to-eradicate-smallpox/.

6.   Peggy Binette, "Study: Half of Black Males, 40 Percent of White Males Arrested
     by Age 23," University of South Carolina, updated February 10, 2015, https://
     www.eurekalert.org/pub_releases/2014–01/uosc-sho010314.php.

7.   Aleks Kajstura, "Women's Mass Incarceration: The Whole Pie 2019," Press Release,
     Prison Policy Initiative, October 29, 2019, https://www.prisonpolicy.org/reports/
     pie2019women.html.

8.   "QuickFacts: Boonville City, Missouri," US Census Bureau, July 16, 2018, https://
     www.census.gov/quickfacts/fact/table/boonvillecitymissouri/MAN450212.

9.   "Missouri Incarceration Rates by Race/ Ethnicity, 2010," graph, US Census
     2010, Prison Policy Initiative, May 2014, https://www.prisonpolicy.org/
     graphs/2010rates/MO.html.

10. "Inmate Race," chart, Statistics, Federal Bureau of Prisons, May 1, 2021, https://
     www.bop.gov/about/statistics/statistics_inmate_race.jsp.

11. *Profile of the Institutional and Supervised Offender Population*, 2019, Missouri Department
     of Corrections, March 1, 2020, https://doc.mo.gov/sites/doc/files/media/

pdf/2020/03/Offender_Profile_2019_0.pdf.

12. "Heather Donovan," Faculty Directory, Lindenwood University, https://www. lindenwood.edu/about/directories/faculty-staff-directory/details/HDonovan/.

13. Alfred Lubrano, "Anti-vaccine Parents Are Often White, College-Educated, 'Whole Foods Moms,'" *Philadelphia Inquirer*, April 10, 2019, https://www.inquirer.com/ news/middle-class-working-class-vaccine-anti-vaxxers-measles-cdc-20190410.html.

14. Olga Khazan, "Wealthy L.A. Schools' Vaccination Rates Are as Low as South Sudan's," *Atlantic*, September 16, 2014, https:// www.theatlantic.com/health/ archive/2014/09/wealthy-la-schools-vaccination-rates-are-as-low-as-south-sudans/380252/.

15. Mark Harper, "Conservative Talk Radio Host Who Opposed Vaccinations Dies After 3-Week COVID-19 Battle," *USA Today*, August 30, 2021, https://www. usatoday.com/story/news/nation/2021/08/30/covid-19-host-who-opposed-vaccinations-dies/5658639001/.

16. Mychael Schnell, "Texas Anti-Mask Movement Leader Dies of COVID-19," *Hill*, August 29, 2021, https://thehill.com/homenews/state-watch/569921-texas-anti-mask-movement-leader-dies-of-covid-19.

17. Jonathan M. Metzl, *Dying of Whiteness: How the Politics of Racial Resentment Is Killing America's Heartland* (New York: Basic Books, 2019).

18. Kendall Thomas, interview by Sarah Schulman, "ACT UP Oral History Project," May 3, 2003, https://actuporalhistory.org/numerical-interviews/024-kendall-thomas?rq=kendall%20thomas.

19. Thomas, "ACT UP Oral History."

20. Marian Hatcher, "76% of All Inmates End Up Back in Jail Within 5 Years: Here's How I Broke the Cycle," *Vox*, August 8, 2017, https://www.vox.com/first-person/2017/8/8/16112864/recidivism-rate-jail-prostitution-break-cycle.

21. Katie Moore, "Missouri Inmate, a Man from the Kansas City Area, Dies from the Coronavirus," *Kansas City Star*, April 7, 2020, https://www.kansascity.com/news/ coronavirus/article241829391.html.

22. "Covid-19 Cases in State Adult Institutions," table, Missouri Department of Corrections, August 22, 2020, https://doc.mo.gov/media-center/newsroom/ covid-19/data.

23. Madison Czopek, "Missouri Lags Behind with Limited Mask Mandate in Prisons," Associated Press, July 24, 2020, https://apnews.com/fbf17e8ad169442f3d4a7cb096 7f5a4a.

24. Emily Rueb, "He Emerged from Prison a Potent Symbol of H.I.V. Criminalization,"

New York Times, July 14 2019, https://www.nytimes.com/2019/07/14/us/michael-johnson-hiv-prison.html.

25. Timothy Lohmar, video, Medium.MOV, February 4,2019, https://bit.ly/2ClF68H.

26. Lohmar, video.

27. Timothy Lohmar, "Commentary About Michael Johnson Case Was Inaccurate, Misleading," *St. Louis Democrat*, August 15, 2015, https://bit.ly/2TIklyH.

28. Kayla Drake, "Missouri Loosens Laws Criminalizing HIV Transmission After 30 Years of Faulty Assumptions," St. Louis Public Radio/ NPR, July 15, 2021, https://news.stlpublicradio.org/government-politics-issues/2021–07–15/missouri-updates-hiv-laws-criminalizing-transmission-for-the-first-time-in-over-30-years.

29. Leanne Fuller, "Illinois Governor Signs Bill Repealing State Statute Criminalizing HIV Transmission," WPSD/NBC, July 27, 2021, https://www.wpsdlocal6.com/news/illinois-governor-signs-bill-repealing-state-statute-criminalizing-hiv-transmission/article_92371b54-ef12–11eb-b200-f713147b9b1a.html.

12 多重损失

1. Foucault, "'Panopticism.'"

2. Kostopoulos, *Society Doesn't Fit Me*, 39.

3. "Katrina Haslip Dies; AIDS Worker Was 33," *New York Times*, December 3, 1992, https://www.nytimes.com/1992/12/03/obituaries/katrina-haslip-dies-aids-worker-was-33.html.

4. Mark Walker, "'A Devastating Blow': Virus Kills 81 Members of Native American Tribe," *New York Times*, October 8, 2020, https://www.nytimes.com/2020/10/08/us/choctaw-indians-coronavirus.html.

5. Apoorva Mandavilli, "'The Biggest Monster' Is Spreading: And It's Not the Coronavirus," *New York Times*, August 3, 2020, https://www.nytimes.com/2020/08/03/health/coronavirus-tuberculosis-aids-malaria.html.

6. Juan Ambrosioni, José Blanco, and Juliana Reyes-Ureña, "Overview of SARS-CoV-2 Infection in Adults Living with HIV," *Lancet* 8, no. 5 (May 1, 2021): E294–E305.

7. Zachary Siegel, "The Coronavirus Is Blowing Up Our Best Response to the Opioid Crisis," *New Republic*, July 29, 2020, https:// newrepublic.com/article/158645/coronavirus-blowing-best-response-opioid-crisis.

8. Lauren Jackson, "A Conversation with Dr. Anthony Fauci," *New York Times*, April 2, 2020, https://www.nytimes.com/2020/04/02/podcasts/the-daily/coronavirus-

fauci.html.

9. Alexis C. Madrigal, "A Second Coronavirus Death Surge Is Coming," *Atlantic*, July 15, 2020, https://www.theatlantic.com/health/archive/2020/07/second-coronavirus-death-surge/614122/.

10. "COVID-19 Pandemic Planning Scenarios," CDC, September 10, 2020, https://www.cdc.gov/coronavirus/2019-ncov/hcp/planning-scenarios.html.

11. Kostopoulos, *Society Doesn't Fit Me*, 27.

12. Elliot Kukla, "Where's the Vaccine for Ableism?" *New York Times*, February 4, 2021 https://www.nytimes.com/2021/02/04/opinion/covid-vaccine-ableism.html.

13. Slotnik, "Lorena Borjas, Transgender Immigrant Activist, Dies at 59."

14. Gessen, "Remembering Lorena Borjas, the Mother of a TransLatinx Community."

15. Chase Strangio, "LORENA BORJAS," *Washington Post*, April 1, 2020, https://www.washingtonpost.com/opinions/2020/04/01/lorena-borjas-guardian-healer-trans-community-new-york/?arc404=true.

16. Zak Kostopoulos, " 'You've Got This' #HIV Campaign—Zak Kostopolous," YouTube, August 28, 2013, https://www.youtube.com/watch?v=7xhn0d6KUDU. The rest of the quotes in this chapter are from this video.

17. Katherine Wu, "There Are More Viruses Than Stars in the Universe: Why Do Only Some Infect Us?" *National Geographic*, April 15, 2020, https://www.nationalgeographic.com/science/2020/04/factors-allow-viruses-infect-humans-coronavirus/.

结　语

1. Marcie Bianco, "COVID-19 Mask Mandates in Wisconsin and Elsewhere Spark 'My Body, My Choice' Hypocrisy," NBC News, August 3, 2020, https://www.nbcnews.com/think/opinion/covid-19-mask-mandates-wisconsin-elsewhere-spark-my-body-my-ncna1235535.

2. Manny Fernandez, "Conservatives Fuel ProtestsAgainst Coronavirus Lockdowns," *New York Times*, April 18, 2020, https://www.nytimes.com/2020/04/18/us/texas-protests-stay-at-home.html.

3. Angel Mak et al., "Lung Function in African American Children with Asthma Is Associated with Novel Regulatory Variants of the KIT Ligand KITLG/SCF and Gene-by-Air-Pollution Interaction," *Genetics* 215, no. 3 (2020): 869–86.

4. Seema Yasmin, *If God Is A Virus* (Chicago: Haymarket, 2021), 26, uncorrected proof.

5. Wong, video interview.

6. "Milford, PA Profile," 2019 data set, Census Reporter, https://censusreporter. org/profiles/16000US4249400-milford-pa/.

7. Sean Strub, "Prevention vs. Prosecution: Creating a Viral Underclass," *POZ*, October 18, 2011, https://www.poz.com/blog/prevention-vs-prosec.

8. Sean Strub, interview with Steven Thrasher, Harrisburg, Pennsylvania, September 3, 2020.

9. Trenton Straube, "R.I.P. Deloris Dockrey, HIV Activist and Leader Lost to COVID-19," *POZ*, April 28, 2020, https://www.poz.com/article/rip-deloris-dockrey-hiv-activist-leader-lost-covid19.

10. Trenton Straube, "R.I.P. Ed Shaw; The Longtime Advocate for Those Aging with HIV Died of COVID-19," *POZ*, May 1, 2020, https://www.poz.com/article/rip-ed-shaw-longtime-advocate-aging-hiv-died-covid19.

11. Thomas Strong, "Sorry in advance. Some of us have lived here for years ..." post, Facebook, May 14, 2020, https://www.facebook.com/strongthomas/posts/10158461244308980.

索 引

（索引中页码为英文版页码，即本书页边码）

图书在版编目(CIP)数据

病毒下层社会：疾病与不平等在美国的碰撞 / (美)
史蒂文·W.斯拉舍 (Steven W. Thrasher) 著；张弓，
张洁译. -- 北京：社会科学文献出版社，2024.3
　　书名原文：The Viral Underclass:The Human Toll
When Inequality and Disease Collide
　　ISBN 978-7-5228-2959-3

　　Ⅰ.①病…　Ⅱ.①史…②张…③张…　Ⅲ.①传染病
－关系－社会阶层－研究－美国　Ⅳ.①R51-097.12
②D771.26

中国国家版本馆CIP数据核字（2023）第245258号

病毒下层社会：疾病与不平等在美国的碰撞

著　　者 / 〔美〕史蒂文·W.斯拉舍（Steven W. Thrasher）
译　　者 / 张　弓　张　洁

出 版 人 / 冀祥德
责任编辑 / 杨　轩
文稿编辑 / 邹丹妮
责任印制 / 王京美

出　　版 / 社会科学文献出版社
　　　　　地址：北京市北三环中路甲29号院华龙大厦　邮编：100029
　　　　　网址：www.ssap.com.cn
发　　行 / 社会科学文献出版社（010）59367028
印　　装 / 三河市东方印刷有限公司

规　　格 / 开　本：889mm×1194mm 1/32
　　　　　印　张：12.375　字　数：290千字
版　　次 / 2024年3月第1版　2024年3月第1次印刷
书　　号 / ISBN 978-7-5228-2959-3
著作权合同
登 记 号 / 图字01-2023-0142号
定　　价 / 89.00元

读者服务电话：4008918866